D0862648

GUÉRIR
DU BURNOUT

Cet ouvrage a été originellement publié par
WYNWOOD PRESS
156 Fifth Avenue
New York, NY 10010
U.S.A.

sous le titre: Sick and tired of being sick and tired

Publié avec la collaboration de
Montreal-Contacts / The Rights Agency
C.P. 596, Succ. «N»
Montréal (Québec)
H2X 3M6

LES ÉDITIONS QUEBECOR
une division de Groupe Quebecor inc.
7, chemin Bates
Suite 100
Outremont (Québec)
H2V 1A6

© 1989, Neil Solomon
© 1989, Les Éditions Quebecor pour la traduction française
© 1992, Les Éditions Quebecor pour la réédition

Dépôt légal, 2e trimestre 1992
Bibliothèque nationale du Québec
Bibliothèque nationale du Canada
ISBN : 2-89089-532-7
ISBN : 2-89089-898-9

Distribution : Québec-Livres

Conception et réalisation graphique
de la page couverture : Bernard Langlois
Photo de la page couverture : Image Bank, Phil Boatwright

Impression : Imprimerie L'Éclaireur

GUÉRIR DU BURNOUT

LE SYNDROME D'HYPERSENSIBILITÉ

NEIL SOLOMON, M.D., PH.D.
MARC LIPTON, PH.D., M.P.A.

TRADUIT DE L'AMÉRICAIN
PAR
LORRAINE PLAMONDON

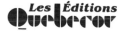
Les Éditions
Quebecor

À ma tendre épouse, Frema,
et à nos superbes fils, Ted, Scott et Cliff,
ainsi qu'à leurs familles.
Neil Solomon

À la douce mémoire de mon père, Albert I. Lipton,
et à ma mère, Helen,
et à mes filles, Laura et Ellen.
Marc Lipton

Remerciements

Nous aimerions exprimer nos sincères remerciements ainsi que notre respect à plusieurs personnes sans l'aide desquelles nous n'aurions pu écrire ce livre.

Gary Sledge, rédacteur en chef chez Revell et travaillant maintenant pour Sélection du Reader's Digest, a fait preuve de suffisamment de sagacité pour accepter notre proposition et nous aider à élaborer une présentation qui nous permettrait de communiquer efficacement nos découvertes aux lecteurs.

Ann McMath, éditeure adjointe chez Chosen Books, filiale de Revell, fut la directrice de notre projet. Si notre livre a pu se rendre à votre librairie, c'est grâce à Ann et à son dévouement ainsi qu'à sa foi en notre travail. Elle est une superbe écrivaine et une brillante penseuse.

Evalee Harrison, directrice générale de Health and Movement Institute (l'institut de la santé et du mouvement) est une des meilleures spécialistes en conditionnement physique des États-Unis, a travaillé de concert avec moi à la conception de notre programme spécial d'exercices et de mouvement visant à combattre le syndrome d'hypersensibilité (SH). Elle a réalisé un superbe travail dont des millions de personnes atteintes du SH pourront bénéficier.

Kathleen Roberts a travaillé avec nous à partir de la première rédaction. Ses capacités de chercheuse et ses talents d'écrivaine nous ont permis de découvrir de nouvelles études avant même qu'elles soient publiées. Elle est capable de les traduire en termes compréhensibles.

Mildred Sindell est journaliste depuis plus de cinquante ans. Ses nombreux talents nous ont aidés à nous exprimer, de façon à ce que les lecteurs puissent comprendre ce que nous disions.

Frema, mon épouse extraordinaire, elle-même psychothérapeute médicale formée à John Hopkins School of Medicine (école de médecine John Hopkins), a apporté ses perceptions psychologiques inestimables et a joué superbement le rôle de rédactrice.

Nous désirons aussi remercier notre brillant collègue, le docteur Richard E. Layton, qui a bien voulu partager avec nous son expertise sur les allergies, la candidiase, le syndrome de la fatigue chronique et les maladies écologiques.

Merci également au docteur Marco Clayton, pour son appui informé et son expertise en oto-laryngologie.

Plus important encore, nous désirons remercier nos merveilleux patients qui ont participé à nos recherches depuis plusieurs années et dont la patience et la confiance nous ont aidés à avoir autant de succès que nous semblions en avoir. Le succès ainsi que le travail très ardu leur appartiennent en réalité.

Merci enfin à William Barnhill dont le talent d'écrivain a rendu possible la réalisation de ce livre.

Table des matières

Introduction

Vous avez vraiment mal! Nous vous croyons!

Las et fatigué d'être las et fatigué. Si vous vous êtes déjà senti ainsi, vous n'êtes pas seul. Peut-être souffrez-vous de symptômes physiques depuis longtemps? Peut-être ne connaissez-vous pas la cause de vos problèmes tout en sachant que quelque chose ne va pas? Et peut-être un médecin vous a-t-il dit «Il n'y a rien que je puisse faire pour vous aider» ou encore «je ne trouve rien qui cloche» ou plus décourageant encore «c'est dans votre tête»?

Il est compréhensible que vous ayez perdu vos illusions et que vous deveniez plus fatigué et plus déprimé à mesure que le temps passe. Prenez courage. Croyez que le docteur Lipton et moi désirons vous aider car nous croyons pouvoir le faire.

En nous consultant et en examinant nos patients, le docteur Lipton et moi avons soigneusement conçu un programme pour répondre à leurs besoins particuliers. Ce que nous avons appris peut aussi vous aider. Notre programme concerne un problème physique appelé syndrome d'hypersensibilité, et il y a plus de cinquante pour cent des chances que ce soit là la source ultime de vos malaises. Laissez-moi vous expliquer.

Au cours de la dernière décennie, une découverte remarquable a intrigué les médecins à l'esprit progressif et leurs patients qui recherchent la guérison. On la connaît sous différents noms, comme la psychophysiologie, la neuromodulation, et la plus élaborée, la psycho-neuro-immunologie. Tous ces mots créent une terminologie médicale raffinée destinée tout simplement à affirmer que votre santé et votre bien-être dépendent de l'interaction qui se produit entre votre esprit et votre corps. En fait, on doit considérer l'esprit et le corps comme une seule entité.

Je dois cependant clarifier de deux façons ce que je viens de dire. Tout d'abord, cette soi-disant découverte était connue des anciennes cultures. Aux Indes, dans un des plus anciens centres d'étude de la santé, *aryuveda*, on se penchait sur l'équilibre complexe qui existe entre le corps et l'esprit. Les anciens Grecs envoyaient leurs malades dans des temples de guérison y rechercher de l'aide dans leurs rêves.

Ensuite, bien que j'aie employé le mot *simplement* plus haut, il n'y a rien de simple à propos du lien esprit/corps. Il s'agit d'un réseau complexe de systèmes interdépendants, plus complexe que tout ce que l'humanité pourrait espérer créer. Ce que nous avons en fait *découvert* est tout simplement comment fonctionne le lien esprit/corps et, plus excitant encore, comment vous pouvez l'aider à fonctionner plus efficacement pour *vous*.

Le docteur Lipton et moi sommes une preuve tangible du travail complémentaire de l'esprit et du corps, de l'association de deux domaines de la médecine jusqu'à ce jour bien distincts. Je suis endocrinologue et physiologue; il est psychologue clinicien.

Nous avons formé accidentellement l'équipe Docteur Esprit et Docteur Corps un jour froid de janvier 1977. À cette époque, je dirigeais le département de la santé et de l'hygiène mentale de l'État du Maryland (Maryland State Department of Health and Mental Hygiene). J'attendais pour témoigner devant le sénat de l'État au sujet d'un projet de loi visant à améliorer les soins de la santé pour les habitants du Maryland. Je songeais à ce moment à certains des patients que je recevais à mon cabinet privé à Baltimore le soir et les fins de semaine.

Un jeune homme (à cette époque, tout homme qui avait plus de huit ans de moins que moi était pour moi un jeune homme) s'est assis à mes côtés et s'est présenté en me disant s'appeler Marc Lipton.

«J'ai beaucoup entendu parler de vous, m'a-t-il dit. Je suis heureux d'avoir l'occasion de vous rencontrer.»

J'avais entendu dire que le docteur Lipton venait à Baltimore pour diriger les services municipaux de la santé, de la dépendance et de l'arriération (City Mental Health, Addiction and Retardation Services). Ses titres m'avaient impressionné et j'ai aimé discuter avec lui. Il est vite devenu évident que les soins individuels des patients nous intéressaient grandement tous les deux, et que nous nous efforcions d'améliorer en même temps les soins dispensés aux groupes qui nous concernaient principalement à cette époque.

Quelques minutes plus tard, j'ai été appelé à témoigner devant la législature et j'ai pris mentalement note de penser au docteur Lipton pour certains de mes patients susceptibles d'avoir besoin d'un psychologue.

Plusieurs mois plus tard, j'ai eu l'occasion d'appeler le docteur Lipton pour lui demander sa collaboration pour soigner un de mes patients, et lui-même m'a téléphoné quelque temps après. Après avoir travaillé ensemble sur d'autres cas, nous étions ravis qu'à chaque fois — les problèmes allaient d'éruptions cutanées graves au dysfonctionnement sexuel — le patient était complètement guéri.

Encouragés par les bons résultats obtenus par nos patients souffrant de plusieurs malaises qui affectent des millions de gens, nous avons continué de collaborer et de combiner les domaines qui nous intéressaient.

C'est à travers cette association de traitements et cette recherche combinée que nous avons commencé à reconnaître le phénomène biochimique. Nous l'avons appelé le syndrome d'hypersensibilité.

Ce syndrome, que nous analysons au fil de ce livre, peut causer une grande variété de symptômes qui ne sont pas reliés autrement; vous avez peut-être souffert de plusieurs d'entre eux. À mesure que vous emploierez les méthodes spécifiques, que nous décrivons ici en détail, pour combattre ce syndrome, vous découvrirez — nous le croyons — qu'il existe de nouvelles façons de remédier à ces malaises.

De plus, pour ceux d'entre vous qui ne souffrent d'aucun malaise physique, l'information que nous vous présenterons ici comporte d'importantes notions relatives à votre capacité de maintenir une bonne santé et de diriger votre vie.

Tout d'abord, nous voudrions vous faire comprendre que l'esprit peut déclencher les malaises physiques et vice versa.

Les vomissements de Gregg. Gregg fut un des premiers patients que nous avons soignés ensemble. Âgé de 38 ans, il m'avait été envoyé par un gastro-entérologue de renom qui, de concert avec deux autres spécialistes du même domaine, avait évalué ses graves vomissements. Gregg vomissait à plusieurs reprises quotidiennement et était terrifié la nuit, craignant de vomir involontairement et de s'étouffer en dormant. Aucun médicament ne l'avait jamais soulagé.

Lorsque je lui ai fait subir des tests d'allergies, je me suis rendu compte qu'il était allergique à plusieurs aliments. Je lui ai donc prescrit un médicament contre les allergies et lui ai dit d'en prendre pendant deux mois. Bien qu'il m'ait dit que ses vomissements et ses malaises gastriques avaient légèrement diminué, ses symptômes ne s'étaient pas atténués autant que je l'aurais aimé.

J'ai suggéré au docteur Lipton d'unir nos compétences pour soigner Gregg. Je continuerais de m'occuper des allergies de Gregg et le docteur Lipton ferait appel, de son côté, à la psychothérapie et à l'hypnothérapie.

Le docteur Lipton s'est rendu compte que Gregg souffrait de problèmes émotionnels graves, en particulier d'une incapacité à exprimer sa colère. Il réprimait la plupart de ses émotions, et celles-ci semblaient s'être transformées en cette intense réaction gastrointestinale.

Le succès s'est fait attendre, mais nous avons néanmoins réussi. Il était complètement guéri à la fin des trois premiers mois de notre thérapie combinée. Le docteur Lipton a attribué ce succès principalement à mon traitement contre les allergies, et je considérais que notre patient avait été guéri grâce au docteur Lipton. De toute façon, nous étions tous trois contents de l'amélioration de l'état de Gregg, et nous commencions à comprendre le syndrome d'hypersensibilité.

Depuis que j'ai laissé mon poste d'employé de l'État en 1979, et depuis que le docteur Lipton a quitté son poste au service de la municipalité en 1983, nous travaillons ensemble, nous envoyant mutuellement des patients. Devant les résultats sans cesse positifs obtenus par plusieurs de nos patients communs, nous nous sommes réjouis. Cela ne s'est pas fait accidentellement. Il est clair que l'union de nos efforts a fait une différence.

Les médicaments, les régimes alimentaires et les programmes d'exercices que j'ai prescrits, particulièrement conçus en fonction des problèmes de chaque individu, ont facilité le traitement du syndrome d'hypersensibilité, sans toutefois être suffisants pour une guérison complète. Le résultat espéré s'appuyait sur une variété de méthodes qu'employait le docteur Lipton, comme la rétroaction biologique, la psychothérapie et l'hypnose clinique.

Jusqu'à ce jour, nous avons soigné des centaines de patients souffrant du syndrome d'hypersensibilité et nous avons exploré et documenté la relation scientifique qui existe entre les pensées ou les émotions troublantes et les éléments biochimiques relâchés dans l'organisme.

Dans ce livre, nous partagerons avec vous nos découvertes médicales, de même que la corroboration d'autres médecins. De plus, je vous parlerai de certains aspects que j'ai découverts pendant les recherches que j'ai faites tout au long de ma vie sur les interactions psycho-neuro-endocrines et immunologiques, je vous montrerai comment l'esprit affecte le corps et vice versa.

Le docteur Lipton et moi avons essayé d'encourager les gens que nous soignions à devenir nos partenaires en plus d'être nos patients pendant nos explorations. En fait, nous avons travaillé simultanément sur trois niveaux afin d'établir l'harmonie entre tous les facteurs communs de la santé.

Premièrement, nous nous consultons mutuellement en tant que docteur en médecine et psychologue clinique, formant ainsi une équipe unique en considérant l'esprit et le corps comme une seule entité; deuxièmement, nous interrogeons tous deux nos partenaires (nos patients) à propos de leurs problèmes particuliers et à propos de ce que nous considérons, en tant que partenaires, comme la méthode de traitement la plus efficace. Troisièmement, nous aidons nos partenaires-patients à «consulter» leur propre esprit et leur propre corps concernant leur état et les traitements qui leur permettent de se sentir mieux.

Le docteur Lipton et moi aimerions vous aider à découvrir les «secrets» du traitement de malaises pour lesquels vous n'avez peut-être pu obtenir de soulagement jusqu'à aujourd'hui.

Vous n'êtes cependant pas obligé de vous rendre à nos cabinets de Baltimore pour vous renseigner sur nos découvertes et en bénéficier. En étudiant le cas de patients atteints du syndrome d'hypersensibilité, de patients qui ne pouvaient pas auparavant trouver de causes médicales à leurs maladies physiques ni de traitements, nous avons souvent réussi à isoler les problèmes et à mettre au point un programme de traitements pour tous ceux qui souffrent du syndrome d'hypersensibilité.

Au fil de ce livre, nous vous enseignerons les mêmes principes et les mêmes méthodes que nous enseignons à nos patients. Vous aussi pouvez vraiment apprendre à diriger les interactions biochimiques de votre corps et de votre cerveau. Vous pouvez apprendre à lire les signaux de votre corps et prendre en main votre propre guérison ainsi que le maintien d'une santé optimale.

Joignez-vous à nous. Le traitement du syndrome d'hypersensibilité n'est ni difficile ni douloureux. En fait, nous avons appris de nos patients eux-mêmes une grande partie de ce que nous partagerons avec vous. Cela changera substantiellement votre qualité de vie pour le reste de votre existence.

1

Pourquoi ce n'est pas seulement dans votre tête...

«Docteur Solomon, j'en ai par-dessus la tête d'en avoir par-dessus la tête et d'être fatiguée.»

C'est ce que Margaret, une nouvelle patiente dont je vous parlerai dans quelques minutes, m'a dit un matin. Ces mots ont fini par représenter la frustration ressentie par de nombreux patients venus me voir en se plaignant d'une variété de problèmes dont aucun traitement antérieur n'était venu à bout.

Ces patients se sont promenés de médecin en médecin, trimbalant avec eux un curieux assemblage de problèmes physiques. Les symptômes varient, mais se manifestent simultanément. Comme aucune maladie ne présente cet agencement particulier de symptômes, les médecins sont déroutés et leurs patients s'inquiètent.

Un patient peut se plaindre de souffrir de rétention d'eau, d'une augmentation de mucus et d'une sensibilité au lait. Un autre peut contracter des maux de tête tout en souffrant d'un syndrome d'irritabilité intestinale. Un autre encore peut souffrir de fatigue et d'une grande intolérance à la lumière tout en étant affligé d'une grande sensibilité aux produits chimiques.

De plus, ces patients ont constamment reçu des messages négatifs de leurs médecins. Que ce message soit dit ou sous-entendu, les réactions des médecins sont indubitables: «Il n'existe aucune maladie qui puisse produire tous ces symptômes. C'est donc dans votre tête.»

Dans un sens, ça *l'est*, comme mon collègue le docteur Marc Lipton et moi l'avons découvert, car c'est là que le phénomène biochimique, le syndrome d'hypersensibilité prend naissance.

Tout le monde peut souffrir de SH. Si vous en souffrez, alors vos pensées et vos émotions provoquent des changements physiques dans votre organisme, comme des symptômes de maladies qui se manifestent depuis longtemps ou qui semblent ne pas avoir d'origine médicale. Cette réaction se fait directement et immédiatement et est probablement héritée et possiblement apprise.

Je considère la base physiologique du SH comme une aberration dans le lien neuroendocrine immunologique. Ce qui se traduit par une interaction à deux sens, continue et généralement basée entre la pathologie organique et les facteurs cognitifs/émotionnels. En rapport avec le SH, nous avons découvert que nos pensées et nos émotions affectent le système limbique-hypothalamique de notre cerveau, qui à son tour déclenche les structures complexes de notre corps qui contrôlent l'impact biochimique aux niveaux cellulaire et organique.

Cette situation décrit Margaret.

L'arthrite de Margaret. Margaret, femme mariée de 44 ans et mère de deux enfants, s'exprimait ce matin-là d'une voix monotone, dépourvue d'émotion. Elle se plaignait d'insomnie, de fatigue chronique, de maux de tête, du syndrome d'irritabilité intestinale et d'un commencement de rhumatisme articulaire.

«Je dois cependant être honnête avec vous, docteur Solomon, m'a-t-elle dit lors de notre conversation. Mon médecin croit que c'est dans ma tête. Personne ne m'écoute à présent.»

J'ai appris, en évaluant en détail son passé, que les problèmes de Margaret avaient commencé il y a cinq ans, tout de suite après un incendie qui avait détruit tout ce qu'elle et sa famille possédaient. Environ deux semaines après l'incendie, Margaret avait commencé à souffrir de migraines et de fatigue, suivies de tout un assortiment de malaises physiques. Tous ces problèmes s'empilaient les uns sur les autres, l'affectant jusqu'à ce qu'elle sente que «tout son corps lui faisait mal». La mort de son père et une période pendant laquelle son fils consommait de la drogue avaient aggravé sa douleur, mentale et physique.

J'ai fait subir à Margaret un examen physique complet et j'ai décou-vert des indices appuyant ses plaintes. Sa tension artérielle était éle-vée. Sa peau était sèche. Les articulations de ses doigts étaient enflées et sensibles au toucher. Une analyse de son sang a confirmé un début de rhumatisme articulaire. Ses yeux et son nez coulaient et ses muqueuses nasales étaient pâles, symptôme caractéristique d'une allergie. J'avais soupçonné que le SH était à l'origine de ses malai-ses et j'en étais maintenant certain.

Après l'examen j'ai demandé à Margaret de me rejoindre dans mon bureau.

«Margaret, lui ai-je dit en m'assoyant près d'elle, vous souffrez du syndrome d'hypersensibilité.»

Elle m'a regardé, d'un oeil vif, pour la première fois: «Vous voulez dire que je souffre vraiment de quelque chose?»

«Vous manifestez vraiment plusieurs problèmes.»

J'ai continué en résumant le lien direct entre ses pensées et ses émotions et la biochimie de son corps, en expliquant que son esprit jouait vraiment un rôle dans sa maladie. Je lui ai aussi expliqué que je la soignerais pour l'aider à diminuer les symptômes physiques et que je voudrais qu'elle voie aussi le docteur Lipton en même temps.

«C'est un de mes collègues, il est psychologue clinique et il vous enseignera des techniques qui vous aideront à maîtriser certaines des difficultés physiologiques dont vous souffrez.»

Margaret avait baissé les épaules légèrement. «Alors, en d'autres mots, je suis vraiment folle.»

«Absolument pas, Margaret, lui ai-je répondu. Vous n'êtes certai-nement pas folle. Vous voyez, la plupart des gens ne comprennent pas que le cerveau est un organe biologique qui affecte et dirige tout le corps. Votre corps fonctionne d'une telle façon que vos processus mentaux se traduisent de façon exagérée et fatiguent tout votre corps. Cela ne veut pas dire que vous êtes folle: cela signifie plutôt que vous souffrez du syndrome d'hypersensibilité et il existe des techniques qui peuvent vous aider à réduire cette sensibilité.»

Margaret a accepté de suivre le programme. Pendant que je la soi-gnais pour son arthrite, son anémie, ses problèmes gastro-intestinaux et sa fatigue, le docteur Lipton l'aidait à identifier quelques façons de penser apprises qui aggravaient sa prédisposition au SH.

En premier lieu, elle avait tendance à s'inquiéter de choses qu'elle ne pouvait diriger. C'était presque une forme de pensée magique de sa part: si elle s'inquiétait assez longtemps et assez intensément d'un problème, elle croyait pouvoir en influencer le résultat. Cette habitude chronique de s'inquiéter et l'impact émotionnel qu'elle exerçait déclenchaient apparemment le système limbique-hypothalamique de son cerveau. Ce qui, en retour, forçait ses hormones pituitaires et adrénales à trop réagir et à affecter tout son système immunitaire, engendrant du coup une fatigue accrue de tout son corps.

Le docteur Lipton lui a enseigné une nouvelle façon de penser. Il a commencé par lui apprendre la prière de la sérénité, qui s'appliquait particulièrement bien à la pensée magique de Margaret. «Mon Dieu, donnez-moi la sérénité d'accepter les choses que je ne peux changer, le courage de changer les choses que je peux changer et la sagesse qui me permettra de connaître la différence entre les deux.»

Margaret a aussi appris que les choses peuvent s'améliorer ou se gâter, qu'elle s'en inquiète ou non. Si elles s'améliorent, elle s'est inquiétée trop tôt. Si elles se gâtent, son inquiétude n'a servi à rien.

Le docteur Lipton lui a demandé de noter par écrit tout ce qui l'affectait. Elle devait ensuite y réfléchir et inscrire à côté de ces choses les moyens dont elle disposait pour les changer. Si elle ne pouvait pas les modifier, on lui avait dit de se répéter chaque fois qu'elle commencerait à s'inquiéter: «Je ne peux la changer, je peux seulement modifier ma réaction face à cette situation».

Ensuite, Margaret a appris à utiliser la rétroaction biologique, l'autohypnose et d'autres méthodes de relaxation, qui se sont toutes révélées très efficaces dans le traitement du SH. Nous vous en parlerons plus en détail plus loin.

Après quelques consultations supplémentaires et plusieurs mois de pratique à la maison, Margaret est venue me voir et rayonnait presque.

«Docteur Solomon, m'a-t-elle dit lors de sa quatrième visite, je me sens comme une nouvelle personne.» En effet, sa fatigue était presque complètement disparue et elle profitait de cinq heures de sommeil ininterrompu toutes les nuits. Ses articulations arthritiques étaient moins douloureuses, ses maux d'estomac et ses maux de tête étaient «partis». Des tests de laboratoire ont confirmé l'amélioration de sa condition physique.

Comme je l'ai dit, le cas de Margaret n'est pas unique. Bien que les problèmes qui l'assaillaient fussent intenses, nous avons découvert que même des événements moins graves, comme ceux que nous pouvons rencontrer quotidiennement à la maison ou au travail, peuvent causer le SH. Le fait de comprendre que la façon dont nous réagissons à nos émotions puisse causer des réactions physiques nous offre une nouvelle solution pour maîtriser les réactions de notre corps.

Lorsqu'on considère que, selon les chercheurs épidémiologiques, les problèmes d'environ 42 % de tous les patients qui consultent les médecins de famille manifestent des éléments émotionnels, on peut comprendre à quel point leur situation est difficile. Ces gens sont malades au point de vue médical, mais leurs émotions ont probablement causé ces maladies ou les ont aggravées.

On trouve aussi des patients souffrant de problèmes médicaux qu'aucun traitement n'arrive à guérir, sans raison apparente, et on trouve des patients dont les douleurs sont beaucoup plus intenses que la normale. Malheureusement, comme dans le cas de Margaret, trop de médecins présument que ces gens souffrent de malaises imaginaires, de malaises qui n'existent pas. Le SH, problème médical très réel, est, à mon avis, très répandu aux États-Unis. Quel que soit le nom qu'on lui donne, on peut à la fois le soigner et le prévenir et donner ainsi à la vie une dimension plus heureuse.

La fatigue de Bob. Je pourrais vous livrer ici une pensée qui m'est venue en soignant un patient nommé Bob. Bob se plaignait de vertiges, de fièvre et de glandes engorgées. Il avait consulté quelques médecins et, en lisant son dossier, j'ai constaté que plusieurs d'entre eux avaient noté les mêmes symptômes que j'avais observés. Le seul point qui faisait l'unanimité de tous ces médecins était le niveau de fatigue inhabituel de Bob, mais aucun n'avait établi de diagnostic.

J'ai trouvé cette situation intéressante. Par expérience, j'aurais cru que le dossier du patient contiendrait au moins deux ou trois diagnostics établis par les différents médecins que Bob avait consultés. On affirmait habituellement que les «nerfs», «l'anxiété», le «stress» ou les «questions psychologiques» étaient à l'origine de toute maladie qu'on ne pouvait expliquer autrement.

Cependant, je me suis rendu compte, par la suite, qu'on avait établi ces types de diagnostics uniquement dans le cas de femmes. J'ai révisé mentalement la liste de mes patients. Non, je ne pouvais me rappeler un diagnostic de «nerfs» établi dans le cas d'un homme, même si on ne pouvait établir aucun autre diagnostic d'apparence plus médicale.

Il semblait y avoir un préjugé ici: certains médecins ne percevaient pas les maladies de leurs patients mâles comme des maladies «dans la tête». Les patients mâles semblaient avoir plus de crédibilité. S'ils affirmaient être malades, c'est qu'ils l'étaient, même si on ne connaissait pas la cause de leur malaise. Je me demandais si on avait publié des articles à ce sujet dans les principales revues médicales ou si on avait étudié le sujet.

Comme je l'ai appris plus tard, les magazines de santé populaires connaissaient cette tendance, tout comme plusieurs de mes patientes qui se sentaient frustrées, avec raison. Fait intéressant, en interrogeant certaines de mes patientes, j'ai constaté que, si un médecin avouait à sa patiente son incapacité à découvrir la cause de ses malaises, celle-ci avait tendance à lui faire davantage confiance et le respectait encore plus à cause de son honnêteté. Comme je ne dispose pas d'informations suffisantes sur la façon dont les femmes médecins perçoivent leurs patientes je ne peux me permettre de spéculer sur leurs réactions face à cette situation.

De toute façon, on a pendant trop longtemps élaboré des traitements médicaux en croyant de façon erronée que toutes les maladies, chez les hommes *et* les femmes, pouvaient se classer séparément et s'exclure réciproquement aux points de vue physique et mental. Cependant, plus le docteur Lipton et moi nous occupons de patients et plus nous rencontrons de cas de SH, plus nous sommes d'accord avec un nombre grandissant de scientifiques du domaine médical qui affirment qu'il n'existe aucune maladie qui n'a aucun lien avec l'esprit et avec son impact sur le corps.

La connexion esprit/corps est complexe et fascinante. Jetons un coup d'œil rapide sur le système de cette relation le plus affecté par le SH: votre système immunitaire.

Votre système immunitaire

Comme le syndrome d'hypersensibilité affecte votre système immunitaire, j'aimerais vous expliquer un peu le fonctionnement de ce système. Cela vous aidera à mieux comprendre les signaux de votre corps afin d'améliorer votre état.

Ceci dit, je dois avouer qu'il n'est pas facile de visualiser le système immunitaire. Contrairement au système nerveux ou au système cardiovasculaire, qu'on peut facilement retracer grâce au modèle de plastique du corps humain en classe de biologie, le système immunitaire se trouve partout dans le corps.

Il se compose en partie de cellules qui forment la peau, le sang et le système lymphatique. Par exemple, une partie se compose d'une canalisation à trois embranchements reliant l'esprit au reste du corps. Les deux autres branches sont le système nerveux (cerveau, épine dorsale et nerfs) et le système endocrinien (hormones).

Imaginez que cette canalisation est ouverte et fonctionne continuellement. Le taux d'éléments biochimiques qui y circulent est contrôlé comme la clé d'un robinet. Les messages qu'émettent constamment vos pensées et vos émotions en augmentent ou en diminuent le débit.

Votre corps peut réagir de deux façons. Chez la plupart des gens, le cerveau lit les signaux du corps correctement et sait qu'il doit fermer le robinet. Ce qui a pour résultat d'agir normalement sur le système immunitaire.

Chez d'autres, cependant, chez des millions de gens en fait, ces éléments biochimiques se déversent en quantité excessive, et ils leur sont «hypersensibles». Ils sont peu protégés contre ces éléments et ne peuvent signaler au cerveau d'en arrêter le flot. Ainsi, des quantités anormales de ces éléments se répandent dans tout le corps qui réagit en manifestant toute une variété de symptômes physiques qu'on ne peut expliquer autrement.

L'enflement de Lee. Le cas de Lee est pertinent. Elle avait 32 ans et pesait 76,5 kilos (170 livres) et son poids variait de façon excessive tous les mois. Environ dix jours avant ses menstruations, elle prenait de cinq à sept kilos (de 10 à 15 livres), en perdait quelques-uns après ses règles. Juste avant ses menstruations, elle était tendue, irritable et brusque envers tout le monde. Tout lui demandait de grands efforts. Elle avait besoin de deux garde-robes à cause de ses changements de poids. Ses pensées étaient brumeuses.

Des tests de laboratoire ont révélé que le «robinet» de Lee laissait couler une quantité excessive d'hormones appelées aldostérone, sécrétées par les glandes surrénales. Cela résultait directement de la trop grande stimulation de la glande pituitaire de son cerveau, causant ainsi une rétention de sodium et entraînant un excès de liquide. En plus de lui prescrire des médicaments pour remédier à la rétention d'eau, nous lui avons fait suivre un régime équilibré, un programme d'exercices et des méthodes pour réduire le stress, dont nous parlerons plus tard dans un autre chapitre. En l'espace de quatre mois, elle a perdu 19,96 kilos (44 livres) superflus de liquide et de gras.

Son niveau d'aldostérone est redevenu normal, ce qui lui a permis de retrouver son tempérament radieux.

Tout comme les problèmes physiques de Lee comportaient un élément de stress inhérent, des facteurs extérieurs peuvent causer une tension.

La science sait depuis quelques années que de graves situations psychologiques (le deuil, par exemple, ou l'isolement social) peuvent affecter le fonctionnement immunitaire. La découverte du SH révèle que, en plus de l'intense tension nerveuse, chaque pensée et chaque émotion, bonnes ou mauvaises, peuvent influencer directement votre santé.

Maintenant, pour la première fois, nous pouvons vous apprendre à moduler ces quantités excessives d'éléments biochimiques relâchés à cause du SH et vous montrer à entraîner votre cerveau à réagir à ces signaux et à fermer le robinet.

Cela vous permettra de diriger véritablement les effets entre vos pensées et vos émotions et ce qui peut vous arriver physiquement. En fait, la sensibilité qui produit ces problèmes et ces maladies physiques est exactement la même sur laquelle nous pouvons compter pour vous aider à renverser les réactions qui ont causé le problème au départ.

Depuis que le docteur Lipton et moi avons découvert l'existence de ce syndrome il y a cinq ans, nous avons pu aider des centaines de patients qui se plaignaient d'une variété de malaises «inexplicables», et même des patients souffrant de maladies comprenant de graves éléments auto-immunitaires comme le rhumatisme articulaire, l'anémie pernicieuse, le diabète sucré, la colite, le lupus érythémateux aigu disséminé et la myasthénie grave.

Un autre de mes distingués collègues, le docteur Richard E. Layton, pédiatre, s'est rendu compte que les enfants sont aussi susceptibles de souffrir de SH. Il peut se manifester par des allergies, des rhumes et des infections de l'oreille répétés, ainsi que par des problèmes de manque d'attention. Comme dans la plupart des cas de problèmes médicaux, soigner le patient le plus tôt possible peut permettre d'éviter des problèmes plus tard dans la vie.

Le corps de chaque individu reçoit un flot de substances en réaction aux pensées et aux émotions, même s'il s'agit de pensées et d'émotions heureuses. La solution pour guérir ceux qui souffrent du SH, et garder en santé ceux qui n'en sont pas atteints, réside dans la capacité de l'esprit à percevoir le problème de façon exacte et à maîtriser ce flot. Comme tout le monde est affecté, tout le monde peut profiter des méthodes dont nous parlerons. De plus, même si le processus biologique est complexe, il est facile d'acquérir la capacité de le régulariser.

Une illustration fantaisiste du système immunitaire

La tâche du système immunitaire consiste à vous protéger. Il agit comme un barrage de patrouilleurs qui se promènent, toujours en état d'alerte, pour détecter toute substance étrangère qui tente d'envahir l'organisme. Lorsque le système immunitaire identifie un élément comme étranger, une variété de patrouilleurs s'organisent pour détruire la substance étrangère, que nous appelons un antigène ou un cnvahi33cur étranger.

Les patrouilleurs envoyés par le système immunitaire incluent différents types de globules sanguins blancs appelés leucocytes. Ceux-ci se divisent en deux catégories: les lymphocytes-B et les lymphocytes-T. Les premiers, dérivés de la moelle osseuse, se concentrent sur les cellules étrangères qui circulent dans le sang avant qu'elles ne s'infiltrent dans le tissu cellulaire. Ils se déplacent en groupes, agissant comme un régiment d'infanterie en première ligne. Les lymphocytes-T, pour leur part, viennent de la glande du thymus et se tiennent à l'attention, comme des réservistes. Ils attaquent les cellules que les microbes ont déjà infectées. Ce sont eux qui décident si un tissu ou un organe transplanté «prendra» car ils déterminent ce qui appartient à votre corps (et qu'ils n'attaquent pas) et ce qui ne lui appartient pas (et qu'ils attaquent).

Ces lymphocytes patrouilleurs se subdivisent en d'autres lymphocytes qui renforcent la fonction immunitaire, mettent un terme à l'attaque immunitaire une fois la bataille terminée, détruisent les antigènes envahisseurs et exécutent un certain nombre d'autres tâches.

Les anticorps font aussi partie du système immunitaire. Ces forces défensives hautement spécialisées sont formées en réaction aux antigènes individuels pour aider à protéger le corps des attaques du même envahisseur à l'avenir.

Le système immunitaire ne dort jamais. Il est constamment en alerte pour identifier les millions de substances qui pénètrent dans notre corps, qu'elles soient sans danger ou étrangères.

Réaction immunitaire exagérée: allergie
Réaction immunitaire insuffisante: sida

Il arrive cependant que des erreurs se produisent. Parfois, le système immunitaire réagit de façon exagérée et décide qu'une substance inoffensive, comme la farine de maïs ou l'ambroisie, constitue un antigène envahisseur et l'attaque. Cela donne naissance à des symptômes d'allergie.

À d'autres moments, le système immunitaire n'arrive pas à attaquer adéquatement un véritable antigène envahisseur, comme c'est le cas pour le virus qui cause le sida, syndrome immuno-déficitaire acquis. Cette maladie se manifeste parce que le virus du sida lui-même entrave le système immunitaire. Ainsi, le corps ne peut plus produire assez d'anticorps pour détruire le virus envahisseur étranger du sida.

La plupart du temps, lorsqu'un virus transperce la membrane d'une cellule, il ressemble un peu à une punaise fichée dans un pamplemousse. On peut le voir. Le virus du sida, cependant, arrive à s'introduire *dans* la cellule. On ne peut plus alors l'observer. Donc, pour le corps lui-même, la cellule semble normale. Le virus du sida n'est pas détecté jusqu'à ce que la cellule explose. À ce moment-là, le système immunitaire ne peut combattre le niveau d'extrême dégénérescence.

Maladies auto-immunes

Parfois, nos patrouilleurs commettent une autre erreur et attaquent nos propres forces, nos propres organes, en les identifiant faussement comme des antigènes envahisseurs étrangers. Ce qui a pour résultat d'endommager nos propres organes, dommages qu'on nomme maladie auto-immune.

Comment cela peut-il se produire? Qu'est-ce qui pousse le corps à véritablement s'attaquer lui-même?

Imaginez que certaines cellules de votre corps, les cellules de la mémoire, se baladent en portant une caméra et en prenant des photos de chacune des membranes de chacune des cellules de votre corps. Ces photos sont ensuite entreposées dans un système de classement, prêtes à servir à des études comparatives.

Maintenant, les cellules de la mémoire se baladent encore une fois dans votre corps en prenant une nouvelle série de photos. Elles apportent ces nouvelles photos à l'inspecteur général de la mémoire qui examine chacune d'elles. Il compare la nouvelle photo à la photo initiale représentant la même membrane. S'il voit que la nouvelle photo est identique à la photo contenue dans ses dossiers, tout va bien. Cependant, si la nouvelle photo ne se trouve pas dans le classeur, l'inspecteur général de la mémoire envoie des anticorps, comme des balles de fusil, pour détruire cet envahisseur. Ce processus se répète continuellement.

Supposons maintenant qu'un virus a attaqué une membrane et que les cellules ne l'ont pas réparée selon les spécifications exactes de la photo initiale de la membrane. Quand la cellule de la mémoire prendra une nouvelle photo et l'enverra au fichier central, celui-ci ne contiendra aucune photo identique. L'inspecteur général de la mémoire donnera l'ordre d'attaquer et le corps produira un anticorps pour se défendre contre la membrane de cette cellule. L'attaque l'endommagera encore plus et cet organe ne pourra peut-être pas guérir sous cette auto-attaque.

Comment le syndrome d'hypersensibilité affecte votre système immunitaire

Ce concept relativement nouveau de la psychophysiologie (pour choisir un des noms qu'on lui donne) est un événement révolutionnaire de l'histoire de la médecine. La plus récente révolution a commencé par la découverte selon laquelle presque tous les systèmes de notre organisme s'occupent de façon complexe de nous protéger contre des envahisseurs comme les virus, les bactéries toxiques, le fungus, les parasites et les cellules cancéreuses. Des chercheurs ont découvert que la bataille sans fin dépasse celle que nous venons de décrire et est encore plus excitante. Elle ressemble plutôt à un combat intergalactique.

Le docteur Lipton et moi avons choisi d'appeler ce modèle plus complexe du système immunitaire le lien neuro-endocrine-immunologique. Ce terme s'applique au rôle crucial que jouent les systèmes neurologique (le cerveau et les nerfs) et endocrinien (hormonal) en influençant le système immunitaire et en étant influencé par lui et, ainsi, détermine comment les trois systèmes sont reliés entre eux.

Il s'est avéré particulièrement important pour moi d'inclure le système endocrinien dans le lien qui existe entre le cerveau et le système immunitaire. En fait, je me suis tout d'abord intéressé à l'étude de l'interaction des hormones et des systèmes nerveux et endocrinien alors que j'étais encore à l'école de médecine.

Au fil des années j'ai pu étudier aux côtés de gens remarquables comme le docteur George Sayers, qui a été mon mentor en physiologie, le docteur Robert Ebert, qui m'a enseigné comment les hormones agissent réciproquement avec le système immunologique, le docteur A. McGhee Harvey, expert en maladies auto-immunes, le docteur William Blake, qui m'a appris les relations réciproques des hormones et du fonctionnement rénal, et le docteur Nathan Shock, qui m'a fait voir le point de vue de la nutrition et des fonctions neuro-endocrines immunologiques et leur lien avec le processus du vieillissement. Grâce au docteur Hans Selye, j'ai pu voir les vastes relations existant entre les fonctions psycho-endocrines et immunologiques.

Associer mes connaissances des systèmes endocrinien et immunitaire à la formation du docteur Lipton en psychologie m'a permis de compléter les sujets qui m'intéressent et de mettre au jour le lien par lequel le syndrome d'hypersensibilité fonctionne.

Nous savons tous ce qu'est le stress, et pour la plupart d'entre nous, sinon tous, nous nous rendons compte que les journaux, les magazines et la télévision font mention de plus en plus souvent de l'effet nocif que la pollution de l'environnement exerce sur nos corps. Ce stress est mauvais pour nous. Il peut nous rendre malades. Nous devons tous apprendre à nous détendre.

Premièrement, nous devons comprendre que lorsque nous utilisons le terme *stress* dans le contexte que nous venons de mentionner (comme c'est habituellement le cas), nous parlons en fait de notre réaction face à certains événements. Nous préférons le terme *sensibilisateur* qui qualifie les facteurs chimiques ou émotionnels qui peuvent provoquer une réaction de stress.

Rappelez-vous, le stress est une réaction interne, la plupart du temps individuellement caractéristique. Un événement qui vous cause du stress peut ne pas en causer à votre voisin.

Par exemple, une personne peut être sensible à la façon dont son époux réagit face à leur enfant. L'interaction entre le mari et l'enfant peut être considérée comme un sensibilisateur, un facteur capable de provoquer un état de stress chez l'épouse.

À un autre niveau, d'un point de vue chimique, si un individu est prédisposé à une allergie à un certain antigène, on peut aussi considérer cet état comme un sensibilisateur.

Nous devons aussi comprendre que les sensibilisateurs ne se manifestent pas seulement par réaction à des événements négatifs. Personne ne peut éviter tous les sensibilisateurs; le stress se manifeste de plusieurs façons. Comme l'a dit le regretté docteur Hans Selye dans son important traité *The Stress of Life* (le stress de la vie): «Personne ne peut vivre sans jamais ressentir un certain stress. Vous croyez peut-être que seules les maladies graves ou les blessures physiques ou mentales graves peuvent provoquer le stress. C'est faux. Traverser un carrefour achalandé, vous exposer à un courant d'air, ou même une grande joie suffisent, jusqu'à un certain point, à actionner le mécanisme de stress de l'organisme.»

La prochaine étape consiste à comprendre comment ces sensibilisateurs affectent les trois systèmes organiques dont nous discutons: les systèmes neurologique, endocrinien et immunitaire. En d'autres mots, voici comment vos pensées et vos émotions peuvent vous rendre malade.

Il y a d'abord l'élément neurologique. Le système nerveux sympathique (SNS) se compose du système nerveux central (le cerveau et l'épine dorsale) et du système nerveux périphérique (les nerfs qui relient le cerveau et l'épine dorsale à toutes les autres parties du corps).

Le cerveau est le maître-directeur. Il est environ 500 millions de fois plus complexe que le plus avancé des ordinateurs. Il contrôle toutes les activités *volontaires*, qu'il s'agisse de vous acharner obstinément sur le fermoir de votre pantalon un matin, ou de grimacer en entendant, horrifié, le bruit de vos vêtements qui se déchirent lorsque vous vous penchez cet après-midi-là. De plus, il évalue l'information que le cerveau transmet aux cinq sens, à vos yeux, par exemple, confirmant que tout le monde vous regarde en ce moment.

Le cerveau dirige aussi inconsciemment toutes les activités involontaires de votre corps en utilisant certaines des mêmes routes le long de votre système nerveux. En voici quelques exemples: les battements de votre coeur, les sécrétions gastriques, le relâchement de certaines hormones et la régularisation de votre circulation sanguine, cette dernière étant confirmée lorsque vous vous sentez rougir.

Le SNS est l'élément le plus rapide de toutes vos réactions aux sensibilisateurs. Vous avez probablement déjà entendu parler de la réaction «combattre ou battre en retraite». Cette anxiété soudaine et accablante qui nous porte à attaquer, physiquement ou verbalement, ou à fuir la situation qui provoque le stress, est déclenchée par le système nerveux sympathique, le quartier général du cerveau où réside l'agitation. Que vous rougissiez vraiment ou non, il est probable que le système nerveux sympathique déclenche des réactions internes comme intensifier les battements de votre coeur, vous faire transpirer et modifier le flot de votre sang à l'intérieur des vaisseaux sanguins.

Vos réactions se communiquent maintenant à votre système endocrinien (hormonal). Le SNS a maintenant stimulé les neurones (cellules du cerveau) de l'hypothalamus, un centre du cerveau qui dirige les glandes comme la glande pituitaire. L'hypothalamus signale, à son tour, au SNS de réagir plus intensément au stress, créant ainsi un système de rétroactions interdépendant, ressemblant à une boucle. En combattant le SH, vous neutraliserez la réaction au stress avant que le système de rétroaction ne se mette en branle. Cela signifie que vous empêcherez l'hypothalamus d'avertir le SNS du besoin d'une réaction d'hyper-stress. Vous pouvez renforcer cette maîtrise, selon l'exactitude des rapports que vous vous faites concernant ce qui vous arrive.

Maintenant, présumons que le SH crée de l'interférence et que vous n'avez pu arrêter les sensibilisateurs alertés par le bruit de cette déchirure. L'anxiété a le dessus. L'hypothalamus est stimulé, et en retour, la glande pituitaire libère des neuropeptides. Ceux-ci sont des séries d'acides aminés produits par le cerveau mais aussi par les cellules immunes (incluant les lymphocytes) dont nous avons parlé plus tôt et qui circulent dans le sang. En même temps, ces glandes et ces cellules immunes sont munies de récepteurs pour les neuropeptides de façon à ce que ces systèmes soient constamment en communication les uns avec les autres.

Les neuropeptides qui émanent de l'hypothalamus stimulé par le stress peuvent empêcher la formation de lymphocytes, minant ainsi le système immunitaire. Ces neuropeptides, lorsqu'ils sont libérés par les sensibilisateurs, peuvent aussi favoriser la formation de tissu malin (anormal). Lorsque ce système fonctionne normalement, le système endocrinien aide à assurer le bon fonctionnement des lymphocytes et la formation de tissu normal.

Lorsqu'il ne fonctionne pas normalement, par exemple, lorsque le SH se manifeste, le système endocrinien déséquilibre le système immunitaire. Dans le cas présent, par exemple, vous avez peut-être une réaction immune hyperactive en constatant que vous avez déchiré votre pantalon. Ces lymphocytes-B et -T peuvent exagérer en essayant de renforcer la fonction immunitaire, causant peut-être ainsi une réaction allergique.

Plusieurs épisodes comme celui que nous avons mentionné peuvent donc, par exemple, exacerber l'allergie aux fraises dont vous souffrez déjà, aggravant votre urticaire. Ou encore, cette situation peut empêcher vos lymphocytes-B de produire des anticorps, vous laissant exposé à des infections causées par des virus ou des bactéries. Ce sont là seulement deux des très nombreux scénarios possibles de problèmes susceptibles d'entraver votre système immunitaire.

Tout comme dans l'hypothèse énoncée ici, nous croyons que le SH est l'incapacité d'équilibrer de nouveau votre système une fois que le besoin de combattre ou de battre en retraite est passé, de façon à réduire la production d'éléments biochimiques avant que cela ne vous nuise.

Lorsque cette réaction biochimique exagérée se produit à plusieurs reprises pendant une longue période de temps, les systèmes du corps deviennent désorientés, erratiques et instables. Le système endocrinien, interprétant mal ces signaux, cesse la production de certaines substances et libère des doses massives d'autres substances. Les organes, le sang et les muscles, qui libèrent tous des hormones, en font autant. Le système immunitaire s'épuise alors en essayant de réagir à ces signaux hormonaux erratiques et confus. Le résultat: un mauvais fonctionnement immunitaire qui mène inévitablement à la maladie. En fait, un sensibilisateur comme le virus Epstein-Barr peut déclencher cette cascade de réactions chimiques, causant des problèmes comme ceux de Heather.

Le virus Epstein-Barr de Heather. Heather sentait qu'elle n'avait plus aucune maîtrise sur sa santé, ni sur sa vie. Originaire de la Floride, sa peau très bronzée lui donnait, au premier coup d'oeil, un air robuste. Cependant, elle a déclaré: «Je sais que j'ai l'air en santé, docteur Solomon, mais sous ce bronzage je suis pâle. Je m'allonge sur la plage parce que je n'ai pas la force de faire autre chose.»

Heather était dans la vingtaine, sans travail, et vivait avec sa famille. En fait, me consulter était une idée de ses parents. Elle semblait croire que cela était inutile. Elle m'a dit qu'elle avait failli obtenir son diplôme en art commercial lorsque «cela» s'était manifesté.

«Que voulez-vous dire par «cela»? lui ai-je demandé.

«Oh! vous savez, m'a-t-elle répondu, cette maladie répandue, le VCEB.»

Je lui ai dit que nous n'étions pas certain qu'elle souffrait de VCEB, virus chronique Epstein-Barr, et que nous devrions nous abstenir d'établir un diagnostic pour le moment. Elle a réagi d'un air déçu, et tout ce dont nous discutions à mesure que je l'examinais semblait la laisser indifférente, comme si elle n'avait pas l'énergie d'attacher de l'importance à quoi que ce soit. Je voulais qu'elle montre un intérêt, qu'elle travaille avec moi pour améliorer son état.

Il est souvent difficile d'établir un diagnostic du VCEB car on ne connaît pas vraiment la cause des symptômes. Au début, on croyait que le niveau élevé d'anticorps du virus Epstein-Barr trouvé dans le sang du patient provoquait l'apparition des symptômes. Cependant, le sang de nombreux patients ne renferme aucun de ces anticorps ou en contient une quantité normale. Néanmoins, une quantité inhabituelle d'anticorps du virus Epstein-Barr signale la présence du VCEB *si* les symptômes du patient et son passé médical le suggèrent. Si le dénombrement des anticorps n'indique pas la présence du VCEB, seuls les symptômes et le passé médical doivent indiquer la maladie.

Les gens atteints du VCEB semblent tous se plaindre d'une immense fatigue qui les invalide souvent. D'autres symptômes variant beaucoup d'une personne à l'autre viennent s'ajouter à la fatigue: muscles endoloris et sensibles, douleurs articulaires, glandes engorgées (en particulier dans le cou), fièvres lentes, faiblesse légère ou extrême, dépression légère ou grave, anxiété. Les symptômes semblent s'aggraver lorsque la personne atteinte est tendue.

J'ai fait analyser le sang de Heather, et le niveau élevé d'anticorps du virus Epstein-Barr, combiné à ses symptômes et à son passé médical, révélait la présence du VCEB.

Lorsque je lui en ai fait part, elle m'a répondu tristement: «Oui, c'est ce que je pensais. Eh bien! c'est la fin.»

«La fin de quoi?»

«C'est fini pour le reste de ma vie. Je peux oublier les études, ma carrière, le mariage...» Et sa voix s'est éteinte. La tête inclinée, elle semblait s'endormir. Cependant, lorsqu'elle a relevé la tête, j'ai vu des larmes couler sur ses joues.

Je lui ai donné un mouchoir en lui demandant de me dire ce qu'elle ressentait. Au début, elle pleurait trop et ne pouvait parler. Lorsqu'elle s'est mise à parler, je me suis rendu compte que je m'étais trompé:

Heather était loin d'être indifférente. C'était seulement sa façon de lutter contre la peur de ne jamais retrouver la santé.

Elle m'avoua comment elle avait prétendu souffrir d'anémie ou d'une mononucléose. Elle avait aussi prétendu qu'elle s'allongeait sur la plage jour après jour en guise de vacances prolongées, et qu'elle retournerait aux études un de ces jours.

Lorsque je l'ai interrogée à propos de ses amis, elle s'est remise à pleurer.

«Il ne me reste plus d'amis. Les gens ne veulent rien savoir de vous quand vous passez la moitié du temps au lit, quand vous ne pouvez sortir ni faire de projets, quand vous êtes trop fatigué pour faire la conversation. Au début ils étaient sympathiques, mais ils s'attendent à ce que vous alliez mieux. Comme cela n'arrive pas, toute votre vie semble s'évaporer.» Elle s'est essuyé les yeux. «Il vaut mieux rester seul. Il vaut mieux qu'on ne vous rappelle pas tout ce que vous avez perdu.»

Elle m'a regardé pour voir si je comprenais. Oui, je comprenais. J'avais de nombreux patients atteints du VCEB qui ressentaient les mêmes craintes, la même sensation de perte et de désespoir. J'avais voulu qu'elle s'explique à moi, qu'elle parle de ses craintes. J'espérais que cela serait son premier pas pour s'en tirer: admettre qu'elle était malade. Elle devait le faire avant de pouvoir essayer de guérir.

«Heather, la situation n'est pas sans espoir. Vous n'avez pas tout perdu. Vous avez rejeté les gens qui auraient pu vous aider.» Et j'ai ajouté: «Vous ne vouliez même pas consulter un médecin jusqu'à maintenant.»

Elle a acquiescé et a semblé plus calme, plus réceptive à ce que je lui disais.

J'ai poursuivi. «Il existe plusieurs traitements que nous pouvons essayer pour alléger vos symptômes. J'ai obtenu de bons résultats avec de nombreux patients. Soigner votre corps n'est cependant que la moitié de la bataille. L'autre moitié consiste à soigner votre esprit.»

Heather m'a écouté pendant que je lui décrivais l'approche esprit/corps que le docteur Lipton et moi avions souvent employée. «Je n'affirme pas qu'il existe déjà une cure pour cette maladie. Je crois cependant qu'avec votre aide nous pouvons assez améliorer votre état pour vous permettre de vivre une existence relativement normale malgré cette maladie.»

Heather a pris des arrangements pour demeurer chez une amie (Je crois que j'avais oublié Sharon», m'a-t-elle dit d'un air gêné) et est venue nous voir régulièrement pendant quelques mois. Elle semblait prendre plaisir à la coopération que nous apportions au traitement parallèle de son esprit et de son corps.

Cette approche lui faisait voir la façon malsaine qu'elle avait de faire face au stress, et comment elle influençait l'intensité de ses symptômes et sa réaction au traitement. Cette approche l'aidait aussi à se sentir aux commandes de sa vie.

Elle a retrouvé une bonne partie de sa force, bien qu'elle ait continué à se méfier d'une trop grande tension. De plus, elle devait faire ses exercices de relaxation quand la vie devenait trop agitée. La plupart de ses douleurs et de ses faiblesses musculaires avaient disparu. Elles ne revenaient que lorsqu'elle s'était trop fatiguée pendant quelques jours.

Elle avait appris à maîtriser le VCEB la plupart du temps. Elle savait que nous surveillerions sa maladie de près aussi longtemps qu'elle aurait besoin de nous. Il restait cependant une tâche à accomplir.

Le docteur Lipton et moi pensions tous deux qu'elle possédait un talent artistique. Nous l'avons encouragée à retourner aux études. «Vous avez besoin de plus qu'une raison d'être en santé, Heather, lui ai-je dit. Vous avez besoin d'une raison de vivre. Votre système immunitaire en a lui aussi besoin.» Je lui disais ce qu'elle savait déjà.

Le docteur Lipton lui a suggéré de penser à retourner aux études à temps partiel. Elle a hésité au début, craignant de rechuter. Comme nous lui avons souligné l'importance de reprendre sa vie, de se sentir utile, elle a accepté d'essayer.

Heather a finalement terminé ses études après les avoir reprises à temps partiel et travaille maintenant à temps partiel à titre d'artiste en publicité. Elle espère pouvoir un jour suivre un horaire plus chargé, mais pour le moment elle s'applique à affronter les jours où elle ne se sent pas bien et à se féliciter les jours où tout va bien.

Comme vous le voyez, nos patients souffrent vraiment de problèmes physiques qui exigent des traitements médicaux. Cependant, le rétablissement s'amorce lorsqu'on s'occupe aussi des facteurs mentaux et émotionnels qui entourent la maladie. Heather, en influençant ses réactions aux sensibilisateurs, peut influencer sa réaction aux éléments biochimiques qu'ils produisent.

Un phénomène appelé syndrome de mort subite (SMS) est l'un des exemples les plus dramatiques de l'influence qu'exerce l'esprit sur le corps, l'effet le plus grave du SH.

Dans la plupart des cas de SMS, les sensibilisateurs réagissent exagérément, causant un relâchement massif et accablant d'éléments biochimiques et faisant s'effondrer le coeur et s'affaisser les vaisseaux sanguins. Cela peut se produire lorsqu'une personne qui n'a jamais montré de symptômes de maladie cardiaque est soudainement terrassée par une crise cardiaque mortelle. C'est ce qui se produit dans le cas d'une personne qui meurt en apprenant que son enfant a été arrêté, ou que son époux a eu un accident. On a aussi vu des cas de personnes atteintes de SMS après avoir reçu une citation pour héroïsme.

Nous vous apprendrons, dans les chapitres qui suivent, comment reprendre votre santé en main en affrontant efficacement vos sensibilisateurs.

Syndrome d'hypersensibilité

J'ai observé nombre de patients au fil des années, étudiant leurs histoires médicales à la recherche de points communs, d'indices qui nous mèneraient à prévoir la présence du SH. On définit généralement le SH comme une réaction exagérée du corps face à tout élément de stress, à tout sensibilisateur, qui provoque une maladie qui peut sembler de prime abord sans cause médicale précise.

Nous cherchions un moyen d'identifier à l'avance les personnes les plus prédisposées à ces problèmes. Comme on le dit si bien, il vaut mieux prévenir que guérir. Lentement, à mesure que le nombre de patients souffrant du SH augmentait, le docteur Lipton et moi avons commencé à découvrir certaines caractéristiques et certains signes révélateurs.

Le patient typique souffrant de ce syndrome se plaint habituellement de plusieurs des malaises physiques suivants:

1. Insomnie.
2. Problèmes gastro-intestinaux, incluant les suivants: ulcères, colite, syndrome de l'intestin irritable, constipation chronique, diarrhée.
3. Douleur chronique dans le dos ou le cou et/ou douleurs articulaires et musculaires.
4. Allergies (sensibilité extrême aux aliments, au pollen ou aux produits chimiques).

5. Mycoses répétées.
6. Fatigue chronique d'origine inconnue qu'on appelle maintenant syndrome de fatigue chronique.
7. Virus Epstein-Barr.
8. Symptômes cérébraux, incluant soit la difficulté à se concentrer ou à réfléchir ou l'hyperactivité.
9. Perte capillaire excessive, peau sèche et/ou ongles cassants non causés par l'hypothyroïdisme.
10. Tension, migraines ou maux de tête.
11. Désordres auto-immuns, incluant le diabète sucré, l'arthrite articulaire, le lupus érythémateux généralisé, l'anémie pernicieuse, la colite ulcérative et la maladie d'Addison (insuffisance adrénale).
12. Hypothyroïdisme.
13. Intolérance à la chaleur, au froid et/ou à la lumière.
14. Rétention d'eau excessive.
15. Problèmes cutanés, incluant les éruptions, l'urticaire et la vascularite.
16. Syndrome prémenstruel.

De plus:

- Ils ont une réaction hormonale hyperactive qu'on peut souvent relier à un seul événement traumatique grave. C'est ce qui m'a porté à croire qu'il puisse exister une prédisposition génétique au SH. Cette croyance est appuyée par le fait que presque tous les patients qui souffrent de ce syndrome semblent être extrêmement sensibles aux points de vue physique et émotionnel. Ils réagissent rapidement et dramatiquement aux stimuli émotionnels et physiques.
- Il existe ce qui semble être un flot direct d'éléments biochimiques hyperactifs circulant dans les deux sens à l'intérieur de la canalisation reliant l'esprit et tous les organes et tous les systèmes du corps. Les réactions physiologiques sont liées à la pensée et aux émotions et les réactions émotionnelles profondes sont, à leur tour, liées aux malaises physiques.
- Les patients qui souffrent du SH ont tendance à être créatifs. Ils rêvassent et ont des rêves nocturnes très frappants. Ils sont sensibles aux sentiments des autres. Très souvent,

des tests psychologiques révèlent que le côté droit de leur cerveau domine.

- Pour une raison que nous ne comprenons pas, les patients atteints de SH sont souvent trop sensibles aux médicaments. Ils réagissent rapidement et dramatiquement, souffrant souvent d'effets secondaires et de réactions contraires, même lorsqu'on leur prescrit les plus petites doses possible de médicaments. Cela peut entraîner un manque de coopération chez le patient, donnant au médecin un sentiment de frustration. Le docteur Michael Weintraub de l'école de médecine de l'université de Rochester m'a décrit de façon étonnante un patient dont c'est le cas. Une de ses patientes souffrait d'allergies déclenchées par un niveau accru d'histamines à cause d'un rhume. Elle avait l'habitude d'ouvrir une capsule Contact et de consommer trois des petites boules. En prendre deux ne l'aidait pas et en prendre quatre était trop.

- Les symptômes sont souvent plus prononcés. Le patient atteint d'arthrite ressent une douleur plus vive que celle à laquelle le médecin pourrait s'attendre après avoir évalué la gravité de la maladie. Ou encore, une personne souffrant d'allergies peut réagir plus rapidement, et plus dramatiquement aux allergènes. Cette caractéristique porte souvent le médecin à considérer cette personne comme «hypocondriaque» ou comme un «simulateur».

- La caractéristique la plus apparente de la personne souffrant du SH est sa piètre réaction aux traitements médicaux conventionnels, ou la prédisposition à rechuter malgré un premier traitement qui semblait avoir eu du succès.

Ceci est très apparent dans le cas des personnes atteintes du SH en particulier parce que cet état est relié aux infections virales répétées. Par exemple, Florence, une de mes patientes âgée de 39 ans, se faisait soigner régulièrement pour des infections streptococciques à la gorge. Son médecin lui prescrivait des antibiotiques à chaque occasion. Son infection disparaissait complètement, mais se manifestait à nouveau environ deux mois plus tard. Il était intéressant de voir que son infection était vraiment disparue au moment où elle n'avait plus d'antibiotiques à prendre, mais à cause de son SH et de l'impact qu'il exerçait sur son système immunitaire, l'infection se manifestait de nouveau, continuellement. Après son dernier traitement aux antibiotiques et après que nous eûmes soigné son SH, ses infections streptococciques ont complètement disparu.

Un autre exemple fut celui de Harriet, une femme d'affaires de 51 ans qui souffrait d'épisodes répétés de mononucléose. Sa mononucléose est revenue à plusieurs reprises pendant de nombreuses années, même si elle prenait de longues périodes de repos. Ses problèmes se sont réglés après que nous l'eûmes soignée pour son SH.

• Finalement, je rencontre des patients atteints du syndrome d'hypersensibilité qui admettent, presque à l'unanimité, ne pouvoir contrôler les événements extérieurs qui les affligent ni leurs réactions internes à ces événements. Souvent, ils déclarent se sentir impuissants face à la vie et à leurs problèmes médicaux.

Peut-être vous êtes-vous reconnu dans cette description. Peut-être ne comprenez-vous pas pourquoi vous éprouvez certains problèmes physiques qui vous rendent malade et fatigué. Ou peut-être êtes-vous en santé et désirez-vous faire tout votre possible pour conserver votre santé.

Alors, ce livre peut vous aider. Nous commencerons donc par jeter un coup d'oeil rapide sur le dernier aspect de la plus haute importance de la description du SH: un sentiment de manque de maîtrise.

Prendre les commandes

Dans *Helplessness* (impuissance), son important ouvrage sur le stress non maîtrisé, le docteur Martin Seligman, psychologue à l'université de Pennsylvanie, a déclaré que l'impuissance est «apprise», que lutter sans succès contre les événements stressants apprend véritablement à certaines personnes à rester impuissantes face à l'assaut des événements à venir. Cette impuissance a des conséquences physiologiques; votre cerveau cesse de produire les éléments chimiques nécessaires à la création de réactions désirables ailleurs dans le corps, dans le système endocrinien ou le système immunitaire, vous prédisposant à toute maladie qui se manifeste, allant des rhumes au cancer.

Dans son livre *Minding the Body, Mending the Mind* (écouter son corps, soigner son esprit), le docteur Joan Borysenko écrit:

«La plupart d'entre nous ont l'impression à un moment donné de perdre le contrôle d'une certaine façon. Que nous considérions cette situation comme temporaire, dont la solution ajoutera à nos connaissances et à notre expérience, ou comme une autre menace démontrant les dangers de la vie, voilà la question la plus critique à la fois sur le plan de la qualité de notre vie et de notre santé physique... Sans la conviction que nous exerçons une certaine maîtrise, nous n'avons aucune façon de surmonter les marées de la vie.»

Examinez les récentes découvertes du National Institute of Occupational Safety and Health (Institut national de la sécurité et de la santé au travail) concernant les «collets roses», qui comptent environ dix-huit millions de personnes. Les statistiques de la santé révèlent que ces femmes qui travaillent dans des bureaux ont des enfants, sont mariées à des cols bleus, et sont très stressées. Elles risquent trois fois plus que les autres femmes de contracter des maladies cardiovasculaires et le risque est pour elles 50 % plus élevé que pour les hommes.

Rappelons-nous que la plupart des femmes qui occupent des postes de collets roses travaillent parce que leur famille a besoin de revenus supplémentaires: elles n'ont pas vraiment la chance de laisser leur travail si elles y sont malheureuses. Comme la plupart des employeurs hésitent encore à promouvoir les femmes d'un poste de commis à un poste de gestion, celles-ci doivent souvent accomplir des tâches monotones et routinières sans en tirer de sentiment d'importance ni de satisfaction. Elles n'influencent en rien ce qui se passe dans le bureau.

On peut établir un contraste entre ces femmes et les hommes qui dirigent les plus grandes entreprises américaines, qui subissent un stress très intense mais dirigent aussi intensément leur milieu de travail. Lors d'une étude sur le stress dans les entreprises effectuée par la compagnie d'assurance-vie la *Métropolitaine* il y a quelques années, le taux de décès chez les cadres administratifs des corporations était 35 % inférieur à celui d'hommes semblables qui occupaient des postes moins puissants.

La conclusion évidente: si nous pouvons maîtriser nos milieux, les expériences qui produisent une réaction biochimique au stress, nous pouvons éviter les effets nocifs de cette réaction en chaîne interne.

Malheureusement, nous ne pouvons pas diriger les événements extérieurs. Cependant, on a accumulé, au fil des ans, d'importantes recherches qui prouvent que nous pouvons maîtriser nos *réactions* à ces événements; nous pouvons employer certaines méthodes de comportement pour obtenir une maîtrise *interne*.

Comme Benjamin Disraeli l'a dit en 1832, cent ans avant ma naissance: «Les événements échappent à la maîtrise de l'homme; mais son propre comportement est entre ses mains.»

C'est là la façon de surmonter les symptômes épuisants qui vous rendent indubitablement las et fatigué d'être las et fatigué.

2

... Et que faire pour remédier à la situation?

À quel point le SH vous affecte-t-il? Un peu? Beaucoup? Pouvez-vous toujours maîtriser les réactions biochimiques de votre corps, ou avez-vous l'impression d'être accablé par les problèmes physiques qui vous affligent?

Vous vous situez probablement au milieu de ces catégories: vous en avez assez des symptômes qui durent depuis trop longtemps et vous en êtes rendu à vouloir y remédier.

C'est là seulement un des points dont nous discuterons dans ce chapitre. En plus d'évaluer à quel point le SH vous affecte physiquement et émotionnellement, nous vous aiderons à établir un plan pour le maîtriser. Nous vous apprendrons aussi à travailler de concert avec votre médecin de façon à en retirer le plus de bien. Enfin, vous pourrez comparer vos caractéristiques avec celles des patients atteints de SH qui se sont rétablis.

Évaluations du SH

Commençons par analyser certains signes importants de l'effet qu'exerce sur vous le SH, ce que nous pourrions appeler votre niveau «d'impuissance». En évaluant vos réactions à ces questions, nous pourrons établir un plan qui vous aidera à reprendre en main certains domaines dont la maîtrise vous échappe en ce moment.

Il est important de souligner que les gens se classent dans deux catégories selon leur constitution et leur mécanisme défensif. Une catégorie se compose de personnes qui connaissent l'intensité à laquelle ils ressentent les effets négatifs de l'interaction de leur esprit et de leur corps et peuvent l'évaluer. La deuxième catégorie se compose de personnes qui n'arrivent pas à déterminer ces effets nocifs. Le deuxième groupe inclut la personne qui semble affolée tout en affirmant avec insistance: «Non, je ne suis pas troublée. Vraiment je me sens bien.» Cela n'est probablement pas une fausse interprétation délibérée de la vérité: ce sont plutôt les mécanismes qu'elle utilise pour affronter la situation qui l'empêchent de reconnaître ses réactions négatives.

Ainsi, les guides d'évaluation qui suivent offrent deux approches. La première en est une d'auto-évaluation et il faut donner la deuxième à un membre de votre famille ou à un de vos amis intimes pour qu'il vous observe. Vous aurez besoin des deux pour établir une évaluation exacte.

Auto-évaluation

Inscrivez dans les cases le chiffre identifiant la réaction la plus appropriée à chaque affirmation. Par exemple, si la réponse est «jamais», inscrivez «0».

0 Jamais
1 Parfois
2 Souvent
3 Fréquemment

☐ 1. J'ai de la difficulté à maîtriser mes émotions.
☐ 2. Je me laisse aller à des accès de rage ou de larmes, ou je m'adresse de façon hargneuse à ceux qui m'entourent.
☐ 3. J'ai de la difficulté à me concentrer, je rêvasse au lieu de cerner les problèmes du moment.
☐ 4. Je me sens triste sans raison.
☐ 5. Je me sens fatigué même après une nuit de sommeil ininterrompu.

☐   6. Je ressens des vagues d'anxiété, d'appréhension, de peur, un sentiment de catastrophe imminente, sans savoir ce qui cause ces sentiments.

☐   7. Je me sens crispé, tendu, tout énervé.

☐   8. Ma bouche et ma gorge sont sèches, dévorées par la soif.

☐   9. Je m'effarouche facilement. Même les petits bruits me font sursauter.

☐ 10. Je grince des dents sans m'en rendre compte.

☐ 11. J'ai de la difficulté à m'endormir ou à rester endormi.

☐ 12. Je tambourine des doigts ou je bouge les pieds comme si j'écoutais de la musique.

☐ 13. J'éprouve des problèmes gastriques: diarrhée, indigestion, nausée.

☐ 14. J'ai souvent mal à la tête, plus d'une fois par mois.

☐ 15. Je souffre de douleurs chroniques au cou ou dans la région lombaire, dont mon médecin ne trouve pas l'origine.

☐ 16. Je perds l'appétit sans raison apparente. Ou, au contraire, je considère la nourriture comme réconfortante lorsque je suis troublé et je me suralimente.

☐ 17. Je fume la cigarette.

☐ 18. Je semble avoir plus de petits accidents qu'avant, j'échappe des objets, je trébuche, j'endommage l'aile de l'auto familiale.

☐ 19. Je ressens une tension musculaire dans le cou et/ou dans les épaules.

☐ 20. J'ai envie de m'éloigner des gens et du monde.

☐ 21. J'ai l'impression que tout est vraiment sans espoir.

☐ 22. J'ai peur de ce que je ne connais pas.

☐ 23. Je me rends compte que je me plains plus souvent que je pense devoir le faire.

☐ 24. Je sais que je suis incapable de sympathiser avec les gens qui ont des problèmes.

☐ 25. Je souffre de plusieurs allergies.

☐ 26. Je me sens frustré face à la vie en général.

☐ 27. Je fais des cauchemars.

☐ 28. Je consomme trop de boissons alcoolisées.

☐ 29. Je bois trop de café.

☐ 30. Je me sens extrêmement fatigué et sans vitalité.

☐ 31. Je souffre de tintinnabulisme.

☐ 32. Je bégaie.

☐ 33. J'ai l'impression qu'une masse ou quelque chose est coincé au fond de ma gorge.

☐ 34. Je me sens seul et abandonné.

☐ 35. J'ai envie de lancer des objets ou j'ai envie de frapper les gens.

☐ 36. Je me sens déprimé.

☐ 37. Je suis incapable de me détendre.

☐ 38. Ma vie ne m'intéresse pas.

☐ 39. Je remets tout au lendemain.

☐ 40. Je me sens indécis, incapable de prendre une décision.

☐ 41. Mes pensées son confuses et je suis incapable de m'exprimer de façon cohérente.

☐ 42. Je me rends parfois compte que mon esprit est tout à fait vide.

☐ 43. Je me sens coupable.

☐ 44. J'ai envie de me suicider.

Additionnez maintenant les points des 44 cases. Si vous obtenez un pointage se situant entre 14 et 20, il est probable que vous ne risquez pas beaucoup de souffrir de problèmes physiques. Si votre pointage se situe entre 21 et 44, vous courez un risque léger et il vous faut prendre des mesures décisives pour réduire ce risque. Si votre pointage dépasse 45, vous courez un grand risque de souffrir de graves problèmes physiques qui affecteront dangereusement votre santé.

Rappelez-vous aussi, avant de conclure que vous ne courez pas un grand risque, qu'il est essentiel de donner la liste d'évaluation de l'observateur à un membre de votre famille ou à un ami intime. Le système de pointage de ce questionnaire est le même que vous avez utilisé pour votre auto-évaluation.

Évaluation de l'observateur

Inscrivez dans les cases le chiffre identifiant la réaction la plus appropriée à chaque affirmation.

0 Jamais
1 Parfois
2 Souvent
4 Fréquemment

☐ 1. Il/elle rit à des moments plutôt inappropriés.

☐   2. Il/elle ne semble pas s'intéresser aux autres et semble manquer de sympathie.

☐   3. Il/elle est irritable et grincheux(se).

☐   4. Il/elle n'a pas de patience et se fâche facilement.

☐   5. Il/elle se plaint trop souvent.

☐   6. Il/elle boude et semble d'humeur changeante.

☐   7. Il/elle pleure trop souvent.

☐   8. Il/elle semble ressentir beaucoup de rage.

☐   9. Il/elle semble déprimé(e).

☐ 10. Il/elle semble manquer d'énergie.

☐ 11. Il/elle a des habitudes nerveuses, comme mâcher continuellement de la gomme ou un crayon, ou tambouriner avec ses doigts ou encore faire craquer ses jointures.

☐ 12. Il/elle se ronge les ongles ou se mord les lèvres.

☐ 13. Il/elle parle sans arrêt.

☐ 14. Il/elle transpire beaucoup.

☐ 15. Il/elle respire rapidement.

☐ 16. Il/elle fronce les sourcils et grimace.

☐ 17. Il/elle s'agite.

☐ 18. Il/elle souffre d'éruptions cutanées et/ou a des démangeaisons.

☐ 19. Il/elle regarde souvent dans le vide.

☐ 20. Il/elle consomme trop d'alcool.

☐ 21. Il/elle fume trop.

☐ 22. Il/elle boit trop de café.

Additionnez maintenant les points. Si le pointage se chiffre entre 5 et 10, c'est qu'on considère que vous ne courez pas un grand danger. Si le pointage se situe entre 11 et 22, c'est qu'on considère que vous courez un léger risque. Enfin, si votre pointage se situe au-delà de 22, c'est qu'on considère que vous courez un grand risque.

Si vous vous rendez compte que votre auto-évaluation vous situe dans le groupe à risque réduit et que l'évaluation des autres vous classe dans la catégorie de risque moyen ou élevé, donnez l'évaluation de l'observateur à un autre ami ou à un autre membre de votre famille et examinez ces nouveaux pointages. Si le pointage du deuxième observateur vous classe dans la catégorie des risques moyens ou élevés, il est fort probable que vous soyez une de ces personnes qui sont incapables d'évaluer leur propre état de risque.

Si c'est le cas de votre pointage, essayez d'adopter une attitude non défensive et exploratoire et analysez de nouveau les évaluations. Parlez à la personne qui a répondu au questionnaire et écoutez ce qu'elle a à vous dire. Acceptez le fait que nous avons tous des facettes qui nous sont invisibles et que notre capacité d'auto-évaluation a tendance à être moins objective et moins exacte que la façon dont les autres nous perçoivent, en particulier les gens qui sont les plus proches de nous et qui nous aiment.

Si votre propre évaluation vous classe dans la catégorie à risque moyen ou élevé et que les autres vous situent dans la catégorie à faible risque, fiez-vous à votre propre évaluation. Vous arrivez probablement à projeter une image de calme et de maîtrise, exhibant peu de signes extérieurs de stress même si vous en souffrez.

La surdité et la fatigue chronique d'Anthony. Anthony, âgé de 29 ans, se plaignait de plusieurs choses, comme maux de têtes, problèmes de sinus, fatigue chronique, raideur du cou, rhumes et maux de gorge répétés. Je l'ai soigné pour remédier à plusieurs de ses symptômes, et parce que je le considérais extrêmement stressé et réprimé au point de vue émotionnel, je l'ai envoyé consulter le docteur Lipton.

Le docteur Lipton lui a remis le questionnaire d'auto-évaluation et lui a dit de demander à son épouse d'y répondre elle aussi en décrivant la façon dont elle percevait l'état de son mari. Quand Anthony a rapporté les questionnaires, le docteur Lipton s'est aperçu que son patient s'était donné 9 points tandis que sa femme lui en avait donné 40! Les discussions qui ont suivi entre Anthony et le docteur Lipton ont convaincu celui-ci qu'Anthony niait tous ses problèmes et qu'il prenait une attitude complètement défensive.

Le docteur Lipton l'a aidé à changer sa définition d'un homme (pour Anthony, être un homme signifiait pouvoir tout supporter) en lui suggérant qu'un homme était celui qui possédait assez de force et de courage pour s'analyser honnêtement.

Un peu plus tard, comprenant mieux, Anthony a refait le test et s'est évalué à 46. La psychothérapie l'a aidé à changer sa personnalité rageuse et défensive, de type A, en personnalité plus calme et plus objective et en meilleure santé, à la fois mentale et physique. Tous ses problèmes ont disparu, y compris les problèmes de sinus dont il avait toujours souffert.

Un plan de maîtrise

Vous pouvez employer l'information que vous venez de recueillir pour vous aider à établir un diagnostic lorsque vous commencerez à évaluer les facettes de votre vie qui vous donnent un certain sentiment d'impuissance.

Examinez les questions que vous ou votre ami avez marquées d'un 2 ou d'un 3. Analysez ces questions afin de découvrir la nature de votre problème. Par exemple, si vous avez indiqué que vous vous sentez souvent coupable, soyez honnête et notez par écrit la raison de ce sentiment. Faites la même chose pour le plus grand nombre possible de questions. Existe-t-il un problème particulier à l'origine de plusieurs réactions stressantes? Y a-t-il plusieurs facettes de votre vie que vous n'arrivez pas à maîtriser?

Maintenant, prenez chaque problème un à un et réfléchissez à tous les moyens possibles que vous pouvez prendre pour remédier à ce stress ou le réduire. Par exemple, supposons que vous avez déterminé que vous ne dormez pas très bien. Votre pointage révèle que vous êtes à la fois inquiet, fâché et déprimé. Ce pointage révèle aussi que vous vous sentez très souvent coupable.

À mesure que vous examinez toutes ces réactions, vous vous apercevez qu'une de leurs causes principales est (par exemple) le fait que votre époux (ou votre épouse) est parti(e) à 1 600 kilomètres (1 000 milles) de vous en amenant vos deux enfants. Cela vous a tellement troublé que vous avez cru que la meilleure façon de surmonter cet événement était de ne plus y penser.

Vous savez maintenant que ce n'est pas la meilleure façon d'y arriver. Essayez plutôt ceci: décrivez le problème par écrit, préparez un plan d'action et un horaire. Voici un exemple:

1. Description du problème: je suis divorcé et je me sens coupable, troublé et agité parce que je ne vois pas souvent mes enfants.
2. Plan d'action: téléphoner aux enfants une fois par semaine. Leur écrire une lettre toutes les deux semaines. Me joindre à un groupe d'auto-assistance pour apprendre la meilleure façon de surmonter la situation.
3. Horaire: téléphoner aux enfants dans les quarante-huit heures qui suivent. Leur écrire dans les 7 prochains jours. Assister à une réunion dans les 30 prochains jours.

Voici un aspect important. Vous devez discuter de cette description du problème, de ce plan d'action et de cet horaire avec un ami ou un membre de votre famille ou avec un conseiller à qui vous faites confiance, comme un prêtre ou un médecin. Pourquoi est-ce important? Parce que notre capacité d'auto-évaluation est, au mieux, plutôt limitée. Rappelez-vous, si vous vous étiez occupé de ce problème correctement au départ, ce ne serait pas devenu un problème.

Obtenir une évaluation et l'observation objective d'une personne qui se soucie de vous fera deux choses: premièrement cela vous procurera une observation valable quant à la faisabilité de votre plan; et deuxièmement, cela vous procurera une certaine motivation et vous apportera une surveillance qui vous aidera à persévérer.

Travailler de concert avec votre médecin

Nous avons souligné l'importance de discuter de vos préoccupations émotionnelles, et pas seulement physiques, avec votre médecin. Trop souvent, quand un patient néglige de dire au médecin ce qui le trouble, cela empêche celui-ci de prescrire un plan de traitement efficace. Examinons vos responsabilités envers le médecin et envers vous-même.

Peut-être puis-je mieux illustrer l'importance d'une bonne relation de travail en vous parlant de Bill, que j'appelle mon patient-mystère? Son cas démontre comment l'hésitation du patient à partager les éléments émotionnels importants de sa vie avec un médecin peut affecter défavorablement le traitement.

Cette illustration met aussi en lumière la question plus générale visant à s'avouer soi-même les causes et les réalités de ses troubles émotionnels. Ce n'est pas toujours facile; souvent les problèmes que vous aimeriez oublier sont ceux qu'il faut absolument régler. Les émotions profondes qui les entourent sont les catalystes mêmes de ces symptômes physiques dont vous voulez vous débarrasser. Il est vrai que la négation peut parfois être saine, comme lorsque vous ne pouvez vraiment pas remédier à un certain problème. Cependant, le plus souvent, comme dans le cas de Bill, la négation peut nous empêcher d'identifier le problème et de le résoudre.

S'ouvrir

La négation de Bill et l'augmentation de son taux d'hormones du stress. Lorsque j'ai vu Bill pour la première fois, il marchait lentement, avec hésitation, comme s'il était très âgé et très fatigué. Son dossier médical m'a révélé qu'il n'avait que 55 ans. Quand il s'est assis sur le fauteuil, ses yeux se sont plissés de douleur.

Il n'a fait que me regarder lorsque je me suis présenté, et il répondait de manière monosyllabique à mes questions. L'information était minimale: il m'a dit que sa femme et lui étaient séparés depuis quatre ans. Il vivait seul; ses trois enfants adultes vivaient ailleurs dans le pays. Il travaillait à temps partiel comme commis de bureau, après avoir quitté son travail à temps plein à cause de la douleur qu'il ressentait dans les mains, aux pieds et aux genoux et qui le rendait incapable de fonctionner.

Bien que son silence m'indiquât un problème plus profond, j'étais incapable de découvrir autre chose que les symptômes qui l'avaient poussé à me consulter: sa fatigue chronique, son insomnie, ses rhumes fréquents, son manque d'appétit et la douleur qu'il ressentait dans toutes ses articulations. J'ai appris, grâce aux examens complémentaires, que Bill avait un niveau d'hormones de stress incroyablement élevé et que le rendement de son système immunitaire était très réduit. Il était particulièrement susceptible d'attraper n'importe quel microbe hostile et n'était pas vraiment capable de mettre un terme aux assauts internes de son corps.

J'ai continué à lui poser des questions.

«Quand la douleur a-t-elle commencé, Bill?»

«Oh! il y a environ deux ans.»

«Pouvez-vous la décrire?»

«Eh bien! c'est pire le matin. Je ne peux presque pas plier les genoux.»

Je lui ai fait un signe de la tête. «Continuez.»

«J'ai beaucoup de difficulté à me servir de mes mains, et je ne trouve rien de confortable comme chaussures, sauf mes pantoufles.»

«Cette douleur s'est-elle manifestée brusquement ou a-t-elle commencé lentement?»

Bill s'est frotté les genoux. «Un peu des deux façons. Je veux dire que la douleur s'est manifestée assez brusquement dans mes genoux et s'est dirigée lentement vers mes mains et mes pieds.»

Je lui ai demandé si on avait établi un diagnostic, car il n'avait pas apporté de dossier médical.

«Non, a-t-il dit, je sais ce dont je souffre. C'est du rhumatisme. J'ai seulement promis à ma fille, Ellie, que je me ferais examiner.»

«Vous souffrez vraiment de rhumatisme articulaire grave. Vous auriez dû en discuter avec votre fille plus tôt.»

Bill m'a ensuite surpris. Il a semblé reprendre vie pendant un moment. «Docteur Solomon, m'a-t-il dit, aimeriez-vous voir une photo de mon Ellie?»

Il a sorti la photo rapidement de son portefeuille. J'étais ravi de son intérêt. «Oui, j'aimerais la voir. Vos deux autres enfants sont des fils, n'est-ce pas?»

Il a acquiescé en me présentant la photo. J'ai regardé la photo abîmée et j'ai vu une jolie jeune femme qui souriait agréablement. «Elle est jolie.»

Bill a repris la photo et m'a dit d'une voix tremblante: «Comme sa mère. Elle ressemble à sa mère.» Ensuite son visage est devenu triste et rêveur. Il ne dirait plus rien. Je lui ai de nouveau parlé de son rhumatisme articulaire.

«Bill, prenez-vous des médicaments contre la douleur?»

Il a hoché la tête. «Je n'ai pas confiance.»

«Mais je suis certain que vous aimeriez éliminer une partie de cette douleur.»

«Eh bien! oui, mais c'est tout simplement comme ça avec les rhumatismes. Je connais d'autres personnes qui en souffrent et elles affirment qu'il faut tout simplement le supporter.»

Ensuite Bill m'a surpris encore une fois en me demandant soudainement: «Avez-vous une famille?»

J'ai fait signe que oui.

«Une épouse et des enfants?»

«Oui, c'est ça.»

«Des filles?»

«Non, lui ai-je répondu en riant, ce sont tous des garçons. Exactement comme dans *Mes trois fils*.

«Votre femme est encore vivante? Vous vivez toujours ensemble?»

«Oui, Bill, lui ai-je répondu. Dites-moi, pourquoi me demandez-vous cela?»

«Sans raison. Je me le demandais tout simplement.»

Encore une fois je suis revenu exclusivement aux questions médicales. «Bill, je ne puis être d'accord avec ces gens qui vous ont dit qu'on ne peut rien faire pour soigner votre rhumatisme articulaire. Il existe des médicaments qui pourraient vous aider, mais ils donnent des résultats qui diffèrent d'une personne à une autre. La seule chose que nous ayons découverte qui semble aider à peu près tous les patients atteints d'arthrite consiste à faire des exercices pour permettre aux articulations de continuer à bouger. Nous suggérons aussi de suivre certaines méthodes pour réduire la douleur.»

Bill s'est frotté les genoux encore une fois. «Des méthodes?»

«C'est ça. Pas des pilules. Des exercices *mentaux* qui servent à réduire votre sensation de douleur.»

Il ne semblait pas intéressé. «Je crois que je ferais mieux d'essayer. C'est ce qu'Ellie voudrait.»

Il a écouté pendant que je décrivais le traitement qu'il lui faudrait suivre. Tout d'abord, je lui ai montré une série d'exercices, à faire le matin, que je recommandais aux patients atteints d'arthrite, de simples exercices d'étirement à faire au lit pour assouplir et détendre les muscles et les articulations. J'ai discuté avec lui de mon plan destiné à réduire le stress, et particulièrement conçu pour combattre les effets physiologiques du stress et du SH (dont je parlerai plus tard), et il m'a promis d'essayer.

Les médicaments pour combattre l'arthrite créaient vraiment un problème médical. Je considérais que le niveau élevé de cortisol dans le corps de Bill nous empêcherait d'utiliser des corticoïdes, qui auraient pu être efficaces. À cause de leurs nombreux effets secondaires, il ne faut pas les employer à moins que les avantages ne dépassent de beaucoup les risques encourus.

Je l'ai bientôt persuadé de suivre un traitement de trois mois pendant lesquels il prendrait, sous surveillance, de puissants médicaments anti-inflammatoires non stéroïdaux. Je croyais que cela permettrait de réduire l'inflammation, l'enflure et la douleur. Je l'ai ensuite encouragé à travailler avec le docteur Lipton, qui lui apprendrait les méthodes de relaxation et de rétroaction biologique. Bill a accepté.

Au moment où il allait partir, je lui ai dit que j'admirais son courage face à toute cette douleur. Il m'a répondu de façon étrange: «Oh! ce n'est pas la pire douleur.»

J'étais déconcerté. «Ressentez-vous d'autres douleurs?»

Il a détourné les yeux. «Non, pas comme celle-là. Juste comme je vous ai dit.»

J'avais l'impression que quelque chose m'échappait, mais Bill n'en dirait pas plus long. Je ne pouvais pas le forcer à s'ouvrir; il lui faudrait décider lui-même de le faire.

Chaque fois que Bill est venu me voir, il avait le même air indifférent. Il a bien affirmé que les exercices et l'entraînement que le docteur Lipton lui faisait suivre l'aidaient beaucoup. De plus, un des médicaments qu'il avait essayés le soulageait un peu. Cependant, j'espérais toujours qu'il fasse plus de progrès. Je m'attendais à ce que sa douleur ait déjà diminué. J'ai noté dans son dossier qu'il faudrait essayer un médicament plus puissant si son état ne s'améliorait pas.

Enfin, un jour, quand Bill est entré dans mon bureau, il semblait différent. J'ai mis un moment à en découvrir la raison. Il parlait depuis qu'il avait passé la porte! Il me parlait de son travail, de ses enfants, de la visite de sa fille, de la «gentille vieille dame» à qui il avait parlé dans la salle d'attente. Je ne savais pas ce qui s'était passé, mais, quoi que cela puisse être, je n'aurais pas pu être plus ravi.

Il ne ressentait presque plus de douleur. Il pouvait maintenant bouger les jambes et les doigts librement. Il éprouvait encore un peu de douleur le matin, mais les exercices et les méthodes pour réduire la douleur l'empêchaient d'augmenter. Il m'a dit aussi qu'il avait repris son travail à plein temps. Avant de partir il m'a déclaré: «J'ai dit au docteur Lipton qu'il pourrait vous en parler.»

Perplexe, j'en ai parlé à Marc à la première occasion. «Bill ne parlait presque pas avant, lui ai-je dit, que s'est-il passé?»

«Oh! m'a dit Marc en riant, je lui ai tout simplement montré que j'étais aussi entêté que lui. J'ai continué à lui demander de parler de lui-même et ma persistance a eu raison de lui.»

Il est ensuite redevenu sérieux. «Cet homme a porté un deuil sans répit pendant des années.»

«Un deuil? Quel deuil?»

«La mort de son épouse. Cette situation, en plus du déménagement de sa fille, semble avoir provoqué une nouvelle manifestation de son arthrite.»

«Mais Bill m'a dit qu'ils s'étaient séparés.»

«Je sais. C'est ce qui m'a déconcerté aussi. Tu vois, il ne voulait pas admettre qu'elle était morte soudainement, dans un accident de voiture. Ils étaient très proches l'un de l'autre et la douleur l'accablait. Dire qu'ils s'étaient séparés était sa façon de ne pas admettre la mort de son épouse sans être vraiment obligé de mentir à ce sujet.»

L'incapacité de Bill à combattre au point de vue émotionnel les sensibilisateurs qui l'affligeaient avait aggravé son arthrite. Le désespoir que la perte de son épouse lui causait s'était aggravé lorsque sa fille avait quitté la ville. Comme sa douleur avait augmenté et qu'il a été obligé de changer d'emploi, le stress qu'il ressentait a atteint un niveau presque intolérable.

Bill était incapable d'arrêter les effets du syndrome d'hypersensibilité, en particulier en ce qui avait trait à son arthrite, jusqu'à ce que le docteur Lipton brise le mur du silence dont il s'entourait. Aussitôt que Bill eut surmonté sa réticence à parler de ses émotions, nous avons été capables de l'aider à s'aider. Une fois qu'il eut commencé à parler de sa perte, reconnaissant le besoin de modifier la façon dont il faisait face à sa peine et à sa solitude, ses douleurs arthritiques ont diminué et le mouvement de ses articulations a commencé à s'améliorer.

Les examens complémentaires les plus récents ont confirmé ce que nous voyions: le niveau de ses hormones de stress et son système immunitaire étaient redevenus normaux. Bien qu'il ait toujours ressenti de la douleur, il la supportait mieux.

Sentiments positifs

Pouvez-vous exprimer vos sentiments? Vous sentez-vous assez à l'aise avec votre médecin pour lui parler de ce qui vous trouble? Le docteur Lipton et moi croyons que les sentiments que vous éprouvez envers votre médecin influencent vraiment sa capacité à vous aider.

Vous vous rendrez compte que ce ne sont pas tous les médecins qui croient que votre relation avec lui ou elle joue un rôle aussi important dans votre guérison. En fait, plusieurs médecins ont l'impression que l'étude des facteurs psychologiques d'une maladie rabaisse leurs talents et leurs contributions d'une certaine façon, comme si les sentiments positifs du patient devaient remplacer les soins médicaux compétents.

Norman Cousins, qui a joué un rôle dans son propre traitement et qui a décrit sa guérison presque inespérée dans son livre *Anatomy of an Illness* (anatomie d'une maladie), discute de ce même aspect dans le numéro de septembre 1988 du *Journal of the American Medical Association* (Journal de l'association médicale américaine). Tout en admettant que ce genre de réactions de la part des médecins est compréhensible, Norman Cousins demande aussi un équilibre, «un équilibre qui reconnaît que les attitudes comme avoir un grand désir de vivre, des buts élevés, être capable de s'amuser et un niveau de confiance en soi raisonnable ne remplacent pas les soins médicaux compétents, mais sont une façon de rehausser ce qui entoure le traitement. Le médecin averti favorise un esprit de participation responsable du patient à l'intérieur de sa stratégie de soins médicaux». Il ajoute: «Le médecin dispose d'une source de premier ordre sous forme de l'autothérapie même du patient, en particulier lorsqu'elle est combinée à la tablette de prescriptions.»

En révisant les dossiers et en parlant aux patients, le docteur Lipton et moi nous sommes rendu compte que ceux dont l'état s'était substantiellement amélioré étaient les mêmes qui ressentaient des sentiments positifs à notre égard. Tout ceci était, nous en convenons, très subjectif, tout était basé sur la combinaison de nos impressions cliniques. Cependant, à mesure que nous avons examiné les résultats de plus près, nous avons découvert trois facteurs intéressants qui semblaient contribuer au succès de nos patients. Ce sont probablement des facteurs qui caractérisent aussi vos propres relations avec votre médecin.

Il est devenu évident, au début, que les patients dont l'état s'améliorait nous aimaient au départ, et non parce que nous les avions aidés. Ils réagissaient aussi très bien à l'approche du traitement individuel que le docteur Lipton et moi utilisions. C'était là un indice particulièrement intéressant. Plusieurs des patients aimaient l'approche du docteur Lipton et détestaient la mienne, ou vice versa. Nous avons aussi constaté que les patients que nous traitions tous les deux et qui aimaient nos deux approches obtenaient de meilleurs résultats que ceux qui n'en aimaient qu'une seule.

Un deuxième facteur relié au succès semblait être que le patient faisait confiance au traitement médical que nous avions particulièrement recommandé. Par exemple, lorsque les patients nous aimaient mais qu'ils ne faisaient pas très confiance à l'approche du traitement, ils ne semblaient pas réagir aussi bien.

Troisièmement, nous avons tous deux identifié un élément que nous appelons la «confiance» faute d'un meilleur terme. Les patients qui semblaient nous faire plus confiance obtenaient de meilleurs résultats que ceux qui n'éprouvaient pas le même sentiment. Par exemple, supposons que j'aie dit à un patient: «Ces gouttes ne vous donneront pas la nausée.» La personne qui réagit en disant: «Peut-être qu'elles ne me donneront pas la nausée, mais elles me rendront probablement malade» me fait moins confiance que celle qui dirait: «Je suis bien content d'apprendre cela.»

La combinaison de ces trois éléments: aimer notre approche personnelle, aimer notre traitement personnel et nous faire confiance, et que nous appelons notre «quotient de réceptivité», était directement reliée au niveau de l'amélioration de l'état de nos patients

Votre relation avec votre médecin *vous* satisfait-elle? Vous sentez-vous à l'aise et votre relation est-elle ouverte? Les questions qui suivent vous aideront à déterminer le niveau de votre quotient de réceptivité en ce qui concerne votre médecin, et s'il vaudrait mieux que vous en trouviez un autre. Ce questionnaire vous aidera aussi à trouver un médecin si vous n'en n'avez pas encore trouvé un.

Votre quotient de réceptivité

Répondez à chacune de ces questions en inscrivant «1» pour vrai et «0» pour faux.

☐ 1. Mon médecin est le type de personne qui n'admettrait jamais qu'il/elle ne connaît pas la réponse.

☐ 2. J'ai besoin de comprendre les raisons des actions de mon médecin.

☐ 3. Mon médecin, bien qu'il soit compétent, est en affaires pour faire de l'argent avant tout.

☐ 4. Mon médecin est compétent, mais c'est un goujat.

☐ 5. S'il/elle n'était pas mon médecin, il/elle est le type de personne que j'aimerais avoir comme ami.

☐ 6. Mon médecin est extrêmement consciencieux, et lorsqu'il/elle me dit quelque chose, je suis certain que c'est vrai.

☐ 7. Il/elle est un superbe médecin, mais je ne voudrais sûrement pas être marié à lui/elle.

☐ 8. La plupart des gens que je connais aimeraient vraiment mon médecin en tant qu'être humain.

☐ 9. Je me sens très en sécurité et en confiance après une rencontre avec mon médecin.

☐ 10. Chaque fois que mon médecin m'a soigné, j'ai trouvé que ce qu'il/elle faisait était très sensé.

Pointage: Pour calculer votre quotient de réceptivité, additionnez vos points pour les numéros 5, 6, 9 et 10. Soustrayez du nombre obtenu le total de vos points pour les questions 1, 2, 3, 4 et 7. Le pointage le plus élevé (le meilleur) est 5. Si votre quotient de réceptivité est de 3, il vous faudrait peut-être songer à chercher un autre médecin. S'il est inférieur à 3, ne réfléchissez pas, trouvez-en tout simplement un autre.

Caractéristiques saines

Pour continuer le test médecin/patient, j'ai aussi analysé les dossiers médicaux volumineux du docteur Lipton et j'ai dressé la liste de nos centaines de patients qui ont réussi à reprogrammer leurs réactions biochimiques. Je voulais déterminer si oui ou non ils avaient des points en commun, des traits de caractère, ou des habitudes saines qui serviraient vraiment à prédire le résultat de leurs traitements.

Ma curiosité a été bien récompensée. Ces patients ont, en effet, des traits de caractères qui leur sont communs. En plus de leur prédisposition à souffrir du SH, ils possédaient tous au moins neuf des attitudes, des caractéristiques et des actes sains suivants, ou ils les avaient acquis:

- Ils étaient prêts à se prendre en main. Ils acceptaient la responsabilité de leur vie et de leur santé. Ils croyaient pouvoir changer leur vie et l'améliorer, et ne laissaient pas tomber. (Les patients qui se sentaient impuissants réagissaient moins bien.)
- Ils participaient à leur traitement avec le docteur Lipton et moi. En d'autres mots, lorsqu'ils avaient quelque chose à dire concernant les détails de leur traitement, et lorsqu'ils pouvaient faire un choix, ils nous aidaient à prendre une décision. Ils acceptaient le concept de la collaboration du médecin et du patient.
- Ils étaient patients. On peut comprendre un certain niveau d'impatience de la part de toute personne malade. Cependant, tous ces patients, sans exception, maintenaient une attitude calme et attentive pendant qu'ils attendaient d'obtenir des résultats.

- Ils avaient une attitude positive. Ils aimaient apprendre de nouvelles choses et viser de nouveaux objectifs. Ils étaient heureux et la vie les enthousiasmait.
- Ils s'aimaient eux-mêmes et montraient beaucoup d'amour-propre. Ils aimaient les autres et leurs relations familiales et personnelles étaient bonnes et ils ne se sentaient pas seuls.
- Ils employaient leur esprit créatif, je crois, pour mieux visualiser les résultats qu'ils espéraient obtenir de leur traitement et participaient à leur traitement avec plus d'enthousiasme.
- Ils riaient et souriaient souvent. Au point de vue psychologique, le rire peut permettre de mettre les fardeaux de la vie en perspective, assurant probablement que les prochains problèmes ne les affecteraient pas. Au point de vue physique, le rire est un assez bon exercice pour votre diaphragme et vos poumons et remplit votre sang d'immunoglobine (qui combat la maladie) et possiblement d'endorphines (les calmants naturels du corps).
- Ils aimaient la musique et en écoutaient tous les jours. Plusieurs d'entre eux lisaient de la poésie ou des livres régulièrement.
- Ils adoptaient une bonne posture. Je crois qu'on pourrait expliquer cette caractéristique commune: une bonne posture donne une impression de beaucoup d'amour-propre, et les patients qui s'aiment eux-mêmes réagissent mieux aux traitements. De plus, une posture droite permet au sang de mieux circuler, procurant plus d'oxygène aux poumons, deux choses qui, comme nous le verrons, combattent les effets du SH.
- Ils ne fumaient pas, ou avaient cessé de fumer.
- Ils faisaient de l'exercice, mangeaient de façon appropriée et dormaient assez.
- Ils consommaient au moins 20 grammes de protéines au petit déjeuner.
- Ils ne réprimaient pas leurs larmes et ne s'empêchaient pas de gémir quand ils en sentaient le besoin.
- Ils prenaient des vacances.
- Ils ne se précipitaient pas pour faire des changements. (Il faut 21 jours pour arriver à faire un changement ou pour accepter un nouveau comportement.)
- Ils respiraient lentement pour se calmer lorsqu'ils commençaient à se fâcher.

- Ils se pardonnaient de ne pas être parfaits.

Vous pouvez acquérir toutes ces caractéristiques positives. Vous vous reconnaissez peut-être déjà dans la plupart d'entre elles. Vous en voyez peut-être que vous aimeriez incorporer à votre style de vie. Pourquoi ne pas commencer par celles que vous pensez pouvoir aborder aisément en vous octroyant 21 jours pour les essayer? Vous commencerez bientôt à les mettre en pratique inconsciemment, et vous vous rendrez compte que vos efforts sont récompensés, physiquement et mentalement.

Le docteur Lipton et moi croyons que cette liste, combinée aux questionnaires d'évaluation et au plan de maîtrise du SH, de même que l'information concernant votre relation médecin/patient, peuvent vous aider à mieux vous connaître et à mieux connaître votre environnement. Cette connaissance, alliée au désir de prendre votre santé en main, pourrait créer des changements positifs de façon que vous n'avez peut-être jamais considérée.

Armé de cette information de base, vous vous apercevrez que vous abordez les méthodes des chapitres qui suivent muni d'une perspicacité nouvellement acquise. Chaque chapitre offre des leçons spécifiques sur un sujet conçu spécialement pour vous aider à surmonter le syndrome d'hypersensibilité. Nous avons enseigné ces méthodes à plusieurs centaines de patients. Nous pensons que vous les trouverez également aussi efficaces.

3

Modifier les raisonnements erronés

Nous avons vu que le cerveau est le centre de contrôle de toutes les parties du corps. Le cerveau exerce une influence directe et majeure sur notre santé et notre capacité à combattre la maladie.

Malheureusement, ce ne sont pas toutes les personnes souffrant du syndrome d'hypersensibilité qui comprennent le rôle que joue le cerveau dans leurs maladies. Ces patients peuvent remédier à leurs symptômes physiques, mais on peut constater que l'aide doit souvent être plus approfondie.

Si votre système immunitaire fait défaut, par exemple, les médicaments peuvent vous aider à fortifier vos réactions immunitaires, mais vous pouvez aussi tenter de découvrir la cause de cette défaillance. Plus souvent qu'autrement, la cause d'une variété de maladies est reliée à des habitudes de pensées erronées.

Irène, l'épouse parfaite, affligée de maux de dos. Il était évident qu'Irène souffrait beaucoup, bien qu'elle essayât de le cacher. Son dossier indiquait qu'elle avait 31 ans, qu'elle était mariée et mère de deux enfants. Son mari était directeur dans une entreprise et, comme m'a dit Irène, c'était «un homme très occupé».

Je me suis mis à l'interroger à propos de sa douleur.

«Ce n'est vraiment rien, docteur Solomon. Ce n'est qu'un mal de dos, vous savez. Je me demande, cependant, si vous ne pourriez pas me suggérer un médicament ou autre chose que je pourrais prendre quand la douleur s'aggrave.» J'ai examiné Irène et j'ai constaté que les muscles de son dos étaient noués et durcis par la tension, des épaules aux hanches.

«Quel niveau la douleur atteint-elle?»

Irène a hésité pendant un moment et a répondu: «Eh bien! ça fait vraiment mal. Je peux à peine faire le ménage sans avoir l'impression que tout mon dos est transpercé d'épingles.»

À mesure que j'appuyais sur certaines régions de son dos, Irène grimaçait. «Vous avez vraiment mal, n'est-ce pas?»

«Eh bien! m'a-t-elle dit, je ne suis pas du genre à me plaindre. Nous avons tous des problèmes. C'est juste que je parviens difficilement à fonctionner, avec le jardinage, la tenue des dossiers et tout le reste.»

«Vous semblez assez occupée. Irène, votre dos a besoin de beaucoup de repos. Que diriez-vous de réduire certaines de vos corvées, pour commencer?»

Irène s'est alarmée. «Réduire? Oh! non, je ne pourrais jamais faire cela. Je dois m'occuper de la maison. Mon mari, John, dit que nous devons maintenir la valeur de la propriété. De plus, jardiner nous permet de réduire les frais. John est très économe.»

Je me suis dit que tandis que la maison tiendrait le coup, le dos d'Irène n'en ferait pas autant. «Irène, vous avez dit que ce problème a commencé par une chute, au mois de septembre, n'est-ce pas?»

«Oui, il y a environ huit mois. Je couvrais un mur de papier peint et je suis tombée de l'escabeau. Je crois que je me suis foulé le dos en tombant.»

«Du papier peint? Vous savez donc comment tapisser. C'est tout un talent.»

«En réalité, je ne l'avais jamais fait avant. En fait, j'ai fait quelques erreurs et j'ai dû tout recommencer. Mais c'est beaucoup plus économique quand on le fait soi-même.»

Je commençais à y voir clair. «Je suppose que c'était l'idée de votre mari?» Irène m'a répondu: «Ah! oui. Il dit que je fais tellement du bon travail.» Irène avait l'air consciencieuse et honnête. Apparemment, elle n'avait jamais non plus songé à se faire aider.

«Et vos enfants? Vous avez dit que vous avez deux fils, âgés de onze ans et de quatre ans?»

«Oui. Ce sont de merveilleux garçons, docteur Solomon. Tommy, le plus jeune, commence tout juste à aller à l'école et Éric, eh bien!

il est très intelligent, mais il manque un peu de discipline. Je l'aide avec ses mathématiques à la maison depuis quelque temps.»

Bien que j'aie su la réponse à la prochaine question, je lui ai posé quand même: «Cela ne serait-il pas plus facile d'engager un professeur particulier pour aider Éric?»

Irène m'a regardé d'un air surpris. «Mon Dieu! s'est-elle exclamée, je ne pourrais y songer! Savez-vous combien certains de ces professeurs particuliers demandent? De toute façon, John dit que je réussis tellement bien.»

J'ai continué: «Alors, qu'est-il arrivé à votre dos depuis votre chute il y a huit mois?»

«Après ma chute, mon dos me faisait tellement mal que notre médecin m'a dit de garder le lit pendant au moins deux semaines. Mon pauvre John a dû faire tout le ménage et toutes les corvées lui-même. Cela a été très difficile pour lui, et je suis certaine que vous pouvez voir que la situation était impossible. Rien ne va plus à la maison si je ne m'en occupe pas.»

«Et après les deux semaines...»

Irène m'a interrompu. «Docteur Solomon, je ne suis pas restée au lit pendant les deux semaines entières! John m'a apporté des pilules qu'un de ses amis du bureau lui avait données et j'ai réussi à me remettre sur pied en une semaine. Je n'aurais cependant pas pu y arriver sans ces pilules.»

«Et l'état de votre dos s'est-il amélioré ou aggravé depuis ce temps?»

«Oh! parfois c'est pire, parfois c'est mieux. Quand j'ai tellement mal que je ne peux plus le supporter, je prends tout simplement quelques-unes de ces pilules. John me les apporte.»

«Et qu'a dit votre médecin à propos de tout ceci?»

«Eh bien! je ne l'ai pas dérangé une autre fois à ce sujet. Il semble croire que je devrais prendre le temps de soigner mon dos. Je ne veux pas vous insulter, mais certains médecins ne se rendent tout simplement pas compte des responsabilités de leurs patients.»

Je n'étais pas insulté, j'étais surpris de l'attitude nonchalante de John et d'Irène au sujet de sa douleur physique. J'ai décidé qu'il me faudrait être direct.

«Irène, lui ai-je dit, si vous ne vous faites pas aider pour tous vos travaux, vous serez clouée au lit, à l'hôpital, beaucoup plus longtemps que deux semaines.» Elle a tressailli un peu. «Ce n'est pas tout, ai-je poursuivi, mais je ne vois pas de raison qui empêche John de prendre une part des responsabilités pour aider votre dos à guérir. Il peut sûrement vous aider pour le jardinage et le ménage ou engager quelqu'un qui peut le faire. Vous ne devriez pas vous pencher ni vous tortiller. Votre dos a besoin de repos, de détente et d'exercices appropriés. Et cela n'inclut pas la pose du papier peint!»

Je m'attendais à ce qu'Irène proteste. Au contraire, elle est restée assise là, et avait l'air étonnée.

J'ai eu peur d'avoir été trop brutal mais, après un moment, Irène m'a dit lentement: «Vous voulez dire que mon dos peut me lâcher?» J'ai acquiescé. Irène était songeuse. J'étais certain qu'elle pensait à toutes les choses dont elle ne pourrait pas s'occuper si son dos la lâchait.

Nous avons parlé encore un peu et je lui ai demandé si elle consentirait à voir le docteur Lipton pour réorganiser l'emploi de son temps. Irène m'a surpris en répondant que ce serait peut-être une bonne idée pour John d'assister lui aussi à la rencontre. Je lui ai répondu que ce serait certes une excellente idée. J'ai ensuite enseigné à Irène quelques exercices à faire pour son dos et je lui ai dit de les faire deux fois par jour. J'ai souligné l'importance de renforcer son dos et de le rendre souple. Je lui ai ensuite demandé de prendre rendez-vous avec le docteur Lipton le plus tôt possible.

Irène a annulé sa visite de contrôle avec moi et je ne l'ai pas revue pendant des mois. J'ai pensé avec déception que John avait eu le dernier mot après tout. Cependant, lorsque je l'ai revue, elle se tenait plus droite, son visage n'était pas pincé, et ses traits n'étaient pas tirés par la douleur. De plus, son mari, John, était à ses côtés et m'a serré la main.

«Docteur Solomon, m'a-t-il dit, j'ai failli me précipiter à votre bureau il y a quelques mois pour vous dire de ne pas vous mêler de mon mariage. J'ai tout simplement annulé le rendez-vous d'Irène. Mais je me suis rendu compte que j'avais un problème. Elle a commencé à protester!» Je n'ai rien dit mais j'étais content de voir que John semblait bien le prendre. Il a poursuivi: «Je pensais que c'était la fin de notre mariage parce qu'elle ne cessait de me traîner chez le docteur Lipton. Un jour il lui a suggéré de compléter ses cours universitaires comme elle en avait le goût et elle m'a montré un côté entêté que je n'avais jamais encore vu.» Irène souriait et avait l'air de prendre plaisir à la situation.

«Alors, avez-vous réussi à tout régler?» lui ai-je demandé.

John a répondu: «Eh bien, cela a pris du temps. Le docteur Lipton m'a humilié et je n'ai pas apprécié cela du tout.» Il s'est arrêté un moment. «Mais j'ai commencé à voir à quel point Irène faisait partie du décor pour moi. Voyez-vous, ma mère était une de ces femmes qui essaient d'être parfaites pour leur mari. Je n'en attendais pas moins d'Irène, et elle avait l'habitude de vouloir tout faire à la perfection pour moi. Je vois maintenant que cela lui faisait du mal à la longue.»

Irène m'a dit que son dos lui causait encore des problèmes mais que les exercices physiques et de relaxation et les conseils du docteur Lipton l'avaient aidée. «Je me suis enfin rendu compte que ma façon négative de penser affectait mon corps, m'a-t-elle dit. Mon changement d'attitude a fait toute une différence, et la femme de ménage que John a engagée pour s'occuper de la maison!» John a ajouté: «Cela peut vous sembler idiot, mais je fais les exercices de relaxation avec elle. Je n'avais jamais réalisé, jusqu'à ce moment-là, à quel point j'étais tendu! Je prenais des médicaments pour soigner un ulcère gastrique, mais, avec les exercices, Irène et moi ne prenons plus de médicaments *ni l'un ni l'autre.*»

John m'a vraiment surpris, tout comme Irène. Il n'y avait pas seulement son dos qui avait été réparé. Elle avait même décidé de retourner à l'université pour devenir physiothérapeute et aider d'autres gens affligés de maux de dos. Toute sa vie avait changé, ce qui aurait pu ne jamais se produire si elle n'avait pas modifié sa façon erronée de penser.

N'oubliez pas qu'en ce qui a trait au SH, notre façon de penser influence notre état physique. Nos émotions se manifestent alors dans la région limbique du cerveau qui, à son tour, stimule le lien neuro-endocrinien immunologique. En d'autres mots, pour renverser le processus, les problèmes physiques peuvent signaler un mode continuel de pensée destructive.

Ainsi, le docteur Lipton et moi croyons qu'il est possible, en comprenant vos pensées et vos émotions sous-jacentes, de remédier à la cause de votre problème. Lorsqu'on aide les gens à restructurer leurs pensées, on peut réduire la maladie de façon étonnante.

En travaillant de concert avec nos patients, nous avons découvert qu'en ayant recours à la médecine traditionnelle tout en leur apprenant à puiser dans leur pharmacie interne la capacité de lutter, ils peuvent assener un formidable crochet à la maladie, l'éliminant le plus efficacement possible. Autrement dit, on peut joindre les soins médicaux *extérieurs* au corps aux soins médicaux administrés à l'*inté-*

rieur du corps par l'esprit en puisant dans la pharmacie du corps même.

Ces médicaments, qui sont en fait des éléments chimiques appelés biothérapeutiques, sont des substances qu'on trouve à l'état naturel dans l'organisme. Votre esprit peut dire à votre cerveau de les libérer pour combattre la maladie.

De la pharmacopée de l'organisme, pour n'en nommer que quelques-uns, nous vient l'interféron alpha, qui peut combattre la leucémie. L'insuline est un «médicament» bien connu qui aide à assurer un métabolisme des hydrates de carbone normal et à prévenir le diabète. La cortisone combat l'inflammation, les allergies et l'arthrite. Les hormones de croissance peuvent vraiment aider les gens à grandir. Les agents chimiotactiques permettent aux leucocytes du corps d'engloutir et de détruire les bactéries ou les virus envahissants.

Ces miracles de la médecine et d'autres (certains sont reconnus depuis des générations et on en découvre d'autres à une vitesse remarquable) peuvent être encore plus à votre portée à mesure que vous apprenez à éliminer des façons de penser nuisibles pour les remplacer par de plus saines.

Dans ce sens, il faudrait considérer tout traitement médical du point de vue de la «médecine du comportement» et le mettre en pratique de cette façon. Il ne faudrait pas traiter ainsi seulement les quelques cas dont on peut déceler l'origine dans les modes de vie et les attitudes.

Dans ce chapitre, nous définirons deux formes de pensées erronées: problèmes de perspective philosophique et modes de pensées irrationnels, et les façons de les restructurer. En plus de remettre de l'ordre dans vos émotions, cela vous procurera un autre avantage: celui de commander à votre cerveau d'administrer les drogues naturelles dont dispose votre organisme pour l'aider. Comme l'a écrit Alfred Adler en 1939, «L'homme connaît plus de choses qu'il n'en comprend.» Peut-être pourrions-nous commencer à utiliser une petite partie de ce que notre esprit et notre corps connaissent déjà.

L'auto-traitement de l'hypoglycémie de Tom. Tom, chauffeur de camion âgé de 53 ans, n'avait jamais été malade de sa vie, jusqu'au moment où il a appris que son épouse le trompait pendant qu'il était sur la route. Il a bientôt commencé à souffrir de maux de tête et prenait beaucoup d'aspirine pour les soulager. Il lui arrivait parfois de ressentir des vagues d'anxiété; il se mettait à transpirer et devenait excessivement affamé. Puis il a commencé à boire pour combattre son anxiété. S'il souffrait d'un mal de tête en conduisant, il devenait confus et avait des problèmes de vision. Il se rangeait sur le côté de la route pour essayer de dormir et se rendait ensuite chez un médecin de la ville dont il était proche à ce moment-là.

Immanquablement, le résultat de tous ses tests sanguins semblaient normaux, y compris son taux de sucre. Son médecin de famille lui a recommandé de me consulter pour que j'établisse un diagnostic et lui propose un traitement.

Je lui ai fait passer des tests d'allergies aux produits alcoolisés et à l'aspirine (salicylates) et j'ai découvert qu'il n'était allergique à aucun des deux. Après avoir consommé de l'alcool ou de l'aspirine, cependant, il a de nouveau éprouvé les mêmes symptômes qu'avant. Le taux de sucre de son sang a baissé parce que l'alcool et les salicylates abaissent la production du sucre. Lorsque je lui ai donné du sucre mélangé à du jus d'orange à ce moment-là, les symptômes ont complètement disparu et son taux de sucre est redevenu normal.

Au point de vue chimique, j'ai découvert que la production de sucre de Tom diminuait chaque fois qu'il consommait de l'alcool ou des salicylates. Je lui ai dit de cesser de boire de l'alcool et de prendre de l'aspirine, ce qui a permis à son taux de sucre de redevenir normal et de le rester.

Au point de vue émotionnel, les problèmes que Tom avait avec son épouse se sont réglés grâce à la psychothérapie entreprise avec le docteur Lipton. Le message que Tom se transmettait intérieurement lui causait de l'anxiété et provoquait ses maux de tête à cause du stress. Comme il traitait lui-même son anxiété au moyen de l'alcool et ses maux de tête au moyen de l'aspirine, son foie n'arrivait pas à produire du sucre normalement. Il ne pouvait pas utiliser correctement les propres réserves de drogues naturelles du corps.

Maintenant qu'il est allé au fond des problèmes qu'il éprouvait avec son épouse et qu'il a corrigé sa façon de penser erronée, il n'abuse plus de son corps, son esprit est clair et il va bien.

Le pouvoir de nos pensées

Le docteur Albert Ellis, psychologue renommé, est considéré comme l'instigateur de l'étude de l'interaction qui existe entre les pensées et les émotions. Il a été le premier à souligner, il y a trois décennies, l'idée que notre tendance, qui semble naturelle, à avoir des pensées auto-nuisibles contribue énormément à nos problèmes émotionnels.

Cela signifie qu'il nous est possible de maîtriser nos émotions. Nous pouvons donc disséquer émotions et sentiments et les comprendre plus facilement une fois que nous reconnaissons notre façon de penser.

De plus, des études révèlent que la plupart des gens développent leurs premières façons de penser, positives ou négatives, à l'adolescence. Ils poursuivent ces modes de penser, quel que soit le mal qu'ils leur font, tout au long de leur vie, à moins qu'ils ne s'en rendent compte et tentent de les modifier.

C'était le cas d'un de nos patients.

Le défaitisme et l'asthme de Carol. J'ai rencontré Carol d'une façon inattendue. Je me promenais sur une rue de Philadelphie lorsque j'ai remarqué une foule un peu plus loin en avant de moi. Au moment où j'ai atteint la foule, j'ai entendu quelqu'un dire: «A-t-on appelé une ambulance?»

J'ai alors réalisé que quelqu'un avait besoin d'aide et je me suis frayé un chemin à travers la foule jusqu'à ce que je rejoigne une jeune femme accroupie près d'un mur. Je n'ai eu qu'à la regarder pour constater qu'elle avait un problème. Son visage était couvert de sueur et le tour de sa bouche avait une légère teinte bleue. Il y avait des traces d'écume sur ses lèvres. Elle respirait rapidement et difficilement, et chaque expiration était accompagnée d'un sifflement qui venait du fond de sa gorge. Elle étreignait sa poitrine comme si elle ressentait du mal.

Ses yeux étaient empreints de peur et de supplications. Je me suis agenouillé auprès d'elle, je lui ai dit mon nom et que j'étais médecin. Il était évident qu'elle était en proie à une grave crise d'asthme, mais elle semblait éprouver d'autres symptômes. La constriction de ses bronches expliquait ses difficultés respiratoires, mais pas l'intense douleur qu'elle ressentait à la poitrine. J'ai pris son pouls pour vérifier son rythme cardiaque; son coeur battait follement. Je me suis soudain aperçu que la main que je tenais était couverte de sueur et tremblait. En plus de sa crise d'asthme, elle était en train de subir une crise de panique classique.

J'ai essayé de la calmer. Je lui ai expliqué ce qui lui arrivait et l'ai aidée à s'asseoir et à s'appuyer au mur. Cela a donné à ses poumons une meilleure chance d'aspirer de l'oxygène. Je lui ai murmuré une série de paroles rassurantes: «Essayez de respirer lentement et profondément. Ne vous préoccupez de rien. Essayez de vider votre esprit ou, mieux encore, pensez à quelque chose d'agréable. Vous n'avez rien à craindre; je suis ici et l'ambulance est en chemin. Tout ira bien.»

Quelques instants plus tard, j'ai entendu l'ambulance qui s'approchait et les secouristes eurent vite fait de l'installer sur la civière. Je me suis relevé, j'ai épousseté mes genoux et me préparais à partir lorsque la dame m'a agrippé la main et m'a supplié: «S'il vous plaît, accompagnez-moi à l'hôpital. J'ai si peur.»

J'ai accepté et suis monté à bord de l'ambulance avec elle. En quelques minutes, alors qu'elle me tenait toujours la main, on la conduisit à l'urgence où on lui administra des médicaments pour calmer ses spasmes asthmatiques. Une fois qu'elle fut assez calmée pour se maîtriser, je me suis senti libre de repartir.

Bien que je lui aie donné mon nom, il ne m'est jamais venu à l'idée qu'elle se le rappellerait. J'ai été surpris un matin, quelques semaines plus tard, lorsqu'elle s'est présentée à mon cabinet comme patiente. Elle a souri timidement, me tendant la main en s'approchant. «Je sais que vous ne vous rappelez pas de moi, m'a-t-elle dit. Je suis la femme dont vous avez sauvé la vie à Philadelphie.»

Aussi flatteuses que ses paroles aient pu être, elles n'étaient pas exactes. «Je me souviens bien de vous, Carol. Comment allez-vous?»

«Eh bien! pas très bien, je crois. J'ai à nouveau besoin de votre aide. Je n'ai personne d'autre vers qui me tourner.»

Son questionnaire médical indiquait une plainte: l'asthme.

«Vous comprenez que je ne suis pas spécialisé dans le traitement de l'asthme, lui ai-je dit. Mais je serais heureux que vous consultiez mon associé, le docteur Lipton qui l'est.»

Même avant que j'aie fini de parler, elle hochait la tête. «Vous ne comprenez pas, m'a-t-elle dit en prenant un air effrayé. C'est plus que de l'asthme. Il m'arrive autre chose. Mon médecin dit que ce n'est que du surmenage et que des vacances me remettront sur pied. Mais je n'ose pas en prendre maintenant.»

Pendant les quinze minutes de conversation qui ont suivi, le portrait d'une personne compulsive, talentueuse et effrayée, qui s'attendait toujours à voir le pire se produire dans sa vie m'est apparu. Ses ennuis provenaient de ses perceptions et de ses pensées plutôt que d'un problème médical. Ses attitudes négatives s'étaient tellement aggravées qu'elle souffrait constamment d'anxiété qui allait encore plus loin et devenait un état de panique.

À 34 ans, on lui avait offert une chaire de professeur dans une université importante des États de la Prairie, mais elle n'osait pas démissionner du poste qu'elle occupait à ce moment-là parce qu'elle était «certaine qu'on retirerait l'offre». Son petit ami planifiait aussi de se faire muter à la nouvelle ville pour son travail parce qu'elle lui était trop importante pour qu'il l'abandonne, mais elle était «certaine qu'il changerait d'idée». Et ainsi de suite.

Mis à part l'asthme, elle était en bonne forme physique. Cependant, vu le niveau élevé d'hormones du stress de son sang, je savais que cela pouvait changer à tout instant. J'étais d'accord avec le traitement que lui avait fait son médecin habituel pour soigner son asthme et je lui ai parlé de ses pensées négatives. J'étais certain que, si elle le voulait, le docteur Lipton pourrait lui apprendre comment remédier à sa façon défaitiste de penser.

Elle a accepté et a commencé à travailler avec lui immédiatement. Quand je l'ai revue, six mois plus tard, elle avait pris d'importantes décisions à propos de ses façons de penser pessimistes et de son avenir. «Je voulais simplement vous remercier avant de partir pour mon nouveau travail, m'a-t-elle dit. J'ai beaucoup appris au sujet de ma façon négative de voir la vie, de la façon que j'avais de m'attendre automatiquement au pire. Je n'ai pas eu d'attaque de panique depuis plus d'un mois.»

Comme Carol est parvenue à surmonter ses pensées négatives, sa santé en a profité. Dorénavant, ses pensées aidaient son corps à se guérir lui-même, plutôt que d'engendrer des problèmes physiques.

Les pensées négatives, si on ne les modifie pas, s'intensifient. La crainte «*Je ne suis pas certain de pouvoir y arriver*» se transforme bientôt en «*Je ne peux pas y arriver*». Cela peut mener à l'idée suivante: «*Je suis complètement nul.*» À mesure que la pensée s'intensifie, nous devenons plus nerveux, nos émotions nous submergent et notre santé s'en ressent.

En 1985, des chercheurs parrainés par le National Institute of Mental Health (Institut national de la santé mentale) ont classé les troubles d'anxiété comme la cause première des problèmes psychiatriques aux États-Unis. Ils ont estimé à 13 millions de personnes le nombre d'Américains souffrant de troubles d'anxiété et ayant besoin de traitements. Cependant, les distorsions cognitives de tous les jours, comme celle dont nous avons parlé, causent inutilement des frousses et de la douleur à des millions d'autres personnes. Il est évident que trop de gens pensent trop négativement.

Voici un exemple utile pour illustrer comment vous pouvez vous transformer. Sans bouger aucune autre partie de votre corps, levez le petit doigt jusqu'à ce qu'il pointe vers le haut. Vous venez de vous transformer, pas de façon radicale, mais vous vous êtes tout de même transformé. Le processus physiologique était compliqué, parce qu'il nécessitait l'apport du cerveau, des éléments chimiques de votre corps, de vos nerfs, de vos tendons et de vos muscles, mais la transformation a eu lieu et c'est votre esprit qui l'a provoquée. Vous y avez pensé et elle s'est produite.

En constatant que le corps dépend de l'esprit et que l'esprit dépend du corps, nous commençons à comprendre que certaines personnes sont capables d'accomplir des exploits étonnants. En croyant que «l'esprit influence le corps», certains peuvent marcher sur le feu ou arrêter la douleur et le sang. Ils maîtrisent volontairement leurs processus autonomiques, ces fonctions involontaires que nous sommes supposément incapables de maîtriser.

Lors d'une démonstration en 1970, par exemple, un Indien nommé Swami Pama a calmement arrêté les battements de son coeur pendant 17 secondes. On a déjà vu d'autres personnes réussir à faire sauter un battement à leur coeur quand on leur donnait un certain signal de la main ou encore à planter des aiguilles dans leurs bras en ne montrant aucun signe de souffrance ni de saignement.

Cela indique des systèmes de croyances phénoménaux. Il est cependant important de se rappeler que cette croyance est une arme à deux tranchants. La croyance selon laquelle vous ne maîtrisez *pas* le comportement «involontaire» de votre esprit/corps, que vous en êtes la victime, peut vous faire plus de mal au lieu de vous guérir. Juste le fait de ne pas savoir que la volonté est un élément guérisseur puissant peut vous laisser exposé à la maladie. Il en va de même si vous ignorez que vos plus puissants ennemis peuvent très bien être vos pensées erronées.

La boulimie extrême de Jody. Voici un exemple de pensée erronée poussée à l'extrême qui peut menacer votre vie. Il s'agit de Jody. Elle avait 21 ans, allait à l'université et avait l'habitude de consommer d'énormes quantités de nourriture, en particulier des sucreries, pour ensuite se rendre aux toilettes et se faire vomir. Dans les quatre mois qui ont précédé sa visite à mon cabinet, elle avait perdu

23,5 kilos (52 livres). Elle mesurait 1,62 m (5 pieds et 4 pouces) et pesait 39 kilos (86 livres), elle était émaciée et ses menstruations s'étaient arrêtées.

Comme l'émail de ses dents était piqué, j'ai tout de suite soupçonné ses vomissements. (L'émail est piqué par l'acide hydrochlorique contenu dans l'estomac.) Après avoir parlé un peu, elle a avoué que c'était bien ce qu'elle faisait. J'ai ensuite découvert qu'elle souffrait aussi d'un problème métabolique de même que d'allergies à certains aliments.

Jody voulait maintenir son comportement de suralimentation/vomissements car elle craignait de prendre du poids. En fait, elle s'attendait au pire. Dès qu'elle prenait même moins d'un demi-kilo (1 livre), elle considérait son corps «grotesque». Sa mère avait essayé de l'aider à comprendre que «la minceur est à la mode, mais pas la minceur exagérée», mais pour Jody, l'idée de prendre du poids était répugnante et la mère et la fille se disputaient continuellement. Jody insistait pour dire qu'elle était la seule à connaître le poids idéal pour sa grandeur. Elle avait l'impression qu'elle «devait» atteindre son poids «idéal». Elle voulait se comparer à la plus mince de ses amies et devenir plus mince qu'elle.

J'ai soigné ses problèmes métaboliques et ses allergies et l'ai envoyée consulter le docteur Lipton qui l'a aidée à corriger ses pensées erronées et sa perception déformée de la grosseur de son corps. Il a demandé que sa mère soit présente à plusieurs des rencontres. Éventuellement, beaucoup plus tard, les perceptions de Jody sont devenues plus réalistes. Puis ses habitudes alimentaires sont devenues plus saines. Elle reprend maintenant peu à peu les kilos qu'elle avait perdus, ses menstruations ont recommencé et je lui ai assuré qu'elle ne dépasserait pas son poids idéal.

Voyons maintenant comment nous pouvons reconnaître les deux groupes de processus cognitifs négatifs auxquels nous sommes tous susceptibles de nous laisser aller: les problèmes de perspective philosophique et les habitudes de pensées déraisonnables, et comment nous pouvons apprendre à les modifier.

Comment les gens se rendent malheureux

Un soir pendant que je dînais avec le docteur Lipton, je lui ai demandé: «Marc, d'après vos vingt ans d'expérience comme psychothérapeute, quelles sont les raisons les plus répandues qui portent les gens à créer leur propre malheur?»

Je lui ai posé cette question parce que, plus tôt ce jour-là, j'avais reçu deux patients qui se «rendaient malades eux-mêmes» au point que je ne pouvais pas guérir leurs malaises aussi vite qu'ils semblaient les contracter.

Sa réponse, une esquisse de trois erreurs importantes dans leurs pensées philosophiques, renforcée par des études de cas et son travail avec des patients, vous fournira une panoplie d'outils de pensées utile qui vous aidera à examiner tout sentiment de colère, de dépression, de crainte et tous les autres sentiments qui peuvent créer des problèmes dans votre vie.

Perte de perspective

La première croyance, et la plus forte, qui perpétue la débilitation émotionnelle et physique est la perte de perspective. Nous n'arrivons pas à voir plus loin.

Un couple retrouve son chemin, après la dépression du mari. Un couple était allé consulter le docteur Lipton parce que des problèmes financiers étaient supposément en train de détruire leur mariage. Tout avait commencé lorsque le mari avait investi 50 000 $ dans une occasion «sûre». Son épouse lui avait déconseillé de le faire, mais il avait conclu la transaction.

Bien vite il s'était rendu compte que l'affaire était frauduleuse et que son argent s'était envolé. Son «partenaire» s'était esquivé.

Son épouse avait fait une colère. Elle avait réprimandé son mari qui en faisait autant lui-même de son côté. Elle se plaignait que tout ce qu'elle avait toujours voulu était une vie tranquille et heureuse avec son mari. Mais cela ne suffisait pas pour lui. Non, il voulait être riche et il avait perdu tout l'argent qu'ils avaient durement gagné. Bien que leurs réactions initiales aient été normales, le problème s'est manifesté lorsqu'ils ont continué de rejeter le blâme sur le mauvais placement du mari, se rappelant constamment l'incident l'un l'autre.

Elle ne pouvait lui pardonner, et il ne pouvait se pardonner lui-même. Il s'est mis à consacrer deux fois plus d'heures par semaine à son travail de vendeur et il a subi une grave crise cardiaque six mois plus tard. Son «échec», la colère chronique de son épouse et sa crise cardiaque se sont soldés par une grave dépression; leur mariage était presque en train de s'écrouler.

Ce couple s'était rendu malheureux au point de détruire son mariage, et tous deux avaient presque détruit leur santé physique. Était-ce parce qu'ils avaient besoin des 50 000 $ pour être heureux et en santé? Non, c'était de l'histoire ancienne, irréparable. Ils avaient tout simplement perdu de vue ce qui était vraiment important dans leur vie.

Il leur a fallu beaucoup de temps et de compréhension avant d'arriver à réévaluer leurs valeurs et commencer à réparer leur mariage.

Cette perte de perspective se produit chaque jour. Cela contribue peut-être plus que tout autre chose à créer notre propre malheur et à détruire notre santé physique. Nos philosophies et nos perspectives de la vie sont non seulement directement reliées à la biochimie et à la santé physique de nos corps, mais aussi à l'état subjectif du bonheur même.

Vous pouvez vous aider à garder en perspective un problème en vous demandant: «Si je savais que j'allais mourir dans cinq ans, cette situation me troublerait-elle encore? Si la réponse est non, pourquoi me troubler maintenant?»

Cette question vous ramène à une perspective plus lucide car nous avons généralement de la difficulté à croire que nous mourrons un jour. Sur le plan émotionnel, nous avons tendance à croire que nous vivrons éternellement.

C'est pourquoi une école de philosophie, et plus tard une école de psychothérapie, appelée existentialisme, nous suggère d'accepter notre «daesin» ou «être»: notre mortalité. Une telle contemplation nous aide à garder nos priorités en ordre. Au lieu de penser: «Plus tard, lorsque j'obtiendrai ceci, je serai heureux et je jouirai de la vie», nous nous préparons à changer le présent pour l'améliorer. Trop souvent, attendre d'être comblé plus tard suggère que nous n'obtenons jamais ce que nous désirons et cela nous empêche d'être heureux maintenant.

Le meilleur signe de la maturité et de l'équilibre émotionnels est la capacité de savourer la vie et d'y prendre plaisir de minute en minute. Il faut vraiment vivre le moment présent. Ce qui ne nous empêche pas de préparer l'avenir; cela nous permet de ressentir un sentiment de contentement et de satisfaction au lieu de provoquer un sentiment d'insatisfaction et de mécontentement chronique et insidieux et une concentration sans fin sur l'avenir. Vivre seulement pour demain ne nous laisse jamais prendre plaisir au moment présent et, d'un point de vue biochimique, cette attitude maintient le niveau des sécrétions de substances destructives dans le sang, ce qui a pour effet de miner notre santé.

Impuissance chronique

La deuxième philosophie négative reliée au continuum bonheur/malheur est un sentiment d'impuissance. Nous en avons déjà parlé, et nous en parlerons encore, car un sentiment de maîtrise est crucial en ce qui concerne le fonctionnement de la connexion esprit/corps. Ceux qui ne se sentent pas impuissants sont au niveau le plus élevé du bien-être émotionnel et physique. Quand un de mes patients me dit: «À la volonté de Dieu», je réplique habituellement en leur répétant le dicton préféré de ma mère: «Dieu aide ceux qui s'aident eux-mêmes.»

Le nouveau sentiment de puissance de Martha après une détérioration physique. Martha, une femme mariée âgée de 51 ans, mère de deux grands enfants, m'a été envoyée par un de mes amis, spécialiste en maladies organiques, qui ne pouvait remédier à la détérioration chronique de sa condition physique. Elle avait perdu 13,6 kilos (30 livres) durant l'année précédente et elle était maintenant trop mince et souffrait d'une série d'infections pulmonaire, urinaire et vaginale. Il était évident que son système immunitaire ne fonctionnait pas et elle semblait être en train de «mourir» sous nos yeux.

En l'examinant, je n'ai pas trouvé de cause identifiable, ni d'étiologie à ces problèmes. Je lui ai fait suivre un régime alimentaire riche en calories et je l'ai soignée pour ses infections. Je l'ai envoyée consulter le docteur Lipton pour voir s'il pouvait découvrir ce qui n'allait pas chez elle. En attendant, je lui ai fait passer un MRI (test externe), une scanographie afin de déterminer si elle avait oui ou non une tumeur non décelable.

Après trois séances avec Marc, le problème s'est précisé. Martha avait travaillé comme vendeuse pendant 25 ans. À la mort de son patron, le magasin a été fermé et elle s'est trouvé un autre poste de vendeuse dans un magasin réputé de vêtements pour dames. Elle occupait ce poste depuis dix-huit mois.

Elle s'est rendu compte que son nouveau patron souffrait d'un «désordre de personnalité sadique». Il la réprimandait continuellement de la manière la plus bizarre et la plus hostile. Comme Martha avait été élevée par un père tyrannique, et avait occupé son travail précédent pendant si longtemps, elle considérait que quitter ce nouvel emploi serait pour elle un échec personnel. Elle se sentait «impuissante» et croyait ne rien pouvoir faire pour remédier à la situation.

Ces facteurs ont contribué à lui faire adopter une position d'impuissance apprise. Son seul moyen pour s'en tirer consistait à détruire sa santé de façon à devenir tellement malade qu'elle ne pourrait éventuellement plus travailler.

Dix autres séances avec Marc l'ont aidée à se libérer de ce sentiment d'impuissance. Elle a fini par quitter son emploi et a commencé à en chercher un autre. En dedans d'une semaine, elle semblait tout juste revenir de vacances prolongées à Hawaï.

L'épisode d'impuissance de Martha se limitait passablement à une seule situation. Plusieurs se voient et voient leur vie sous cet angle philosophique, un angle qui peut les détruire à partir de l'intérieur.

Assez c'est assez

La troisième philosophie négative importante est l'incapacité à faire la différence entre ce que nous pouvons et ne pouvons pas changer. Nous négligeons de travailler sur les choses que nous pouvons modifier et nous dépensons beaucoup d'énergie à essayer de changer des choses sur lesquelles nous ne pouvons rien. En fait, dans ce dernier cas, en plus de nous occuper tellement de rénovation, nous nous concentrons sur des aspects que nous ne pouvons changer et nous essayons de changer ce qui ne peut l'être. Voici un exemple, que le docteur Lipton appelle le «syndrome de la mère qui ne parle jamais de la mort».

Le problème d'Erma et de son enfant. Erma avait 55 ans, était mariée et mère de trois garçons. L'un d'eux était médecin, l'autre, avocat, et le troisième était depuis longtemps connu comme «le nigaud malade». Le nigaud malade avait toujours été un enfant problème depuis son enfance. Il s'était d'abord mal conduit à l'école, ensuite il avait commis des larcins; il avait abandonné l'université, avait divorcé trois fois, avait eu des accidents de voiture. Il disait haïr ses proches et il avait eu quelques problèmes trop affreux pour que nous les énumérions ici.

Erma, comme vous devez vous en douter, a passé la moitié de sa vie à essayer de le «remettre sur pied» même si tout le monde lui disait depuis les trente dernières années que la seule chose qui pourrait le remettre d'aplomb serait une transplantation du cerveau.

Cela n'avait pas découragé Erma. Sans se laisser arrêter par le mal qu'elle causait à son mari, par le sentiment d'abandon que ressentaient ses deux autres fils, par leur ressentiment, par son propre bouleversement ni par le niveau constant de son hyperstimulation, Erma est passée d'une maladie physique à l'autre.

Erma a atteint un tournant de sa vie un jour où elle a dit au docteur Lipton: «Peut-être me suis-je montrée plus idiote que mon fils?» Le docteur Lipton lui a répliqué: «Je crois que c'est là une fine perception» et il l'a aidée à mieux comprendre la différence entre les changements qui sont en notre pouvoir et ceux qui ne le sont pas.

Un autre syndrome symptomatique entre dans cette catégorie, un syndrome que le docteur Lipton appelle syndrome «si seulement»: si seulement j'étais allé à l'université; si seulement mon mari était bon, doux et plein d'égards; si seulement j'avais des parents qui m'aiment et qui m'appuient; si seulement mon seul enfant n'était pas une personne insensible et gâtée; si seulement j'étais né riche; si seulement, si seulement, si seulement.

Comme l'a dit Marc: «À un certain point de ma thérapie avec mes patients «si seulement», je réplique habituellement à un moment opportun: *Si seulement j'étais une poule, je pourrais pondre un oeuf.* Si le patient me demande: «Que voulez-vous dire?», je sais qu'il ou elle a besoin de continuer la thérapie.»

Lorsque nous nous concentrons sur ce que nous ne pouvons changer et que nous nous rendons malheureux et malade en même temps, il ne nous reste plus assez de temps ni d'énergie à consacrer aux aspects de notre vie que nous *pourrions* changer, et qui nous permettraient d'augmenter notre sentiment de bonheur et de satisfaction.

Augmenter l'énergie cognitive et émotionnelle est semblable à un investissement financier: il faut chercher les domaines qui sont les plus susceptibles de produire un profit sûr et prévisible. Cela exige beaucoup de sagesse et de sensibilité aux méthodes qui renforcent notre détermination.

Modes de pensées déraisonnables

Un mode de pensée déraisonnable est un mode qui n'est pas approprié aux faits. Les psychologues appellent ce genre de pensée «distorsion cognitive». Les défis deviennent des monstres menaçants, les petits problèmes deviennent des obstacles insurmontables et tout ceci se passe dans l'esprit.

La distorsion cognitive peut vous pousser, par exemple, à imaginer qu'un commentaire critique du patron est le signe avant-coureur d'un désastre. Au lieu d'accepter la critique comme elle a été faite, visant à corriger une simple facette inadéquate de votre rendement, vous la ressassez, rempli d'une crainte constante. Vous avez l'impression de ne pas maîtriser la situation, vous ressentez une certaine impuissance et, dans certains cas de distorsion cognitive grave, vous vous sentez désespéré. Ainsi, la réaction à cet agent sensibilisateur particulier, qui aurait dû se dissiper en quelques minutes, se prolonge pendant des jours, des mois et, trop souvent, pendant des années. Ce sont ces distorsions cognitives chroniques qui vous mettent dans un état de stress chronique et qui finissent par déclencher votre biochimie et miner votre santé physique. Voici neuf modes de pensées déraisonnables.

1. Raisonnement noir et blanc

Une jeune mère qui travaille arrive une heure en retard à la maison, après une journée mouvementée au bureau. La gardienne d'enfants est irritée à cause du retard de la mère. Les enfants crient parce qu'ils n'ont pas été nourris. Devant toute cette agitation, la mère se dit: «Je suis une mauvaise mère et je suis aussi une ratée.»

Cette femme fait habituellement l'erreur de penser en termes d'extrêmes. Elle est soit tout à fait bonne, soit complètement mauvaise; elle n'est jamais entre les deux. Ce genre de pensées se produit souvent chez les personnes qui sont perfectionnistes. Elles ont tendance à exiger beaucoup d'elles-mêmes, en particulier lorsqu'elles ont commis une erreur. Elles ont alors de la difficulté à se pardonner.

2. Raisonnement je-sais-tout

On voit un vieux monsieur riche accompagné d'une jolie jeune fille. Les rumeurs affirment que cette jeune fille est une «aventurière», qui s'intéresse seulement à la fortune du monsieur.

Les personnes je-sais-tout sont certaines de pouvoir déterminer les motifs et les raisonnements des autres. Le danger inhérent à cette attitude réside dans le fait que, sans information suffisante, il est fort probable qu'un jugement hâtif sera erroné.

Peu de gens peuvent supporter la présence d'une personne qui se révèle je-sais-tout. Les pensées je-sais-tout, cependant, peuvent prendre une forme plus subtile quand une personne présume savoir ce qu'une autre personne pense *d'elle*. Une personne anxieuse peut présumer que si un ami la croise dans un corridor sans lui dire bonjour, c'est que cet ami ne lui prête aucune attention. L'ami, cependant, préoccupé par ses pensées peut ne pas l'avoir vue.

Il est possible que deux personnes qui s'adonnent aux pensées je-sais-tout aient des discussions amères, chacune attachant aux paroles de l'autre ou à la situation une plus grande signification que celle qui était voulue.

3. S'attendre au pire

On annonce au bulletin de nouvelles qu'on a découvert une nouvelle maladie dont les symptômes s'apparentent à des maux de tête, à une forte fièvre, à des démangeaisons et à de l'irritabilité. Lillian ferme la télé avant d'apprendre que la maladie se limite aux pays européens. Le matin suivant, elle souffre d'un mal de tête au réveil. Elle en conclut qu'elle a contracté la nouvelle maladie.

Nous considérons parfois les personnes qui s'attendent au pire comme des personnes à l'imagination débordante. Elles passent souvent tellement de leur temps à s'inquiéter des choses terribles qui *pourraient* se produire, qu'elles négligent de prendre plaisir au présent. Ces gens ont besoin de s'arrêter et de sentir les roses proverbiales.

4. Être à la hauteur

Susan et Beth sont des amies très proches et vont à l'école secondaire. Susan a toujours été secrètement fière d'avoir sans cesse obtenu des notes supérieures à celles de Beth. Un jour, les deux jeunes filles apprennent le résultat de leur examen et Susan a obtenu un pointage légèrement inférieur à celui de Beth. Susan se fait des reproches et pense: *Je dois être en train de devenir plus stupide.* Le jour suivant, Beth obtient un B lors d'un test de math et Susan obtient un A. Elle soupire de soulagement.

Les gens qui se comparent à d'autres peuvent se retrouver en éternel balancement émotionnel. Ils ne peuvent jamais être fiers d'euxmêmes pour leurs propres réalisations; ils ne sont satisfaits que lorsqu'ils surpassent les autres. À l'instar de Susan, lorsqu'un autre les devance, ils ont tendance à se sentir déprimés et ont l'impression de ne pas être à la hauteur. Ils ne se sentent mieux que dans les situations où ils se révèlent supérieurs par comparaison à d'autres. On entend souvent les gens qui manquent de confiance en eux-mêmes dire: «Eh bien! je suis meilleur que lui (ou elle) de toute façon.» Les gens compétitifs tendent à faire beaucoup de comparaisons.

5. Attitude de mère-poule

Monsieur Brady, professeur de première année à l'université, considère devoir tout représenter pour ses étudiants: professeur exceptionnel, bon ami et sage conseiller. C'est pourquoi il leur donne son adresse et son numéro de téléphone personnels. Il se réserve plusieurs heures chaque semaine pour recevoir ses étudiants, et il travaille jusqu'à trois heures du matin trois fois par semaine à la préparation de cours intéressants et d'aides d'étude pour ses étudiants.

À mesure que les années passent, monsieur Brady réalise que personne n'apprécie le temps qu'il prend ni les efforts qu'il fournit. En fait, ses étudiants abusent même de sa générosité. Désillusionné, il décide de ne plus travailler aussi fort. Deux jours plus tard, cependant, il se sent tellement coupable et irresponsable qu'il revient à sa méthode de travail compulsive, malgré le manque d'appréciation de ses étudiants.

Nombre de parents pratiquent la pensée mère-poule. Ils doivent tout faire pour leurs enfants et leur fournir toutes les réponses. Les humains, cependant, ne sont pas omniscients pas plus qu'ils ne sont omnipotents. Nous ne sommes pas censés être toutes choses pour tout le monde. Bien qu'on retrouve cette attitude mère-poule chez les gens sensibles et remplis de compassion, les buts de ces personnes sont irréalistes. Leur déception s'amplifie lorsqu'ils se rendent compte qu'ils ne peuvent satisfaire aux besoins de tout le monde. Ils sont encore plus désillusionnés quand les autres n'apprécient pas leurs efforts.

6. Raisonnement «je vous connais»

Barbara rentre du travail un soir et retrouve Frank, son mari, assis devant la télé. Sans dire un mot, elle passe à côté de lui et se rend à la cuisine pour préparer le diner. Elle se dit: *Si Frank m'aimait vraiment, il saurait que je suis fatiguée et m'offrirait de préparer le repas.*

Qu'est-ce qui ne va pas dans ce genre de pensée? Le problème réside dans le fait que Barbara en veut de plus en plus à Frank parce qu'elle s'attend qu'il sera capable de lire ses pensées. Pendant ce temps, Frank, qui ne se doute de rien, est assis dans l'autre pièce et ne se rend pas compte que Barbara est fâchée. Il est fort probable que Barbara sera irritable pour le reste de la soirée pour se venger de Frank. Au lieu d'affronter Frank en lui demandant de l'aider de temps en temps, Barbara souffrira en silence.

7. Penser avec le coeur au lieu de penser avec la tête

John est mis à pied et se sent comme un raté. Après avoir tenté d'obtenir plusieurs fois un emploi et après avoir reçu deux lettres de rejet, il a encore moins confiance en lui-même. Enfin, on l'invite à passer une entrevue pour un emploi, mais il est tellement découragé que l'entrevue est un désastre total.

Cette façon de penser, qui pousse quelqu'un à laisser ses émotions négatives dominer ses pensées rationnelles, a le même effet qu'une boule de neige qui roule. Les émotions négatives affectent la façon d'agir de la personne en provoquant une réaction négative laquelle, à son tour, crée des émotions encore plus négatives.

8. Raisonnement de réadaptation

Carrie et Paul ont l'intention de s'épouser. Depuis leurs fiançailles, Carrie s'est aperçue que Paul a plusieurs mauvaises habitudes qu'elle n'avait jamais remarquées. *Eh bien! une fois que nous serons mariés, je vais changer tout ça*, se dit-elle.

En pensant que les autres doivent changer pour vous rendre heureux, vous oubliez le fait évident que le monde ne tourne pas autour d'une seule personne. Nous pouvons diriger notre comportement, pas celui des autres. Une personne peut changer «pour vous» mais personne ne change à moins de le *vouloir*. Essayer d'inciter quelqu'un à changer son comportement provoquera éventuellement un ressentiment de sa part et cela la convaincra peut-être de faire le contraire.

9. Raisonnement «Je dois, vous devriez, ils devraient»

Diane est désillusionnée au sujet de son petit ami, Ted. Il ne comprend tout simplement pas ses besoins.

Voici un échantillon de ses besoins. Il devrait vouloir être avec moi tout le temps. Il devrait reconnaître le besoin que j'ai d'être avec mes amis et pas seulement avec lui. Il devrait m'apporter des fleurs et m'amener dans un restaurant chic chaque fois que nous sortons ensemble. Il devrait se montrer plus spontané. Il ne devrait pas se montrer jaloux lorsque je passe un moment avec mon ancien petit ami parce que nous sommes seulement des amis. Il devrait savoir qu'il me rend folle lorsqu'il ne fait que regarder une autre femme.

Diane a créé une série de règles et s'attend que Ted les respectera. Bien entendu, il est impossible pour Ted de répondre aux exigences de Diane car il n'a aucun moyen de savoir ce qu'elles sont à quelque moment que ce soit et parce qu'elle demande l'impossible.

Les gens qui s'attendent que les autres pourront lire leurs pensées et suivre leurs règlements font montre d'intolérance. De la même façon, ces gens peuvent aussi se montrer exigeants envers eux-mêmes. «Je devrais être une mère parfaite.» «Je devrais toujours être indépendant.» «Je devrais toujours être altruiste.» Ce genre de raisonnement les mène toujours à se sentir déçus d'eux-mêmes et des autres.

Il vous est probablement arrivé de faire ce genre de raisonnements irrationnels. Cela n'a rien d'inusité. Si vous vous rendez compte, cependant, que votre façon de penser bouleverse votre sérénité, alors il vous faut peut-être y apporter des changements.

Comme vous pouvez en conclure, se laisser aller à des modes de pensées défectueux peut générer des symptômes allant de la dépression à l'irritabilité, de l'insomnie à l'anxiété. Examinons maintenant une variété de moyens capables d'éliminer les raisonnements erronés. N'oubliez pas, tant que le raisonnement erroné n'est pas éliminé, le SH continue de bombarder votre corps.

Apporter des changements

Pour arriver à modifier vos raisonnements, il est important de comprendre ce qu'ils sont, de vous les rappeler, et de décider quel autre raisonnement aurait été plus approprié. Voici trois méthodes que nos patients ont utilisées avec succès.

Tenir un journal

Voilà probablement la façon la plus sûre d'identifier vos raisonnements négatifs, philosophiques et irrationnels: écrire un rapport sous forme d'un journal. Ce n'est pas difficile et ça n'exige pas beaucoup de temps.

Même si vous arrivez difficilement à montrer assez de discipline pour noter tous les éléments au début, vous vous apercevrez que recourir à crayon et papier rend le procédé plus objectif. Il est difficile de reconnaître nos raisonnements erronés car nous autocritiquer nous rend mal à l'aise. Si cela peut vous aider, vous pourriez considérer ce que vous écrivez sur le papier comme le problème d'une autre personne.

Voici un échantillon du journal qu'une de mes patientes a rédigé un jour qu'elle devait passer une entrevue pour un emploi. Marie craignait d'abandonner la sécurité que son ancien emploi lui procurait, même si elle le détestait. Les réprimandes sans fin de son patron lui causaient tellement de stress qu'elle devenait malade, souffrant de rhumes, de grippes, de migraines et de maux de dos. Cependant, le jour de l'entrevue, elle n'avait que des pensées négatives. Voici à quoi ressemblait son journal:

Journal de pensées

Ce que je fais.	Comment je me sens.	Ce que je pense.	Que pourrais-je penser d'autre?
Je m'éveille.	Inquiète.	Je suis si nerveuse que je n'aurai jamais ce travail. Ils ne m'aimeront pas parce que je dis des bêtises.	Je suis nerveuse parce que je dois passer une entrevue. C'est tout à fait normal.
Je suis assise dans la salle d'attente.	Inquiète.	Cette autre candidate a l'air si brillante et si raffinée. Si seulement j'avais une meilleure apparence.	J'ai l'air bien. Si je remplis les conditions de l'emploi, je l'obtiendrai. Je ne peux faire que ce dont je suis capable. Ce que les autres font n'a pas d'importance.
Je passe l'entrevue.	Déprimée.	Il dit que mes qualifications l'impressionnent mais pense que je devrais me détendre. Il doit croire que je suis terriblement tendue. Pourquoi suis-je venue ici?	Il ne faisait que se montrer gentil et il voulait que je sois moins nerveuse. En réalité, il est très flatteur. Je m'en fais pour rien.
J'évalue l'entrevue.	Déprimée.	J'ai complètement raté.	Tout s'est bien passé. J'étais seulement un peu nerveuse.

Les dernières entrées de la quatrième colonne n'ont pas été faites le jour de l'entrevue. Marie n'était pas capable à ce moment-là de les démêler, de les choisir ni d'adopter de raisonnements opposés à ses pensées négatives. J'espère que la lecture de ces entrées vous aidera à clarifier le procédé pour vous. (En passant, elle a obtenu l'emploi dont il était question!)

Noter ses sentiments par écrit permet de les rendre plus tangibles et difficiles à oublier et, ainsi, plus faciles à combattre. Nous vous recommandons d'utiliser un grand cahier muni de feuilles lignées. Séparez chaque page en quatre colonnes. Intitulez ces colonnes: Ce que je fais, Comment je me sens, Ce que je pense et Que pourrais-je penser d'autre?

Pour commencer, songez à une situation récente où vous avez éprouvé un intense sentiment négatif ou qui vous a permis d'identifier une façon de penser nuisible. Remplissez chacune des colonnes du tableau ci-dessous. Réfléchissez particulièrement à la quatrième colonne. Quel aurait été le raisonnement plus approprié, plus raisonnable?

Journal de pensées

Ce que je fais.	Comment je me sens.	Ce que je pense.	Que pourrais-je penser d'autre?

Chaque fois que vous constatez que vous éprouvez un sentiment autonuisible, prenez votre cahier et notez vos réactions dans les colonnes appropriées. Ne vous préoccupez pas de la grammaire ni de la structure de vos phrases; le plus important est d'écrire le plus rapidement possible avec honnêteté. Si vous avez de la difficulté à remplir la quatrième colonne, laissez votre journal de côté pendant quelques heures. Ce temps supplémentaire vous permettra de vous calmer et de penser plus clairement.

Interrompre un raisonnement erroné

On suggère, dans une étude publiée dans le *Journal of Personality and Psychology* (décembre 1988) qu'une cause majeure de la dépression est l'incapacité d'enrayer les pensées affligeantes qui nous envahissent. Tandis que les gens qui maîtrisent davantage leurs pensées peuvent s'éloigner de toute négativité, les gens sujets à la dépression ne peuvent en faire autant. De plus, lorsqu'on a donné à des volontaires plusieurs sujets auxquels ils devraient réfléchir pour remplacer un sujet négatif, les gens déprimés avaient tendance à choisir un autre sujet négatif.

Si vous aussi avez tendance à vous attarder à ce qui est négatif, cet exercice vous aidera à effacer une pensée négative une fois qu'elle vous aura traversé l'esprit.

Lorsque vous aurez un peu de temps libre, et que vous serez seul, prenez feuille et stylo et faites une liste des pensées négatives qui semblent vous causer le plus de problèmes.

Maintenant, réglez le compte-minutes de la cuisine à deux minutes et examinez la première pensée de votre liste. Fermez les yeux et concentrez-vous sur elle. Laissez-la remplir votre esprit: «Je suis une mauvaise mère car je n'ai pas acheté une nouvelle voiture pour mon fils à Noël...»

Quand le compte-minutes sonnera, respirez profondément et brusquement et levez-vous rapidement. Essayez d'effacer cette pensée de votre esprit, comme si la cloche du compte-minutes l'avait chassée en lui faisant peur. Si elle tente de se faufiler à nouveau dans votre esprit, essayez de vous mettre à chanter, à chantonner ou à faire des bruits ridicules: caquettez comme un poulet, meuglez comme une vache, ou sifflez comme un train. Plus c'est drôle mieux c'est;

peu de choses peuvent chasser des pensées autodénigrantes comme rire de soi-même le peut.

Faites cet exercice jusqu'à ce que vous puissiez éliminer ces pensées négatives gênantes.

Remplacer les raisonnements erronés

Cet exercice vous aidera à écraser dans l'oeuf les pensées autonuisibles.

Il est assez facile: lorsque vous vous rendez compte qu'une pensée négative se forme, remplacez-la par une pensée positive. En fait, bien que l'idée soit facile, le niveau de maîtrise de soi requis peut s'avérer étonnamment exigeant.

Réfléchissez à six pensées *positives* qui s'appliquent à vous. Voici quelques exemples.

1. La vie est vraiment belle!
2. Je suis chanceux d'avoir une famille si merveilleuse!
3. Ma famille m'aime beaucoup!
4. Je fais bien mon travail!
5. Je peux faire (écrivez ce que vous voulez) mieux que quiconque!
6. Cette nouvelle approche de la pensée va vraiment m'aider à être en meilleure santé et plus heureux!

Écrivez vos choix. Fixez-les dans votre esprit. Maintenant, chaque fois que vous commencerez à avoir une pensée erronée, vous devriez la reconnaître et la remplacer *immédiatement* par une de ces pensées positives. Répétez la pensée positive plusieurs fois dans votre esprit.

Si vous êtes fidèle, et déterminé, vous réussirez. Vous arriverez à remplacer une pensée négative presque avant que vous réalisiez qu'elle est négative.

De plus, vous aurez acquis un outil précieux: la capacité de maîtriser votre esprit. C'est une chose que peu de gens arrivent à apprendre. En effet, la plupart des gens ont l'impression d'être à la merci de leur esprit, qu'il leur faut obéir à toute pensée bonne ou mauvaise qui leur vient. Mais, vous savez maintenant que ce n'est pas le cas. Vous avez appris un précieux secret: votre esprit ne peut réfléchir qu'à une seule chose à la fois.

Penser à l'avenir

Il est plus difficile de modifier une pensée négative qu'un comportement pour la simple raison que changer notre façon de penser exige que nous soyons complètement honnête à notre sujet. Il est difficile d'être complètement honnête car nous aimons nous voir comme une personne parfaite. De plus, il nous est difficile de nous imaginer différent de ce que nous sommes.

Cependant, maintenant que vous comprenez comment des raisonnements et des émotions erronés peuvent mener à la défaillance immunitaire, laquelle, à son tour, provoque des maladies physiques, vous êtes probablement prêt à faire ce pas vers une auto-évaluation honnête.

De plus, à mesure que vous chasserez les pensées erronées, vous vous apercevrez que vous dirigez le destin de votre corps mieux que vous n'avez jamais imaginé pouvoir le faire. Vous pouvez pousser votre cerveau à modifier la façon de penser qui mène au syndrome de l'hypersensibilité et lui faire jouer un rôle différent: le rôle de guérisseur que vous désirez.

4

Aide-toi et le ciel t'aidera

Ce proverbe, qui était le credo qui guidait la vie de ma mère, m'a été légué par elle. Maintenant, plus d'un demi-siècle plus tard, je peux le prouver. Dans certaines des études de cas qui suivent, vous verrez le rôle que j'ai pu jouer auprès de plusieurs patients à ce point de vue. Vous verrez aussi pourquoi je peux affirmer sans hésiter que nous sommes tous responsables d'une certaine façon de notre désir d'être en santé et de guérir.

Vous avez appris à prendre votre vie en main et vous apprendrez des méthodes physiques et mentales plus tard. Cependant, cette discussion esprit/corps ne serait pas complète si nous ne jetions pas un coup d'oeil sur un aspect de l'être humain que nous négligeons souvent, la partie qui surveille la relation entre l'esprit et le corps et qui peut même l'influencer. Cet aspect est l'âme, qui unit l'esprit et le corps par un lien indissoluble.

Que signifie considérer le côté «spirituel» de la santé et de la guérison? En fait, cela soulève beaucoup de questions et ne fournit pas assez de réponses. Nous savons cependant que cette incroyable connexion de l'esprit, du corps et de l'âme existe vraiment et que vous pouvez la renforcer.

L'âme, capable de la foi, peut devenir l'allié le plus puissant de l'esprit dans la guérison du corps. En fait, le rôle que joue l'esprit est si important pour la santé du corps que nous pourrions même dire que certaines maladies «recherchent» certains états d'esprit, et que la santé «choisit» des attitudes et des croyances qui sont très différentes. En particulier si vous souffrez de SH, il est primordial que vous nourrissiez les attitudes et les croyances qui favorisent la santé. De solides croyances religieuses et spirituelles exercent une forte influence émotionnelle et peuvent parfois produire d'étonnants revirements biochimiques.

L'histoire de Theresa est celle de la foi dans l'existence d'un esprit supérieur qui lui a littéralement sauvé la vie.

Le problème cardiaque de Theresa et sa foi en un esprit supérieur. Lorsque Theresa s'est présentée à mon cabinet pour la première fois, elle m'a regardé d'une façon bizarre, comme si cette rencontre avait pour elle une signification particulière. Pendant notre conversation, elle s'est excusée d'être si absorbée dans ses pensées et s'est mise à me raconter une histoire stupéfiante.

Elle avait cinquante ans quand une valve de son coeur lui a causé des problèmes. Lors d'une intervention chirurgicale pendant laquelle on devait remplacer sa valve aortique, de graves complications s'étaient produites, suivies d'une hémorragie. On l'avait ramenée à sa chambre plus tard. Juste au moment où elle sombrait dans le coma, elle avait entendu ses médecins dire à son époux et à ses deux enfants qu'elle allait mourir.

Elle avait perdu tout contact avec le monde extérieur, mais son esprit pouvait communiquer facilement avec Dieu. Elle priait, Lui demandant de l'aider, et au plus profond de son âme elle a cru entendre sa réponse. Il lui a dit qu'elle ne mourrait pas, qu'elle devait arriver à croire qu'elle pouvait s'aider elle-même, et qu'elle pourrait s'aider encore plus en croyant que Dieu avait le pouvoir de la guérir. À partir de ce moment, même dans son état d'inconscience, elle était convaincue qu'elle s'en tirerait.

Quatre jours plus tard elle avait émergé de son coma, et quelque temps plus tard, elle avait pu quitter l'hôpital et rentrer à la maison.

Un certain après-midi, elle avait eu tout à coup envie de regarder la télévision, ce qu'elle faisait très rarement. Elle avait entendu alors un médecin qui parlait des façons dont les gens peuvent utiliser leur esprit pour guérir leur corps. Elle n'avait pas compris son nom, mais cette idée l'intriguait.

Plusieurs mois ont passé et, un jour, alors qu'elle et son époux visitaient Baltimore, elle avait senti le besoin de consulter un médecin. Elle avait feuilleté l'annuaire et, sans raison particulière, avait choisi mon nom parmi la liste.

Elle avait pris rendez-vous et était restée surprise en me reconnaissant: j'étais le médecin qu'elle avait vu à la télé. Après m'avoir raconté son histoire, elle m'a dit qu'elle craignait que je ne la prenne pour une folle. Bien entendu, je ne la croyais pas folle. Je crois trop fermement à la dimension de l'âme et je ne doute pas que Dieu s'en serve pour guérir l'esprit et le corps.

J'ai découvert que Theresa souffrait d'allergies qui causaient un déferlement d'adrénaline et d'histamine en réaction au stress, ce qui faisait battre son coeur plus vite. Nous l'avons soignée pour ses allergies, lui avons appris à se détendre, et grâce à sa foi soutenue dans l'existence d'un Être supérieur, elle a réussi à conserver sa santé.

Laissez-moi tout d'abord dire qu'une telle histoire ne relève pas de qualifications spéciales de ma part. Ce n'est que parce que Theresa était prête à tout faire pour s'aider elle-même et qu'elle a partagé son histoire avec moi que j'ai pu jouer un rôle dans sa guérison. Je suis certain que beaucoup d'autres médecins qui croient au pouvoir de l'âme ont à raconter, à propos de gens que cette dimension a aidés, des histoires qui suscitent autant d'inspiration.

En fait, en nous basant sur des documents de sources chrétiennes et non chrétiennes traitant de guérisons, il ne fait aucun doute qu'une foi intense en la guérison, accompagnée de la pensée ou d'une imagerie spécifiant le type de guérison désirée, peut, en plusieurs occasions, produire l'élément biochimique particulier nécessaire pour combattre la maladie.

Il peut sembler absurde que la connaissance empirique puisse véritablement rehausser la foi, mais la science et la religion ne sont pas nécessairement opposées. Chacune peut nous apprendre quelque chose à propos de la nature de la réalité: chacune peut nous aider à mieux comprendre notre existence. Nous sommes des êtres physiques, mais nous sommes aussi des êtres spirituels: on ne peut séparer ces deux aspects si facilement. Il n'existe pas beaucoup de choses qui puissent affecter le lien esprit/corps autant que la foi le peut.

Le pouvoir est inhérent à la foi; il indique une intensité d'action qui ne se manifeste pas lorsqu'on a seulement des pensées heureuses et bonnes. La foi signifie croire *en* quelque chose qui vous fera du bien. Cela comprend les aspects personnel, interpersonnel et religieux.

Nous pensons probablement le plus souvent à la foi en relation avec Dieu, bien que l'idée de Dieu signifie beaucoup de choses pour beaucoup de gens. Et je laisserai aux théologiens le soin de spéculer sur la capacité de l'Esprit divin de produire une stimulation. Je conclus cependant que rien sur cette terre ne peut produire chez les humains l'intensité de l'influence émotionnelle concentrée sur la possibilité de guérir et la guérison comme on a prouvé que la foi en Dieu peut le faire.

En fait, en ce qui concerne le SH, ce en quoi vous croyez n'a pas d'importance. Vos croyances mystiques et celles de votre voisin peuvent être très différentes, mais, du point de vue purement médical, il n'existe pas de position bonne ou mauvaise quant à votre système immunitaire.

Par exemple, plusieurs de nos patients sont convaincus qu'ils ne travaillent pas seuls, mais avec Dieu. D'autres croient que leur pouvoir suggestif dirige tout. D'autres encore se situent au milieu de ces deux groupes. D'une façon ou de l'autre, nous avons constaté l'influence exercée par une force puissante qui soutient la santé, à l'oeuvre là où la foi est intense. De plus, plus la foi est grande, plus elle aide le système immunitaire à guérir le corps.

Les prières de Janet sont exaucées: son problème de thyroïde est réglé. Quand Janet, âgée de 27 ans, est venue me consulter, elle éprouvait depuis environ deux ans une sensation d'étouffement dans la gorge chaque fois qu'elle avalait de la nourriture. Cela la terrifiait, mais elle avait aussi commencé à manifester d'autres symptômes. Elle a peu à peu commencé à ressentir une fatigue presque continuelle, elle perdait de plus en plus la mémoire, ses menstruations augmentaient, sa voix devenait rauque et son appétit sexuel diminuait.

Elle m'a dit qu'elle avait peur et ne savait pas à qui demander de l'aide. Elle savait seulement qu'elle se sentait mal continuellement.

Au moment où elle allait perdre espoir, sa mère qui croyait beaucoup en Dieu l'a persuadée de se rendre à l'église et de prier. Janet a dit que sa foi l'avait soutenue par le passé mais qu'elle n'était pas allée à l'église depuis longtemps avant sa maladie. Alors, aidée par sa mère, elle «s'est traînée» à l'église, espérant y trouver une réponse à ses prières.

Certaines paroles du prêtre semblaient avoir une signification particulière pour elle: «Portez attention à Ses signes. Dieu vous guidera.» Janet et sa mère ont prié et ont allumé un lampion. Elle est ensuite retournée à la maison, s'est allongée et a commencé à lire le journal. Après quelques minutes, elle a remarqué ma chronique. Je parlais d'un problème semblable au sien. Elle a jugé que c'était là le signe qu'elle attendait. Elle a noté mon adresse, a pris un rendez-vous et est venue me consulter.

Après l'évaluation et des examens complémentaires, nous avons découvert qu'elle souffrait de la maladie de Hashimoto (thyroïdose lymphadénoïde). Cela signifiait que sa glande thyroïde était enflée et que des anticorps antithyroïdiens y circulaient. En d'autres mots, des anticorps de son propre système immunitaire attaquaient sa propre glande thyroïde, provoquant l'hypothyroïdie.

Elle était soulagée de découvrir la source de son problème. Pouvoir la nommer était pour elle d'une importance capitale. Grâce au mélange d'hormones thyroïdiennes et de sa foi, nous avons pu ramener sa glande thyroïde à la normale en un an.

Norman Vincent Peale est un nom familier relié depuis longtemps à l'importance d'un système de croyances positives. Dans son livre le plus récent, *The Power of the Plus Factor* (Le pouvoir du facteur plus), le docteur Peale souligne l'importance «d'alimenter» l'âme de nourriture spirituelle et des récompenses saines. Il écrit:

La paix de l'esprit est importante pour le bien-être, la réussite et le bonheur. Comment l'atteindre? Un des plus grands passages de la Bible nous dit: «Toi, Seigneur, tu le gardes en paix, car il te fait confiance.» (Isaïe 26:3). Cela signifie donc que vous êtes soutenu par Dieu, le Dieu grand, inébranlable, immuable, éternel; les inquiétudes, la confusion et la tension qui vous entourent ne pénétreront jamais la paix qui vous enveloppe. Vous serez paisible et calme, dépourvu de fatigue et de stress. C'est là le genre de climat spirituel qui permet au Facteur Plus de se produire.

N'oubliez pas que les gens atteints du SH n'ont généralement aucune protection contre les effets négatifs des sensibilisateurs. Pour vous plus que pour toute autre personne, par mesure de prévention, il est essentiel de favoriser le genre de «climat spirituel» qui vous permet d'être en parfaite santé. «Nourrir» l'âme de paix est la solution.

Cela peut vous sembler étrange, mais certains de nos patients sont contents de «tomber malades». Ces patients nous disent avoir atteint une plus grande «compréhension spirituelle» en combattant leur maladie. Certains affirment que cela les a rapprochés de Dieu, d'autres disent sentir la présence d'une «force divine» qu'ils ne peuvent nommer. D'autres encore disent éprouver maintenant un amour plus profond envers eux-mêmes et envers les autres. Peu importe à quoi ils attribuent cette nouvelle expérience, ils semblent tous d'avis qu'ils sont devenus plus *spirituels*. C'est le mot que nous entendons continuellement.

La crise cardiaque fatidique de Raymond. Raymond, âgé de 53 ans, est venu me consulter trois mois après avoir subi un infarctus du myocarde (crise cardiaque). Il souffrait de maux de tête, le niveau de ses hormones de stress était élevé, il avait des problèmes gastro-intestinaux, en particulier, la diarrhée. Il était déprimé, fatigué, il commençait à souffrir d'allergies et était très effrayé. Il essayait de faire trop de travail, trop tôt au bureau dont il avait la responsabilité. Il était un candidat de choix pour la rétroaction biologique et la psychothérapie. Le docteur Lipton et moi avons commencé à travailler avec lui.

Trois mois plus tard, j'eus la surprise de voir que Raymond avait pris rendez-vous avec moi seulement pour me dire que sa crise cardiaque était la meilleure chose qui lui était jamais arrivée. Il m'a expliqué qu'il ne s'était jamais rendu compte à quel point il était malheureux jusqu'au moment où il avait dû réévaluer ses valeurs et ses priorités. Il m'a dit que, pour la première fois de sa vie, il appréciait son épouse et ses enfants à leur juste valeur, qu'il sentait pour la première fois que Dieu existait, et qu'il ne retournerait plus jamais à la mentalité d'ignorance aveugle qui était la sienne avant sa crise cardiaque.

Cette foi ne se limite pas aux conversations tenues dans les bureaux de médecins ou de professionnels religieux. Nous voyons une recrudescence de la foi dans le monde entier. Les organismes religieux passent en cachette un grand nombre de Bibles dans les pays derrière le rideau de fer. Les télévangélistes déferlent sur les ondes (et certains d'entre eux *créent* des remous). Les croyances et les pratiques religieuses orientales continuent de s'étendre par l'entremise des groupes de méditation et de prière.

La médecine commence elle aussi à suivre cette tendance: on trouve dans les librairies et au rayon des magazines une foule de livres et d'articles traitant du pouvoir de guérison de l'esprit. Pendant ce temps, des scientifiques continuent de découvrir les puissants effets qu'exercent les croyances sur la fonction immunitaire tandis que les médecins notent les guérisons «miraculeuses» amenées par la foi de leurs patients.

Bien entendu, ceux qui se sont continuellement précipités à travers les siècles chez les guérisseurs mystiques ou aux endroits où des guérisons miraculeuses se sont produites, n'ont pas perdu de vue ce lien sacré. Pas plus que les tribus du monde entier qui vont chez leurs shamans ou chez leurs guérisseurs spirituels, lorsque la maladie frappe. De plus, la santé de plusieurs des personnes qui recherchent une guérison spirituelle s'améliore.

La dimension supplémentaire de Karen. Il y a quelques années, j'ai soigné une de nos patientes dont l'état a commencé à s'améliorer en quelques mois seulement. Karen était une jeune femme chroniquement malade depuis de nombreuses années. Nous n'avions pas modifié sa médication ni son régime médical de façon significative, alors je me demandais ce qui avait pu faire une différence.

La seule chose que j'avais vu changer était son comportement. Elle s'était toujours sentie isolée et déprimée à cause de son état. On pouvait maintenant la voir dans la salle d'attente en train de remonter le moral d'*autres* patients en riant avec eux, en les écoutant raconter leurs problèmes, en leur donnant des conseils et en les encourageant.

Lorsque j'ai vu Karen dans mon bureau, je lui ai dit que les résultats de ses tests de sang et d'urine montraient une amélioration soudaine. Elle ne semblait pas surprise. Je lui ai alors demandé si elle avait modifié sa médication et elle a hoché la tête en souriant. Plutôt déconcerté, je lui ai demandé si elle connaissait l'origine de cette amélioration rapide. Un peu embarrassée, Karen m'a dit tout simplement: «Je crois que j'ai redécouvert l'amour.»

Elle m'a expliqué qu'elle avait accompagné une amie à l'église et que le sermon traitait du pouvoir de guérison de l'amour. Ce qu'elle avait entendu l'avait impressionnée et comme elle avait vraiment besoin de la guérison, elle a commencé à aider les autres, à comprendre sa famille et ses amis, à se montrer compatissante envers eux et envers tous ceux qui semblaient en avoir besoin.

Il s'est produit une sorte «d'effet secondaire» comme elle a dit, elle a commencé à se sentir mieux. «Et il semble que les autres se sentent mieux eux aussi. Ma famille et moi sommes plus proches maintenant», m'a-t-elle confié. Je lui ai dit que j'avais remarqué que mes autres patients semblaient en profiter eux aussi.

J'ai continué d'examiner Karen et, en lisant son dossier, j'ai constaté que sur son questionnaire initial elle avait écrit qu'elle était «agnostique». Je n'ai pas pu m'empêcher de lui demander si elle «avait changé d'idée».

«Non, m'a-t-elle répondu, je suis toujours agnostique. Mais maintenant je pense que même si Dieu n'existe pas, nous devrions traiter tout le monde comme s'il y en avait un.» Elle a alors ajouté: «De toute façon, tout ce que je sais est que cela fonctionne. Je me sens mieux et les autres se sentent mieux. Et c'est tout ce qui m'importe.»

Qu'est-il arrivé à Karen, et à sa réaction immunitaire? Jusqu'à maintenant, Karen est une personne différente, comme si elle avait une dimension supplémentaire. Et sa santé le reflète. Elle a de nouveau un style de vie actif, une vie que sa maladie ne lui permettait pas avant, et elle se fait de nouveaux amis. Elle se présente dorénavant seulement pour un examen de routine.

J'ai réfléchi un moment à ce qu'elle m'avait dit, cherchant une étiquette à lui apposer, quelque chose qui remplacerait «agnostique». Cependant, j'ai finalement compris: Karen était devenue spirituelle. Elle m'a dit avoir «redécouvert l'amour». Il était évident qu'elle avait découvert ou redécouvert le côté spirituel de sa nature, qu'elle exprimait par son amour.

Si vous êtes agnostique comme Karen, ou athée, croyez-vous toujours que la compréhension, la générosité, la compassion, en d'autres mots l'amour, jouent un rôle important dans la transformation de votre vie et de votre santé? Et si vous croyez en Dieu, connaissez-vous la puissance de son amour et l'importance d'exprimer cet amour des autres? Comme l'a écrit Boerne en 1824, «L'amour est une forme de flatterie qui plaît à tous... même à Dieu.»

Toutes les religions semblent s'accorder sur une chose: il existe quelque chose de plus grand que nous, quelque chose qui prouve que nous ne sommes pas seuls, que nous ne sommes pas obligés de souffrir seuls. La vie a un but. Une fois que vous avez trouvé une chose à laquelle vous pouvez croire, vous pouvez maîtriser et nourrir cette croyance et voir votre vie et celle des autres se transformer.

Une des choses que nous avons apprises avec Karen et d'autres patients est que «la guérison entraîne la guérison». En tendant la main aux autres, vous découvrirez qu'ils ont besoin de quelqu'un qui les écoute raconter leurs problèmes, de quelqu'un pour les aimer, tout autant que vous. Trop d'entre eux ne savent tout simplement pas comment demander qu'on les aime ou même qu'on les écoute volontiers. De plus, écouter les autres raconter leurs problèmes nous permet de voir les nôtres sous un autre angle. Donner notre amour sans conditions nous permet de mieux nous sentir à propos de nous-même. Nous sommes plus certain qu'on nous aime en retour.

Nous ne suggérons pas d'aller acheter des centaines de cartes de Saint-Valentin et des centaines de timbres. Il n'est pas facile de fournir un tel effort du jour au lendemain. Vous pouvez cependant commencer par jeter un coup d'oeil sur la liste de questions personnelles qui suit et commencer à examiner la partie spirituelle de votre être que vous avez peut-être besoin de redécouvrir ou de libérer.

- Suis-je aussi proche que je devrais l'être de chacun des membres de ma famille?
- Existe-t-il, entre un membre de ma famille et moi, une certaine animosité qui n'est pas réglée?
- (Si vous êtes marié, avec un petit ami ou une petite amie)· Ai-je fait tout ce que je pouvais pour rendre notre relation la plus forte et la plus remplie d'amour possible? Est-ce que je l'écoute parler de ses problèmes, est-ce que je ris avec lui/elle, est-ce que je lui dis ce qui le/la rend spécial(e)? L'un de nous se fâche-t-il à propos de vétilles, juste pour montrer «qui mène»?
- Ai-je encouragé certains de mes amis à croire qu'ils peuvent me téléphoner chaque fois qu'ils ont besoin de moi? Quand j'ai le cafard, y a-t-il un ami que je peux appeler pour discuter?
- (Si vous travaillez): Existe-t-il de bons sentiments entre les gens avec lesquels je travaille et moi?
- Lorsque je rencontre un étranger qui a besoin d'aide, quelle est ma réaction? Suis-je le genre de personne qui tient la porte ouverte pour les autres, qui donne des directions sans rouspéter, qui sourit à ceux qui leur sourient, qui n'a pas peur de discuter amicalement avec quelqu'un dans l'autobus, dans la file au supermarché, ou dans la salle d'attente chez le médecin?
- Est-ce que je me sens seul(e) la plupart du temps?
- Est-ce que j'ai l'impression d'être incompris(e)?
- Est-ce que je m'aime? Si je ne m'aime pas complètement, est-ce que je m'aime quand même?
- Suis-je capable de pardonner aux autres leurs défauts? Un homme sage a déjà dit: «Le jour où je serai parfait sera le jour où je pourrai m'attendre que les autres le soient.»

S.R. Hirsh a écrit en 1836: «Respectez votre propre corps à titre de messager et d'instrument de l'âme. Si vous n'êtes pas satisfait de certaines des réponses aux questions, êtes-vous prêt à faire quelque chose? *Croyez-vous* pouvoir changer pour le mieux?»

Placebos et foi

Dans un numéro du *Journal of Projective Techniques*, publié en 1957, le docteur Bruno Klopfer raconte l'histoire vécue et souvent citée d'un homme qui démontre vraiment l'étendue de la puissance de la foi. M. Wright gisait sur son lit d'hôpital, en train de mourir du cancer, et on ne s'attendait pas à ce qu'il vive plus de deux semaines. Quand il a entendu parler d'une nouvelle drogue contre le cancer, il a «tellement supplié» qu'on la lui administre que son médecin a accepté.

Son médecin l'avait laissé, alité et haletant; quelques jours plus tard, il l'avait retrouvé se promenant sur l'étage, en train de bavarder joyeusement. Ses tumeurs étaient deux fois moins grosses qu'au début.

Il a continué de lui faire les injections et après dix jours, il a renvoyé M. Wright à la maison. Presque tous les signes de la maladie avaient disparu.

Tout allait bien pour M. Wright jusqu'à ce que, deux mois plus tard, des rapports contradictoires ont commencé à circuler au sujet de la drogue. Il s'est mis à perdre espoir et a très vite rechuté. Son médecin a décidé de lui dire qu'il avait en main une version améliorée de la drogue en question, et l'optimisme de M. Wright a atteint de nouveaux sommets.

Après avoir reçu les nouvelles injections, qui ne contenaient en fait que de l'eau, M. Wright a de nouveau retrouvé la santé; ses tumeurs se sont dissoutes et le liquide a disparu de sa cage thoracique.

Malheureusement, M. Wright a entendu des rumeurs à propos de l'inutilité de la drogue et on l'a de nouveau admis à l'hôpital, où il est mort deux jours plus tard.

M. Wright aurait-il dû croire en une drogue inutile? Si on donne un comprimé de sucre à quelqu'un, un placebo, et qu'il se sent mieux, s'agit-il d'un subterfuge inutile de l'esprit?

De telles questions entourent l'expression «effet placebo», un phénomène très calomnié. L'effet placebo décrit en fait une pensée ou un ensemble d'hypothèses qui, à leur tour, déclenchent une influence émotionnelle et un changement biochimique.

En réalité, l'effet placebo n'est rien d'autre que ce dont nous avons déjà parlé: la foi. Il s'agit ici de croire au médicament. Bien que l'effet placebo soit une cognition erronée, il n'en est pas moins efficace. La rémission, le rétablissement sont réels.

L'effet placebo est donc aussi valable que tout médicament et toute intervention chirurgicale efficaces si le résultat est le même. L'effet placebo *sert* de médicament, administré par la foi plutôt que par le pharmacien. Nous ne sommes pas habitués à considérer que nous avons en nous le pouvoir de guérison. Nous mettons quelque temps à comprendre qu'une foi positive puisse aussi amener la guérison.

Nous mentionnons l'effet placebo car, à son mieux, il illustre parfaitement comment notre foi, nos croyances et nos attentes affectent notre santé. Il témoigne aussi du lien esprit/corps.

Alors, M. Wright avait-il raison de mourir? Comme il ne savait pas qu'il était l'auteur de sa guérison, n'importe quel autre résultat aurait été surprenant. Aujourd'hui, cependant, un médecin ou un psychologue au courant des principes de l'immunologie neuro-endocrinienne aurait pu laisser tomber le placebo et enseigner à M. Wright à utiliser son impressionnant système de croyances, pour arriver peut-être à combattre son cancer et retomber en rémission. Ou encore, et plus que probable, on aurait pu combiner son système de croyances avec d'autres traitements efficaces contre le cancer.

Les trois étapes de la foi

Comment mettre en pratique le puissant système de croyances que vous possédez? Il semble approprié de nous tourner vers les paroles qu'on peut lire dans la Bible, paroles d'un homme très religieux: le roi Salomon. Voici une formule à trois étapes qui permet de renforcer le lien qui unit votre corps, votre esprit et votre âme.

Le corps

«La paix de l'esprit favorise la santé.» (Proverbes 14:30)

Le premier principe à suivre pour mettre au point un système de croyance sain consiste à être en paix avec soi-même. Aucune personne atteinte du SH ne peut se permettre d'entretenir un sentiment de culpabilité ou de peur non résolu, ni aucune des émotions internes négatives dont nous avons parlé dans le chapitre précédent.

Si vous souffrez du SH, il est important de faire un inventaire pour vérifier si des questions non résolues vous agacent. Vous pouvez apprendre de nouvelles façons de réagir plus saines face à ce que vous ne pouvez pas changer. Parler à un ami, à un rabbin, à un prêtre ou à un thérapeute peut vous aider.

Parfois, lorsque la vie est vraiment des plus pénible, cela peut aussi vous apprendre à être courageux.

Cette notion nous amène à penser à l'âme exceptionnelle et à la volonté extraordinaire de Viktor Frankl, M.D., un psychiatre qui a survécu à l'anéantissement de presque tous les membres de sa famille par les nazis. Il était lui-même dans un camp de concentration, dont il parle dans un de ses livres remarquables *Man's Search for Meaning*. Même au moment où presque toute sa vie lui était arrachée et où il perdait tout ce qui lui était cher, il croyait toujours avoir la liberté de «choisir son attitude, dans des circonstances déterminées». Il s'est élevé au-dessus de son destin extérieur en trouvant une signification à ses souffrances.

L'esprit

«Les paroles aimables sont pareilles au miel, agréable au goût et bon pour la santé.» (Proverbes: 16:24)

Le deuxième principe visant à mettre au point un système de croyances consiste à être en paix avec les autres. Utilisez votre esprit, votre volonté et vos émotions pour faire consciemment l'effort d'aller vers les autres. Le ressentiment chronique et la colère augmentent certainement l'intensité du SH. Cependant, des paroles agréables dites avec gentillesse sont un baume guérisseur, pas seulement pour celui qui les entend, mais aussi pour celui qui les prononce.

L'âme

«Souviens-toi de lui avant que ne viennent les jours... où le corps de l'homme s'en retourne à la terre d'où il a été tiré et le souf-

fle de vie s'en retourne à Dieu qui l'avait donné.» (Ecclesiaste 12:1,7)

Le troisième principe consiste à être en paix avec Dieu, ou avec l'Être supérieur auquel vous croyez. Même les plus scientifiques et les plus techniquement orientés se rendent compte qu'on n'obtient rien à partir de rien. L'univers ne s'est pas formé à partir de rien. Quelque chose était à l'oeuvre, une chose encore plus grande que tout ce que nous pouvons comprendre. Que vous considériez ou non que cette «chose» est Dieu, ou si vous la considérez comme une autre dimension pourvue d'une énergie et d'une puissance infinies, établissez un contact et communiquez avec Lui ou avec cette dimension. Votre corps redeviendra poussière un jour, mais votre âme vivra à jamais. Il est maintenant temps de vous «souvenir de votre Créateur».

À mesure que vous mettrez ces principes en pratique, à mesure que votre système de croyances s'intensifie, que vos risques de souffrir du SH diminuent, vous constaterez que votre corps et votre esprit récoltent la guérison engendrée par votre âme.

5

Les aliments qui renforcent vos défenses

Peu de facteurs vous permettent d'améliorer votre santé aussi simplement et aussi facilement qu'une saine alimentation. Ce que vous mangez affecte grandement votre système immunitaire neuro-endocrinien. En fait, je suis persuadé que l'état de votre lien esprit/corps *commence* véritablement avec l'alimentation.

Considérez votre cerveau comme le centre de commande de toute la biochimie de votre corps. Pour tout orchestrer efficacement, il doit toujours disposer d'une réserve, ou recevoir les éléments nutritifs appropriés. Un élément nutritif est tout simplement tout élément dont le corps a besoin pour se nourrir. Votre cerveau doit recevoir les matériaux requis pour travailler. C'est ce que vous assure une bonne alimentation.

Nombre de patients tendent à décrire une mauvaise alimentation en termes d'une carence en vitamines et minéraux essentiels. C'est là un élément important; cependant, consommer trop de suppléments de vitamines peut aussi être un facteur d'une mauvaise alimentation. La solution? Une alimentation équilibrée, tempérée par le bon sens.

Patricia, sa consommation d'aliments-minute et ses menstruations irrégulières. Prenons, par exemple, le cas de la jeune Patricia, une de mes patientes. Je l'ai rencontrée pour la première fois alors qu'elle avait 16 ans et pesait 33,5 kilos en trop (74 livres). Pendant les quatre dernières années, Patricia avait pris et perdu plus de 45,3 kilos (100 livres), se précipitant d'une diète éclair à l'autre. Entre-temps, elle se nourrissait principalement de barres de chocolat, de hot-dogs et de boissons gazeuses.

Pendant ces quatre années de carence en éléments nutritifs, Patricia avait été affligée de menstruations irrégulières et douloureuses et s'était plainte d'un excès de fatigue et de constipation. Des examens complémentaires avaient révélé que ses ovaires ne fonctionnaient pas correctement.

Que lui avons-nous prescrit? Un régime alimentaire équilibré, pauvre en calories et de l'exercice. Elle a perdu son excès de poids en quinze mois. Bien qu'elle ait encore souffert de crampes, son cycle menstruel était redevenu normal et elle a réussi à maintenir son poids idéal.

Le cas de Patricia illustre clairement les effets nuisibles d'une mauvaise alimentation. Vous ne vivez probablement pas de barres de chocolat, de hot-dogs ou de boissons gazeuses pendant des mois, mais il est probable que vous puissiez quand même améliorer votre consommation d'éléments nutritifs.

Le SH et la nourriture

Une bonne santé dépend d'une saine alimentation, en particulier si vous souffrez du syndrome d'hypersensibilité. C'est que le SH affecte le fonctionnement interne de votre corps, la façon dont votre corps arrive à *utiliser* la nourriture.

Si vous souffrez du SH, cela signifie que votre corps réagit défavorablement aux sensibilisateurs, ces événements qui provoquent en vous une réaction de stress. Comparez cette situation à faire tourner le moteur de votre voiture en position de stationnement. Des éléments chimiques sont introduits à l'intérieur de votre corps et stimulent tout votre organisme. Votre métabolisme augmente, de même que votre rythme cardiaque, et votre respiration ainsi que la vitesse à laquelle votre corps métabolise les éléments nutritifs. Vous «absorbez» ce qui se trouve en vous et vous avez besoin d'autres de ces éléments.

Ainsi, vous pourriez perdre du poids sans changer votre ration de calories. Ou encore, comme dans le cas de Kathy, si vous souffrez de stress émotionnel, vous pourriez perdre du poids tout en mangeant plus.

La légère sous-alimentation de Kathy. Kathy, une femme de 43 ans, était ma patiente depuis plusieurs années. Elle était hypersensible à plusieurs aliments et à plusieurs inhalants, mais elle avait bien réagi à ses traitements. Elle souffrait du SH, mais elle manifestait peu de symptômes.

Un jour elle m'a téléphoné. Elle était très troublée parce qu'elle venait de perdre 4,5 kilos (10 livres) en un mois. Elle m'a dit qu'elle mangeait plus que d'habitude parce que sa perte de poids l'inquiétait. Cependant, peu importe la quantité d'aliments qu'elle engouffrait, elle continuait de perdre du poids. Elle avait particulièrement peur d'être atteinte d'un cancer, car un des membres de sa famille en était mort après une perte de poids inattendue.

Une évaluation minutieuse m'a permis de constater que Kathy était en parfaite santé, sauf en ce qui concernait sa perte de poids. Quant au stress, elle a révélé qu'elle travaillait un peu sous pression, mais elle considérait que rien n'aurait pu l'affecter aussi gravement.

Je lui ai prescrit un supplément alimentaire riche en calories qui lui fournirait les éléments nutritifs dont elle avait besoin. Ce régime a permis de ralentir sa perte de poids, mais ne l'a pas empêchée d'en perdre. Comme je le fais souvent, dans les cas où je ne trouve pas de sources physiques à un problème physique, je demande l'opinion d'un praticien en santé mentale. J'ai envoyé Kathy consulter le docteur Lipton en espérant qu'il fouillerait au fond de son subconscient pour trouver l'origine «mentale» de son problème.

Selon Marc, il n'eut pas à chercher bien loin. Kathy avait apparemment l'habitude «d'intellectualiser», c'est-à-dire qu'elle réfléchissait excessivement à ce qui lui causait des problèmes, tandis qu'elle réprimait ses sentiments. Cela a le même effet que la vapeur contenue dans un autocuiseur. Tout peut sembler calme en surface, mais une pression terrible grandit à l'intérieur et peut aller jusqu'à l'explosion.

Le travail de Kathy lui causait plus de stress qu'elle ne s'en rendait compte. Son patron était un homme grossier et impoli; ses insultes la bouleversaient intérieurement. Son système nerveux sympathique réagissait apparemment beaucoup au stress, libérant du cortisol, de l'adrénaline et de la noradrénaline dans son sang. À cause de son extrême sensibilité, les hormones de stress faisaient monter son métabolisme en flèche. Ainsi, même si elle augmentait sa consommation alimentaire, elle brûlait une énorme quantité de calories, et brûlait des lipides pour subvenir à ses besoins énergétiques.

Le docteur Lipton lui a appris à utiliser la rétroaction biologique en plus de lui fournir une assistance psychologique axée sur l'aspect cognitif pour l'aider à cesser de personnaliser le comportement de son patron et l'a aussi aidée à développer la capacité de s'affirmer face à lui. En deux semaines elle a commencé à reprendre le poids qu'elle avait perdu.

Le cas de Kathy en était un de légère sous-alimentation. Nous avons appris par des expériences scientifiques qu'une grave sous-alimentation cause des anormalités immunitaires, responsables à leur tour d'un nombre accru d'infections. Je crois qu'une légère sous-alimentation peut aussi causer des changements dans le système immunitaire, mais je ne dispose pas de faits cliniques pour le prouver. Quatre-vingt-dix pour cent des tests administrés concernant la sous-alimentation légère le sont dans un but de recherche, et la majorité de ces tests sont faits sur des animaux, pas sur l'homme.

Cependant, en étudiant des quantités de dossiers de patients, j'ai découvert des cas qui démontrent, je crois, qu'une légère sous-alimentation affecte le système immunitaire et cause l'apparition plus fréquente de certains problèmes médicaux. La sous-alimentation prive le corps des protéines dont il a besoin pour fonctionner. C'est une des choses qui peuvent mener aux problèmes immunitaires. En fait, une personne peut perdre des protéines de deux façons: à cause de la maladie ou simplement en n'en consommant pas assez. (Même si nous n'avons besoin que de 170 grammes (six onces) de protéines par jour.)

À cause de la façon dont le SH faisait réagir le corps de Kathy au stress, elle ne consommait pas assez de protéines et montrait donc des signes de carences protéiniques. Elle brûlait les lipides de son organisme afin de ne pas épuiser sa propre réserve de protéines.

Il est plus dangereux pour votre santé de perdre des protéines à cause de la maladie plutôt qu'à cause de la sous-alimentation, car, dans le premier cas, il arrive souvent que le corps n'actionne pas le mécanisme qui brûle les lipides au lieu des protéines. Si vous forciez quelqu'un à suivre un régime qui le laisserait gravement sous-alimenté, cette personne manifesterait quelques anormalités immunitaires, mais elle ne mourrait pas à cause d'un système immunitaire défectueux. Une personne qui souffrirait d'une grave carence protéinique prolongée causée par la maladie, cependant, pourrait mourir à cause de la perte d'immunité et des infections qui s'ensuivraient.

Une personne qui perd du poids à cause d'une maladie perd aussi l'immunité que les cellules dirigent. Cela signifie que ses cellules ne fonctionnent plus de façon appropriée. L'immunité dirigée par les cellules affecte la façon dont les lymphocytes-T fonctionnent. La perte de l'immunité dirigée par les cellules se traduit par un nombre accru des infections.

Il existe ici une connexion intéressante avec les allergies. Un des problèmes causés par les défauts immunitaires dus à la carence protéinique est la perte de réactions aux allergies. La réaction aux allergies vous aide à les combattre. Ainsi, lorsque vous la perdez, vous avez plus de difficulté à combattre les infections.

J'ai vu des gens atteints d'asthme ou d'autres allergies suivre des diètes éclairs populaires, et se priver de protéines, et qui ont fini par perdre leurs réactions aux allergies. À ce moment-là, ils semblaient en meilleure santé parce qu'ils ne montraient plus de réactions aux allergies qui les avaient auparavant affligés. En réalité, ils étaient encore plus malades, mais ne le savaient pas.

Par exemple, supposons qu'une personne qui réagit habituellement gravement au sumac vénéneux commence à suivre un régime draconien ou un régime sans protéines (comme le Stillman Protein Deficient Diet). Elle serait vite capable de toucher au sumac vénéneux sans manifester de réactions physiques. Cela se produirait parce qu'elle aurait affecté son immunité au point que celle-ci n'arriverait plus à réagir. La personne risquerait donc de contracter une infection qu'elle serait incapable de combattre.

Le docteur William Beisel, du John Hopkins School of Hygiene and Public Health (École d'hygiène et de santé publique), a examiné en profondeur les effets des éléments nutritifs sur l'immunité. En 1987, dans un numéro du journal médical *Comprehensive Therapy*, il écrit, entre autres choses, que «la sous-alimentation peut être causée par une consommation insuffisante (ou excessive) d'un ou de plusieurs éléments nutritifs».

Remarquez que le docteur Beisel a dit qu'une consommation insuffisante *ou* excessive d'éléments nutritifs peut provoquer la sous-alimentation. Cela signifie qu'il est malsain de ne pas tenir compte du fait que votre corps a besoin, entre autres choses, de légumes ou de fruits et que, par exemple, il est aussi malsain de consommer de trop grandes quantités de vitamines, comme la vitamine A et la vitamine D. Ces trop grandes quantités de vitamines qui se dissolvent dans les lipides peuvent s'accumuler dans les tissus adipeux et causer des problèmes.

Le grave cholestérol de Jerry. Les effets de la carence en éléments nutritifs se manifestaient de façon douloureuse et claire dans le cas de Jerry, un facteur âgé de 49 ans qui travaillait sous pression, en particulier lorsque les gens ont commencé à se plaindre parce qu'ils recevaient leur courrier en retard.

Jusqu'à ce jour, il n'avait jamais eu beaucoup de problèmes physiques importants. Il commençait maintenant à avoir l'impression que quelque chose écrasait sa poitrine, une douleur lui traversait le bras gauche, il avait des nausées, il transpirait et il se sentait anxieux. On l'a amené d'urgence à l'hôpital où on a diagnostiqué un infarctus du myocarde. On l'a ensuite envoyé me consulter afin de découvrir si un problème métabolique pouvait être relié à sa maladie cardiaque.

Un historique détaillé, un examen physique et des tests complémentaires ont permis de confirmer qu'il était affligé d'un taux accru de «mauvais» cholestérol, lipoprotéines à faible densité et d'un taux réduit de «bon» cholestérol, lipoprotéines de haute densité, en circulation dans son système.

La première étape pour Jerry consistait à suivre un régime approprié et à faire des exercices conçus spécialement pour lui. C'est ce qu'il a fait, tout en se livrant à des exercices de relaxation que nous vous enseignerons dans les chapitres qui suivent. Après quelque temps, ce traitement a eu pour résultat d'augmenter le taux de bon cholestérol et de réduire le mauvais cholestérol. Jerry a pu retourner au travail, rétabli et l'esprit plus léger.

Il est intéressant de noter que les chercheurs suggèrent que le seul fait de changer de mode de vie: régime alimentaire, exercices et techniques de relaxation, semble mettre un terme à l'artériosclérose, un durcissement des artères, ou encore, semble en renverser les effets.

Le *New York Times* publiait un article en novembre 1988 dans lequel on rapportait les découvertes préliminaires du docteur Dean Ornish qui dirige la recherche.

Il a choisi cinquante patients qu'il a séparés au hasard en deux groupes. Un groupe a reçu un traitement traditionnel, dans lequel on donnait à chacun des conseils sur la façon de réduire les taux de cholestérol et de tension artérielle, et on leur conseillait de cesser de fumer. On a fait suivre au deuxième groupe, le groupe expérimental, un régime alimentaire végétarien pauvre en lipides dans lequel moins de 10 % des calories étaient fournies par les lipides. (L'Américain moyen consomme de trois à quatre fois plus de calories.) En plus de leur donner des exercices à faire et de leur apprendre des techniques de relaxation, on a interdit aux fumeurs de fumer.

Un an plus tard, ceux qui avaient reçu le traitement habituel souffraient de blocages accrus. Ceux qui faisaient partie du groupe expérimental souffraient de moins de blocages.

Cela confirme l'importance du mode de vie que nous choisissons, comme celui que nous enseignons ici, à titre de mesure préventive.

Joyce: nourriture = calmant. Une autre patiente, Joyce, âgée de 37 ans, est venue me consulter parce qu'elle n'arrivait pas à perdre du poids. Elle mesurait 1,65 m (5 pieds et 5 pouces) et pesait 117 kilos (260 livres). Elle m'a dit qu'elle devenait de plus en plus sujette aux infections respiratoires et à toute une variété d'autres maladies. Elle avait pris la plupart des kilos qu'elle avait en trop au cours de sept années, qui avaient été pour elle des années de stress intense car elle essayait de coordonner son travail de policier, son retour aux études en vue d'obtenir un diplôme et s'occuper de la maison et de sa famille.

Pendant notre conversation, Joyce était au bord des larmes. «J'ai essayé tous les régimes que j'ai pu trouver, m'a-t-elle dit. Je me suis privée au point que je ne mange plus qu'au moment où je tombe véritablement d'inanition. Rien ne semble vouloir marcher. En plus, je semble avoir faim aux moments les plus étranges. Parfois cela fait seulement une heure que j'ai dîné et j'ai tellement faim que je ne peux le supporter et il me faut manger quelque chose. Je sais le tort que je me fais, mais on dirait que je n'y peux rien.»

La pression qui l'affectait la poussait non seulement à manger plus, mais, parce qu'elle était atteinte du SH, cette pression faisait que son corps réclamait plus d'éléments nutritifs pour fonctionner de façon appropriée. Comme les aliments qu'elle consommait ne constituaient pas une alimentation équilibrée, elle souffrait à la fois d'obésité et d'un affaiblissement de son système immunitaire.

À mesure que nous avons poursuivi notre conversation, il est devenu évident que Joyce consommait de la nourriture de façon à se sentir mieux, de façon à affronter toutes les activités de sa vie.

Les résultats de ses examens complémentaires ont confirmé que le taux de ses hormones de stress était dangereusement élevé et que son système immunitaire fonctionnait sous la normale. Elle souffrait aussi d'une carence en vitamines les plus solubles dans l'eau, comme la vitamine B, ainsi que d'une carence en fer et en zinc.

Joyce et moi avons mis au point un régime alimentaire assez faible en calories pour lui permettre de perdre du poids, mais qui rétablirait en même temps la réserve des vitamines qui lui manquaient. Nous avons passé quelque temps à examiner ce régime afin d'inclure ses aliments favoris, de même que les aliments qui, à mon avis, lui permettraient de combattre le stress. (Ceux-ci sont aussi inclus dans le régime alimentaire contenu dans ce chapitre.) Je lui ai aussi prescrit une vitamine multi-complexe, appelée *Slice of Life* (SOL), qui est un breuvage fait de protéine liquide de 130 calories, qui contient au moins 100 % de l'apport quotidien recommandé en éléments nutritifs incluant les multivitamines. Il faut consommer ce breuvage avant le repas, comme apport préliminaire. Il en résulte une consommation alimentaire réduite, tout en vous rassasiant et en vous permettant de perdre du poids grâce à un régime nutritif équilibré. J'ai mis ce programme au point il y a 25 ans et des milliers de patients en ont bénéficié.

Il n'était donc pas étonnant que Joyce réussisse à respecter ce régime et arrive à perdre 31,7 kilos (70 livres) pendant les trois premiers mois qui ont suivi. De plus, son visage a revêtu une expression d'assurance heureuse. Pendant les dix mois qui ont suivi, elle a de nouveau perdu du poids, 32,6 kilos (72 livres) cette fois-ci et a atteint son poids idéal de 53,5 kilos (118 livres). De plus, elle a réussi à maintenir ce poids.

Je pourrais estimer que, à l'instar de Joyce, entre cinquante à quatre-vingts millions d'Américains souffrent probablement en ce moment de carences vitaminiques non décelées, courant un danger dont j'ai parlé il y a plusieurs années dans mon livre *The Truth about Weight Control* (La vérité au sujet de la maîtrise du poids). Aujourd'hui, nous apprenons de nouvelles façons de diagnostiquer de tels dangers pour la santé. Un test sanguin, par exemple, mis au point par le docteur Herman Baker est connu comme un essai protozoaire. Les protozoaires sont des organismes microscopiques qui se développent grâce à des vitamines spécifiques; certains le font grâce à une vitamine particulière, d'autres y parviennent grâce à d'autres vitamines. On prélève 29,5 ml (1 once) de sang comme échantillon, que l'on traite en laboratoire et avec lequel on «nourrit» différents protozoaires avides de vitamines. Si les organismes s'y développent, cela signifie que la vitamine est présente en quantité suffisante.

S'ils ne se développent pas, cela indique une carence en vitamines. À mon avis, cette méthode d'analyse est encore dans sa phase expérimentale.

Révisons maintenant quelques vitamines et minéraux importants qui permettent, comme nous le croyons, de renforcer la fonction immunitaire. Cette révision est suivie d'une compilation des différents types de problèmes que j'ai vus chez les patients qui manquaient de certaines vitamines et de certains minéraux.

Vitamines et minéraux

Vitamine C

On retrouve la vitamine C en grande concentration dans les agrumes, les tomates, le chou, les papayes, le cantaloup, les fraises et les pommes de terre.

Elle peut aider à produire plus de lymphocytes-T, elle aide à maintenir les niveaux d'interféron, et réduit la libération des histamines, aidant ainsi à maîtriser les réactions allergiques.

Une carence en vitamine C empêche les neutrophiles (globules sanguins blancs) de se déplacer et d'attaquer les bactéries qui envahissent l'organisme. Lorsqu'une personne est sous-alimentée, elle produit moins d'acide chlorhydrique et est donc incapable de tuer les bactéries gastriques. Elle risque donc plus de contracter la salmonellose, la tuberculose et le choléra. On peut constater cette situation dans le cas des personnes très jeunes, très vieilles et, bien entendu, chez les personnes sous-alimentées.

Le docteur Beisel, que nous avons cité plus tôt, m'a dit croire que les gens abusent de la vitamine C. Il croit que la consommation accrue de vitamine C, par exemple un gramme de plus par jour, peut causer des pierres aux reins, des troubles intestinaux et, encore plus important, elle peut augmenter le taux d'enzymes du corps, et ces enzymes *détruisent* la vitamine C. Il croit qu'une fois que l'on cesse de prendre des suppléments de cette vitamine, quelques mois s'écoulent avant que le niveau d'enzymes redevienne équilibré.

Il va encore plus loin en émettant l'hypothèse selon laquelle toute personne qui augmente sa consommation de vitamine C et cesse ensuite de la prendre peut manifester une incidence accrue d'infections pendant environ un mois. Cela se produit parce que cette personne souffre maintenant d'une carence en vitamine C.

Vitamine A

On trouve la vitamine A dans les produits laitiers, dans les oeufs, dans les légumes vert foncé, orange et jaunes, dans le foie, les cantaloups et les abricots. Elle favorise la production de lymphocytes-T et aide aussi les reins à filtrer les débris du sang.

Une diminution de la vitamine A peut causer une atrophie du système lymphoïde et causer une diminution des fonctions immunologiques. Lors d'études faites sur des animaux, on a découvert qu'une augmentation de la vitamine A augmente la production de lymphocytes-B. Des niveaux toxiques élevés de vitamine A peuvent causer des maux de tête qui découlent de la pression accrue du cerveau.

Vitamine E

On trouve la vitamine E dans les céréales complètes, les fruits de mer, les germes de blé, les noix et dans les graines de tournesol. Elle permet aux lymphocytes-T de réagir plus rapidement, et aide le corps à produire des anticorps et à se débarrasser des «radicaux libres» qui peuvent blesser le système immunitaire. Elle aide aussi à maintenir l'efficacité des vitamines A et C.

Lors d'études faites sur des animaux, on a constaté qu'une augmentation de la vitamine E favorise une meilleure réaction aux vaccins qui augmentent la production d'anticorps.

Vitamines B complexes

On peut trouver toutes les variétés de la vitamine B complexe, et toutes les vitamines B solubles dans l'eau dans la viande, dans le foie, les produits laitiers, les oeufs, la levure de bière, les légumineuses, le riz brun et les noix.

Elles affectent les aspects majeurs du système immunitaire. Par exemple, les vitamines B stimulent la réaction des anticorps, aident le thymus à continuer de fonctionner et contribuent à l'attaque contre les bactéries. Elles favorisent le système endocrinien en aidant à la production d'hormones et de stéroïdes.

Une carence en vitamines B_6 (pyroxidine) bloque les lymphocytes-B et -T et diminue la production des anticorps. Une carence en vitamines B_{12} cause une diminution de la reproduction cellulaire, autrement dit, les cellules se multiplient moins bien. Cette situation mène aussi à une diminution des globules rouges du sang et du travail des lymphocytes. Une diminution de l'acide folique (une autre vitamine B) cause une réduction dans la reproduction des cellules, diminue le niveau des neutrophiles, des globules rouges du sang et réduit la fonction des lymphocytes. Tout ceci a pour résultat de diminuer la capacité de combattre les infections. Nous ne disposons d'aucun renseignement utile quant à ce qui se passe lorsqu'on les consomme de façon excessive.

Potassium

Le potassium est un minéral que l'on retrouve dans les bananes, les produits laitiers, les oranges, les légumineuses, les tomates, les fruits de mer, les avocats, la viande, le raisin et les pommes de terre. Il aide à garder le système immunitaire en équilibre.

Iode

On trouve l'iode dans les fruits de mer, le sel iodé et dans le varech. Il aide le corps à produire des anticorps et la glande thyroïde à produire et à sécréter la thyroxine et la triiodothyronine, deux hormones qui maximisent le rendement des systèmes immunitaire et endocrinien.

Fer

On trouve le fer dans la viande, les abats, les légumineuses, les épinards, les fruits déshydratés, la levure de bière et les céréales complètes. Il affecte les ganglions lymphatiques, il fournit l'énergie aux lymphocytes-T et aux lymphocytes destructeurs, et il est nécessaire à la production des réactions biochimiques employées par les macrophages pour tuer les bactéries.

On a démontré que les patients affligés d'une carence en protéines et d'une augmentation du taux de fer sont aussi beaucoup plus sujets aux infections. Une diminution du taux de fer cause l'anémie. Le fer réduit souvent le nombre de lymphocytes (cela signifie donc que les lymphocytes ne peuvent pas dévorer facilement les bactéries).

Zinc

Le zinc se trouve dans la viande, les légumineuses, le foie, les oeufs, les noix et les céréales complètes. Un niveau de zinc équilibré aide les cellules qui secondent le système immunitaire et les cellules antiparasites.

Un niveau de zinc réduit diminue l'immunité dirigée par les cellules et cause donc plusieurs problèmes, incluant un nombre accru d'infections. Il existe un défaut héréditaire appelé acrodermatite qui empêche les enfants d'absorber le zinc. Sans traitements, ils ne vivent habituellement pas plus d'une ou deux années.

Il arrive parfois, dans le cas de patients auxquels on administre des solutions intraveineuses pendant de longues périodes de temps, comme dans le cas de brûlures, que les blessures mettent plus de temps à guérir, augmentant ainsi les risques d'infections car le système de ces patients ne dispose pas d'un niveau de zinc assez élevé.

Signes physiques de déficience en nutriments

Le tableau qui suit, établi d'après une étude des dossiers de mes patients, fait mention des types de problèmes associés aux carences en vitamines et minéraux.

Carence en nutriments
Carence en protéines et en calories

ORGANES	SIGNES PHYSIQUES
Cheveux	Deviennent minces, secs, cassants, raides et droits; on peut les arracher facilement et sans douleur; dans les cas d'hyperthyroïdisme, le tiers de la partie extérieure des sourcils peut être clairsemé.
Peau	Oedème (peau grêlée), dermatite à apparence de peinture écaillée, ou pavimenteux.
Visage	Peau brune, tachée, pigmentation des joues.
Dents	Position anormale; une ligne apparaît sur les incisives supérieures; se couvrent d'une pigmentation d'un brun jaunâtre; deviennent cariées; peuvent se briser et tomber.
Muscles	Détérioration des muscles, faiblesse, inertie; perte de gras.
Foie	Foie engorgé (infiltration adipeuse).
Gastro-intestinaux	Diarrhée.
Système nerveux central	Apathie, irritabilité, changements psychomoteurs.

Carence en fer

ORGANES	SIGNES PHYSIQUES
Ongles	Striés, cassants, se brisent facilement, aplatis, en forme de cuiller, minces, ternes.
Yeux	L'intérieur des paupières inférieures est pâle.
Peau	Pâleur.

| Vulve | Inflammation de l'intérieur et de l'extérieur (vulve) du vagin et candidose. |
| Langue | Douloureuse et d'un rouge anormal. |

Carence en vitamine A

ORGANES	SIGNES PHYSIQUES
Yeux	Mauvaise vision le soir; perte de l'apparence reluisante, brillante et humide; perte des réactions à la lumière.
Gencives	Sont enflammées et saignent.
Peau	Sèche, rude, «chair de poule», «chair de requin» ou «papier de verre».

Carence en vitamine B_2 (riboflavine)

ORGANES	SIGNES PHYSIQUES
Yeux	Problèmes de vision.
Bouche	Fissures et plaies, déglutition difficile.
Nez	Production excessive d'huile, fissures et plaies autour du nez, des yeux et des oreilles.
Lèvres	Inflammation des membranes muqueuses des lèvres et perte de la démarcation exacte entre la peau et les membranes muqueuses des lèvres.
Langue	D'une teinte magenta.

Carence en vitamine B_{12}

ORGANES	SIGNES PHYSIQUES
Yeux	Inflammation du nerf optique causant des problèmes de vision.
Peau	Pâle, jaunisse.

Système nerveux central	Engourdissement et sensation de picotements dans les doigts et les orteils, perte d'équilibre.
Gastro-intestinaux	Perte de l'appétit, flatulence, diarrhée.

Carence en pyroxidine (B$_6$)

ORGANES	SIGNES PHYSIQUES
Nez	Séborrhée naso-labiale.
Yeux	Inflammation des paupières.
Langue	Douloureuse, lisse.
Système nerveux central	Étourdissements, convulsions. Perte de mémoire et détérioration des facultés mentales.

Combinaison d'une carence en niacine et en vitamine A

ORGANES	SIGNES PHYSIQUES
Gencives	Inflammation et saignements.
Langue	Écarlate, à vif, fissurée.
Peau	Rougeâtre. Pigmentation accrue (même chez les Noirs), épaissie, non élastique, fissurée, en particulier dans les cas d'exposition au soleil, devient écaillée et sèche.
Système nerveux central	Comportement psychotique (démence).
Gastro-intestinaux	Diarrhée.

Carence en vitamine C

ORGANES   SIGNES PHYSIQUES

Gencives   Saignements.

Peau   Sèche et rude, guérit mal.

Musculaires   Détérioration.

Carence en acide folique

ORGANES   SIGNES PHYSIQUES

Bouche   Ulcération.

Langue   Douloureuse, ulcérée, lisse.

Peau   Pâleur.

Carence en fluorure

ORGANES   SIGNES PHYSIQUES

Dents   Caries.

Carence en phosphore

ORGANES   SIGNES PHYSIQUES

Dents   Caries.

Carence en iode

ORGANES   SIGNES PHYSIQUES

Cou   Masse dans le cou (goitre).

Carence en vitamine K

ORGANES	SIGNES PHYSIQUES
Peau	Hémorragies.

Carence en calcium

ORGANES	SIGNES PHYSIQUES
Squelettiques	Ostéoporose (de concert avec une consommation réduite de protéines et une carence en fluorure).

Carence en vitamine D

ORGANES	SIGNES PHYSIQUES
Musculaires	Tonus musculaire médiocre, spasmes.
Squelettiques	Ostéoporose, rachitisme chez les enfants; ramollissement des os chez les adultes.

Carence en thiamine (B$_1$)

ORGANES	SIGNES PHYSIQUES
Musculaires	Crampes et faiblesse dans les jambes.
Système nerveux central	Confusion mentale.
Cardiovasculaires	Hypertrophie du coeur, défaillance cardiaque congestive.

Carence en magnésium

ORGANES	SIGNES PHYSIQUES
Système nerveux central	Tremblements, convulsions, troubles de comportement.

Règles à suivre pour une alimentation qui renforce votre immunité

En plus de ses besoins en nutriments, chacun a ses mets préférés. Comme le dit Herman Melville: «Il faut nourrir tous les êtres avec les aliments qui leur conviennent... La nourriture de l'âme est la lumière et l'espace; nourrissez-la alors de lumière et d'espace. Mais la nourriture du corps est le champagne et les huîtres; nourrissez-les alors de champagne et d'huîtres.»

Afin de vous aider à subvenir aux besoins de votre corps tout en consommant les aliments qui vous plaisent, je vous recommande de suivre les quelques bonnes règles de base qui suivent et qui sont incorporées au régime alimentaire qui suit.

1. Consommez une variété d'aliments pour obtenir les meilleurs nutriments possible. Incluez dans votre régime des fruits, des légumes, des pains et des céréales, des produits laitiers, de même que de la viande, du poisson et de la volaille. Ainsi, vous obtiendrez de la nourriture toutes les vitamines, tous les minéraux et tous les nutriments dont vous avez besoin.

2. Si vous avez été malade récemment ou si vous l'êtes en ce moment, vous pouvez prendre des comprimés de vitamine car la maladie provoque une augmentation du métabolisme des vitamines et des minéraux. Votre médecin peut vous indiquer ce dont vous avez besoin et ce dont vous n'avez pas besoin.

3. Maintenez votre poids idéal. Nous parlerons du maintien du poids plus tard dans un autre chapitre.

4. Évitez de consommer trop de gras complet, de gras saturé et de cholestérol. On associe les niveaux élevés de cholestérol dans le sang au risque plus élevé de maladies cardiaques et d'artériosclérose (durcissement des artères causé par des dépôts de gras). Vous pouvez réduire les niveaux de gras et de cholestérol en choisissant les coupes de viande plus maigres, en retirant la graisse du rôti, en utilisant moins de margarine ou de beurre, en employant le lait pauvre en matières grasses et le lait écrémé, en consommant moins d'aliments frits, en faisant attention à la quantité de vinaigrette dont vous arrosez vos salades et en évitant les desserts riches. Utilisez les huiles de carthame, de maïs ou de soya pour votre cuisson.

5. Consommez des aliments qui renferment assez d'amidon et
de fibres. On retrouve ces éléments dans les fruits, les légumes (incluant les pommes de terre, les patates douces, les
ignames, le maïs et les pois) et dans les produits de céréales
complètes (incluant le riz brun, les flocons d'avoine et les
céréales complètes et les pains).

6. Ne consommez pas trop de sucre. Méfiez-vous des boissons
gazeuses, des bonbons, des desserts, des confitures, des
gelées et des sirops.

7. Ne consommez pas trop de sodium ni de sel. Commencez
par retirer la salière de la table. Ne consommez pas d'aliments qui sont évidemment salés, comme les bretzels, le jambon et le bacon. Souvenez-vous que les aliments préparés
commercialement peuvent contenir beaucoup de sel. Lorsque vous magasinez, n'oubliez pas de lire les étiquettes. Nous
oublions généralement que les articles comme le ketchup, la
sauce barbecue, les cornichons marinés, les épices pour atten-
drir la viande, les soupes en conserve et le glutamate de
sodium sont des produits qui renferment beaucoup de sel.

Plan à utiliser pour remédier au stress et renforcer vos défenses

En me basant sur des années d'observations médicales, je suis convaincu que certains aliments tendent à réduire les effets nuisibles des
sensibilisateurs stressants contenus dans votre corps. Ces aliments
peuvent compenser pour l'effet d'épuisement. Autrement, les réserves réduites de nutriments permettront aux effets du stress de
s'aggraver.

Le meilleur régime est celui que vous mettez au point avec l'aide
de votre médecin. Le régime qui suit vous servira de guide lorsque
vous établirez le vôtre.

Ce régime a pour but de vous fournir les proportions appropriées
de protéines, de féculents et de gras, de même que les vitamines et
les minéraux dont votre corps a besoin pour fonctionner le plus efficacement possible.

Ce régime de base fournit 1 800 calories par jour, un niveau de
maintien pour la femme. Les hommes peuvent employer ce régime
pour perdre du poids lentement ou maintenir leur poids en augmen-

tant les quantités spécifiées d'environ un tiers. Les femmes peuvent maigrir en réduisant les quantités spécifiées d'environ un tiers.

Il faudrait éviter autant que possible de consommer les articles qui causent vraiment le stress. Ceux-ci comprennent le sel, les graisses animales et les aliments sans valeur nutritive. Diminuez aussi votre consommation de café.

- Le sel retient l'eau dans le corps, entraînant une augmentation du poids. Les graisses animales ont tendance à causer la tension et l'irritabilité car elles sont difficiles à digérer. Les gras saturés, comme ceux du beurre, du fromage et des viandes grasses, sont les vrais coupables. Il faudrait les remplacer par des gras non saturés que le corps peut décomposer plus facilement, comme l'huile de carthame, de maïs et de soya.
- Les aliments sans valeur nutritive, comme les bonbons, contiennent beaucoup de calories à cause des sucres simples et sont pauvres en vitamines, en minéraux et en nutriments importants, ou même n'en contiennent pas du tout. Ces aliments, combinés à beaucoup de caféine, provoquent une libération excessive d'insuline, faisant chuter le taux de sucre du sang, créant ainsi une envie de consommer plus de sucre.
- Il faudrait augmenter votre consommation d'aliments riches en potassium et en vitamines B et C.
- En plus, buvez 1,89 litre (2 pintes) de liquides, incluant deux verres de lait écrémé (à moins que vous ne soyez allergique au lait) et deux verres d'eau. Cela permettra à vos reins d'augmenter l'élimination des impuretés contenues dans votre corps, qui provoquent le stress.
- Consommer des aliments de masse, comme des fruits et des légumes frais et des céréales complètes, vous fournira des fibres qui vous aideront à aller à la selle. Les fibres alimentaires sont tout simplement la partie de la plante qui n'est pas décomposée par le processus chimique qui se produit pendant la digestion. Comme les fibres contiennent de l'eau, les selles qui en résultent sont plus molles et sont éliminées plus facilement.
- Dans son ensemble, le régime servant à remédier au stress et à fortifier vos défenses favorisera un certain nombre des

systèmes de votre corps. Je vous encourage à en discuter avec votre médecin afin de l'adapter à vos propres préférences.

Régime à suivre pour remédier au stress et fortifier vos défenses

(1 800 calories par jour)

JOUR 1

Petit déjeuner

240 ml (1 tasse) de lait écrémé
180 ml (3/4 tasse) de flocons d'avoine
1 muffin au maïs avec conserves de fraises
1 oeuf bouilli, mollet
1/2 pamplemousse

Déjeuner

240 ml (1 tasse) d'épinards crus avec des champignons frais, avec vinaigrette zéro*
1 sandwich à la salade de saumon*
1/2 banane
Eau de seltz aromatisée à l'orange

Dîner

240 ml (1 tasse) de lait écrémé
120 ml (1/2 tasse) d'asperges
85 g (3 onces) de foie sauté dans le sherry* avec 120 ml (1/2 tasse) d'oignons
1 pomme de terre «frite à la maison»*
1 petit pain de blé entier avec 15 ml (1 c. à soupe) de margarine diététique
240 ml (1 tasse) de framboises ou de fraises fraîches

Collation du soir

12 craquelins de blé entier
180 ml (3/4 tasse) d'ananas frais, tranché

JOUR 2

Petit déjeuner

115 g (4 onces) de yogourt sans gras, avec 300 ml (1 1/4 tasse) de fraises fraîches

120 ml (1/2 tasse) de lait écrémé
120 ml (1/2 tasse) de flocons d'avoine cuits
1/2 bagel de pain de seigle noir (pumpernickel) avec des conserves de framboises non sucrées et 15 ml (1 c. à soupe) de fromage en crème
1 oeuf poché

Déjeuner
240 ml (1 tasse) de soupe de lentilles
1 salade de dinde dans un pain pita*
1 pêche fraîche
Limonade sans sucre

Dîner
240 ml (1 tasse) de salade* avec vinaigrette zéro*
240 ml (1 tasse) de navets verts cuits
85 g (3 onces) d'espadon grillé dans le vin blanc sec et dans le jus de citron et 7,5 ml (1/2 c. à soupe) de margarine diététique, fondue
240 ml (1 tasse) de nouilles de blé entier avec 7,5 ml (1/2 c. à soupe) de margarine diététique et une pincée de persil
120 ml (1/2 tasse) de jus d'orange

Collation du soir
240 ml (1 tasse) de lait écrémé
6 craquelins Graham
120 ml (1/2 tasse) de salade de fruits fraîche

JOUR 3
Petit déjeuner
240 ml (1 tasse) de lait écrémé
180 ml (3/4 tasse) de flocons d'avoine
1 muffin de blé entier avec 15 ml (1 c. à soupe) de beurre d'arachides et de conserves de bleuets sans sucre
1 orange fraîche

Déjeuner
480 ml (2 tasses) de cantaloup en cubes, mélangé à
180 ml (3/4 tasse) de fromage blanc faible en gras
4 bâtonnets de pain de blé entier
240 ml (1 tasse) de jus de tomate
30 ml (2 c. à soupe) de noix d'acajou

Dîner

240 ml (1 tasse) de salade de légumes marinés*
120 ml (1/2 tasse) de pois verts
85 g (3 onces) de côtelette de porc cuite au four avec
15 ml (1 c. à soupe) de margarine diététique
1/2 mangue
Thé glacé au citron sans sucre

Collation du soir

240 ml (1 tasse) de lait écrémé
42,5 g (1 1/2 once) de bretzels de blé entier

JOUR 4

Petit déjeuner

1 lait malté aux bananes*, congelé ou fait à la maison
2 gaufres de blé entier avec du sirop diététique à crêpes
1 oeuf brouillé
120 ml (1/2 tasse) de flocons d'avoine cuits

Déjeuner

240 ml (1 tasse) de salade de chou*
1 taco au thon*
1 nectarine fraîche
Limonade sans sucre

Dîner

240 ml (1 tasse) de soupe aux pois
240 ml (1 tasse) d'épinards cuits avec du citron
85 (3 onces) de poulet Picata*
160 ml (2/3 tasse) de patates douces en purée avec liqueur à l'orange
160 ml (3/4 tasse) de quartiers de pamplemousse frais
Eau de seltz aromatisée au citron

Collation du soir

240 ml (1 tasse) de lait écrémé
1 kiwi, tranché
2 petits muffins au son

JOUR 5

Petit déjeuner

115 ml (4 onces) de yogourt naturel sans gras avec 45 ml (3 c. à soupe) de germes de blé et 160 ml (3/4 tasse) d'oranges mandarines
120 ml (1/2 tasse) de lait écrémé
160 ml (3/4 tasse) de flocons de maïs
1 tranche de pain de seigle noir ou de seigle, grillé avec conserves de pêches sans sucre et 15 ml (1 c. à soupe) de margarine diététique

Déjeuner

Sandwiches jumelés aux fruits de mer*
Bâtonnets de courgette crue avec 120 ml (1/2 tasse) de petites tomates
2 petites tangerines
Punch aux fruits sans sucre

Dîner

240 ml (1 tasse) de salade aux épinards frais avec champignons frais et vinaigrette zéro*
115 g (4 onces) de boulettes de dinde* hachée avec
240 ml (1 tasse) de spaghettis cuits et
120 ml (1/2 tasse) de sauce aux tomates
120 ml (1/2 tasse) de brocoli cuit
1 tranche de pain de blé entier avec 15 ml (1 c. à soupe) de margarine diététique
240 ml (1 tasse) de boules de citrons frais
Thé glacé au citron sans sucre

Collation du soir

1/2 bagel de blé entier avec 15 ml (1 c. à soupe) de fromage en crème
240 ml (1 tasse) de lait écrémé
30 ml (2 c. à soupe) de raisins secs

Les gens qui sont allergiques au lait pourraient remplacer le lait écrémé par du lait de soya.

* Vous trouverez les recettes ci-après.

RECETTES

Vinaigrette zéro
Mélangez:
120 ml (1/2 tasse) de jus de tomate
30 ml (2 c. à soupe) de jus de citron ou de vinaigre
15 ml (1 c. à soupe) d'oignon haché finement
15 ml (1 c. à soupe) de piment vert haché
0,5 g (1/8 c. à thé) de poivre noir
1 g (1/4 c. à thé) de sel
2,5 g (1/2 c. à thé) de fenouil
0,5 g (1/8 c. à thé) d'ail frais haché

Sandwich à la salade de saumon
2 tranches de pain de seigle
180 ml (3/4 tasse) de saumon en conserve, égoutté
30 ml (2 c. à soupe) de mayonnaise faible en calories
Mélangez:
Quelques gouttes de jus de citron
Céleri haché
Concombre haché
Une pincée de poudre d'oignon
Laitue

Foie sauté dans le sherry
Enduisez un poêlon d'huile végétale. Faites sauter 120 ml (1/2 tasse) d'oignons et ajoutez 15 ml (1 1/2 c. à soupe) de sherry et laissez mijoter pendant 5 minutes.
Ajoutez 85 g (3 onces) de foie, et laissez mijoter jusqu'à ce qu'il soit tendre et bruni.

Pomme de terre «frite à la maison»
Enduisez une petite casserole d'huile végétale. Réchauffez le four à 190 °C (375 °F). Coupez 1 pomme de terre en 8 morceaux. Déposez les morceaux dans la casserole et arrosez d'huile végétale. Ne couvrez pas. Faites cuire pendant 1 1/2 heure ou jusqu'à ce que les morceaux soient bruns et croustillants. Assaisonnez à votre goût.

Lait malté aux bananes
Mélangez:
240 ml (1 tasse) de lait écrémé

1/2 banane congelée
Un soupçon d'essence de vanille
Glace concassée

Salade de chou
Mélangez:
480 ml (2 tasses) de chou râpé cru
Carottes hachées
Piment vert haché
Oignon haché
Céleri haché
30 ml (2 c. à soupe) de mayonnaise faible en calories
Une pincée d'édulcorant faible en calories

Taco au thon
Remplissez un taco avec les articles suivants:
120 ml (1/2 tasse) de thon, égoutté
15 ml (1 c. à soupe) de sauce à tacos
30 ml (2 c. à soupe) de fromage cheddar râpé
Laitue coupée en lanières

Poulet Picata
Mélangez:
15 ml (1 c. à soupe) de margarine diététique
30 ml (2 c. à soupe) de jus de citron, 1 gousse d'ail émincée
Arrosez d'huile végétale. Versez sur 85 g (3 onces) de croquettes de poulet dans un petit poêlon. Couvrez et faites cuire à 190 °C (375 °F) pendant 1 heure. Arrosez le poulet de sauce pendant la cuisson.

Salade de dinde dans un pain pita
1/2 pain pita de blé entier
Mélangez:
55 g (2 onces) de dinde cuite, en cubes
15 ml (1 c. à soupe) de mayonnaise faible en calories
Une pincée de paprika, de poudre d'oignon et de poudre d'ail
Remplissez le pain pita de salade de dinde. Couvrez la salade de concombres en cubes et de piments forts en cubes ou de carottes émincées.

Salade

Mélangez:

Une endive crue, de l'escarole, du chou chinois et du céleri haché. Garnissez de 15 ml (1 c. à soupe) de graines de tournesol et 240 ml (1 tasse) de croûtons à faible teneur en gras.

Assaisonnez de vinaigrette zéro.

Servez avec:

Pain d'un jour, en cubes. Assaisonnez de poudre d'ail et de poudre d'oignon. Faites cuire à 177 °C (350 °F) pendant 10 minutes ou jusqu'à ce qu'il soit bruni.

Salade de légumes marinés

Combinez:

Bâtonnets de concombre cru, tranches de courgette crue, champignons crus, céleri, radis et épinards crus hachés.

Combinez:

60 ml (1/4 tasse) de vinaigre de vin, 30 ml (2 c. à soupe) d'huile végétale, une pincée de graines de fenouil.

Faites mariner les légumes dans la vinaigrette et réfrigérez.

Sandwiches jumelés aux fruits de mer

2 petits pains de blé entier

85 g (3 onces) de crevettes, de thon, de saumon et de flétan cuits, hachés

Vous pouvez faire cuire ce mélange à 177 °C (350 °F) pendant 10 minutes ou jusqu'à ce que tout se défasse facilement

15 ml (1 c. à soupe) de mayonnaise faible en calories

Quelques gouttes de jus de citron

Céleri haché, concombre haché, radis hachés

Une pincée de poudre d'oignon, une pincée de poudre d'ail

Laitue

Mélangez tous les ingrédients de la salade, déposez le mélange sur des petits pains de blé entier et garnissez de laitue.

Boulettes de dinde

455 g (1 lb) de dinde hachée

180 ml (3/4 tasse) de miettes de pain assaisonnées

240 ml (1 tasse) de sauce à spaghetti avec champignons

5 ml (1 c. à thé) de sel

0,5 ml (1/8 c. à thé) de poivre

1 oignon, haché

1 petit piment vert, haché
1 litre (1 pinte) de sauce à spaghetti avec champignons
Versez 1 litre (1 pinte) de sauce à spaghetti dans un poêlon. Chauffez jusqu'à ce qu'elle mijote. Mélangez le reste des ingrédients et façonnez de petites boulettes. Déposez-les dans la sauce. Faites mijoter à feu lent pendant 45 minutes. Versez sur le spaghetti et servez. Donne 4 portions.

6

Réussir sans souffrir

Vous avez probablement déjà entendu dire qu«il faut souffrir pour réussir». En général, on associe cette affirmation aux exercices, en suggérant que si vous désirez améliorer votre forme physique, il vous faut souffrir un peu en les faisant.

Je considère que ce concept est fautif à deux points de vue. Premièrement, on suggère que santé et bonne forme physique sont synonymes. En fait, la bonne forme concerne un bon tonus musculaire, la force, l'endurance et la souplesse. La santé concerne une absence de maladie et la capacité du corps de combattre les infections. Les deux ont des besoins particuliers, reliés aux exercices.

Deuxièmement, si vous continuez à faire de l'exercice lorsque vous ressentez de la douleur, vous risquez d'avoir des problèmes, vous pourriez, par exemple, surmener vos muscles.

Cela ne signifie pas que nous pouvons opter pour l'autre choix et ne pas faire d'exercice: votre corps produit de l'énergie lorsque vous l'utilisez. La bonne quantité d'exercice aide votre corps à régler sa production d'insuline, réduit l'effet des sensibilisateurs, améliore le travail du coeur, chasse la dépression, vous aide à mieux dormir, à manger moins, à avoir plus d'énergie et augmente vos espérances de vie. Pour ceux qui souffrent du SH, faire de l'exercice agit directement sur le système immunitaire. C'est sur cet aspect que nous nous concentrerons dans ce chapitre. Je veux aussi vous parler d'un programme d'exercice conçu spécialement pour vous fournir la bonne quantité d'activités physiques, et vous permettre d'être en bonne forme *et* en santé.

L'important, comme pour l'alimentation, consiste à comprendre l'équilibre et le réglage. Les extrêmes sont rarement efficaces. Laissez-moi vous montrer ce que j'entends par là.

Les éternelles infections de John. John ne semblait pas dépasser les limites d'un programme d'exercices normal, mais nous avons découvert plus tard que ce n'était pas le cas. En fait, c'est grâce au cas de John, dont le programme d'exercices semblait sain, que j'ai pu apprendre de première main les méfaits qu'un excès d'exercice peut causer au système immunitaire.

Le soir où John est venu me consulter pour la première fois, il portait une tenue de jogging. Ses vêtements étaient trempés de sueur et des éternuements venaient interrompre sa conversation. Il s'est vite excusé, à la fois pour ses éternuements et sa tenue détrempée.

«Le début de la soirée est le seul temps dont je dispose pour courir, m'a-t-il expliqué. Je parcours 16 km (10 milles) par jour en courant. Je m'excuse de ne pas avoir eu le temps de me changer.»

John n'était pas venu me consulter à cause de son rhume. Il avait contracté un rhume à plusieurs reprises durant les deux dernières années, en plus de nombreuses infections (il avait passé trois semaines à l'hôpital à cause d'une de ces infections), il se sentait épuisé et avait de la difficulté à dormir.

Cependant, selon les apparences, il vivait sainement. Son poids était normal pour sa grandeur, il ne fumait plus et ne consommait plus de boissons alcoolisées depuis quatre ans, son régime alimentaire était sain et il faisait certainement assez d'exercice.

Toute une série de tests complémentaires a révélé que tout était normal chez John, à l'exception du niveau de ses hormones: son organisme était rempli d'hormones de stress. Il semblait que nous avions élucidé le mystère. Tout ce qu'il nous restait à faire consistait à identifier la source de ce stress et lui apprendre à l'affronter.

J'ai passé une heure avec John avant qu'il réussisse à me convaincre que sa vie était pratiquement dépourvue de stress. C'était quelque chose que je n'avais encore jamais vu: un niveau élevé d'hormones de stress sans cause évidente. J'ai demandé à John de s'astreindre pendant quelques semaines à un régime alimentaire destiné à dépister les allergies. De plus, à cause de son rhume, je l'ai persuadé d'abandonner ses exercices jusqu'à ce que son infection disparaisse.

Lorsque John est venu à son rendez-vous suivant, son rhume était guéri et il m'a dit se sentir mieux qu'il ne s'était senti depuis quelques mois. Juste au moment où j'allais vérifier si une allergie alimentaire avait causé ses problèmes, il m'a avoué qu'il avait trouvé le régime trop fade et l'avait abandonné.

Cependant, il n'avait pas fait d'exercice et voulait maintenant reprendre son jogging quotidien. À ce moment-là, je ne voyais aucune raison qui l'en empêcherait.

Ce n'est qu'un mois plus tard que nous avons réussi à élucider le mystère. En fait, John a trouvé la solution! Il m'a téléphoné tout excité à cause d'un article qu'il avait découpé dans un magazine. On y parlait d'une étude menée en 1981 par deux scientifiques soviétiques. N.I. Ivanova et V.V. Talko avaient fait des tests sur des sujets qui venaient tout juste de faire des exercices épuisants, comme de courir pendant 16 km (10 milles). Ils avaient dénoté une diminution significative de la production de lymphocytes-T et une augmentation des globules qui forment les plaquettes dans le sang. Ces changements, combinés à d'autres, indiquaient un déséquilibre du système immunitaire, causé par les exercices exténuants.

J'ai vite pu trouver des rapports qui confirmaient cette information. Dans une étude similaire, le docteur Lee Berk, de l'université Loma Linda, en Californie, a aussi découvert que la suppression de l'activité des lymphocytes-T était reliée aux exercices exténuants et il a réussi à cerner de plus près leurs effets. Il a découvert que les exercices vigoureux augmentent le nombre de cellules-éliminatrices et réduisent le nombre des cellules-aides.

Un rapport a aussi été émis de l'université de Capetown, en Afrique du Sud, selon lequel, à l'instar de John, les coureurs de fond souffraient d'infections respiratoires chroniques.

Le docteur Thomas Tomasi, du Roswell Park Memorial Institute de Buffalo, New York, a détecté la diminution des anticorps dans la salive des skieurs et des cyclistes de randonnée. Il a aussi découvert que le nombre des cellules destructrices naturelles (les lymphocytes-T qui tuent les bactéries et les virus) des cyclistes restait bas pendant les vingt-quatre heures qui suivaient l'exercice.

Il reste encore beaucoup de choses à découvrir concernant l'effet des exercices sur le système immunitaire. D'après ce qui a été étudié, cependant, il semble que le corps interprète l'exercice vigoureux comme une réaction au stress, tout comme il perçoit une mauvaise journée au bureau ou une dispute entre époux, et qu'il réagit en produisant des hormones de stress.

Si cela se produit avec peu de fréquence, le corps se remet de l'exposition aux hormones de stress assez rapidement, sans séquelles graves. Si cela se produit régulièrement, comme dans le cas des gens qui font trop fréquemment des exercices vigoureux, le corps ne s'en remet pas. Il commence plutôt à subir certaines des caractéristiques de dépression des gens qui sont constamment en état de stress. Si le syndrome d'hypersensibilité est présent, les effets s'éternisent.

Ainsi, à cause de son enthousiasme pour un mode de vie sain, John a véritablement entravé le fonctionnement de son système immunitaire. On peut donc s'attendre à des infections fréquentes chez la personne dont la capacité immunitaire est abaissée pendant chaque séance d'exercice vigoureux de tous les soirs. De plus, cette fatigue était probablement le résultat des efforts que son système immunitaire affaibli fournissait afin de combattre les nombreuses infections.

John et moi avons travaillé ensemble pour rétablir l'équilibre de son mode de vie «sain et malsain» et trouver le niveau d'activité qui lui convenait. Nous y sommes parvenus. Les rhumes répétés ont peu à peu diminué et l'infection est disparue.

Pourquoi des millions d'Américains ont-ils dépassé les bornes en faisant de l'exercice? En partie parce qu'on n'a jamais souligné l'importance d'équilibrer les exercices aussi intensément que les avantages qu'ils procurent. Et aussi en partie parce que nous avons découvert ce que nous appelons «ivresse du coureur». Cette ivresse est un état physique plaisant causé par la libération dans le corps d'éléments chimiques qui viennent du cerveau et des intestins. Ces éléments chimiques, appelés endorphines bêta, agissent comme narcotique naturel du corps, en combattant la douleur et le stress physique intense. Une fois que le stress s'estompe, les endorphines n'ont plus rien à combattre et transmettent plutôt au corps une douce sensation d'ivresse. Il s'agit d'établir un équilibre approprié entre les conséquences graves possibles et les effets positifs des éléments chimiques.

Rythme cardiaque et exercice

Nous avons tous un niveau idéal d'exercice, qui change en même temps que le niveau de la forme physique que nous atteignons. Il est facile de découvrir votre niveau actuel en surveillant votre rythme cardiaque à mesure que vous faites vos exercices.

Votre rythme cardiaque, le nombre de contractions de votre muscle cardiaque qui se produisent à la minute, augmente à cause de l'activité physique. Plus vous travaillez fort, plus votre coeur doit travailler fort et rapidement. En augmentant votre rythme cardiaque pour atteindre un certain registre pendant une période de vingt à trente minutes, vous mettrez en pratique l'aérobic qui vous permettra de stimuler constamment vos systèmes respiratoire et cardio-vasculaire.

Le registre devrait être assez élevé pour être avantageux, mais ne devrait pas dépasser votre rythme cardiaque maximal. Le rythme cardiaque maximal n'est pas le plus grand nombre de battements que votre coeur peut produire, mais le nombre de battements le plus élevé recommandé au point de vue sécurité.

Beaucoup de gens sont en désaccord pour déterminer le moment où le rythme cardiaque est sécuritaire et le moment où il ne l'est plus. Je crois qu'en général le rythme cardiaque recommandé dans plusieurs programmes d'exercice est trop élevé, et nuit donc à la santé dans son ensemble.

Je n'ai pas tiré cette conclusion à la légère. À cause de ma fascination pour le fonctionnement du système endocrinien, j'ai examiné et étudié considérablement sa relation avec le coeur et le système immunitaire. J'ai découvert, par exemple, que pendant les situations de stress, les glandes adrénales sécrètent trois hormones de façon exagérée: la cortisone, la corticostérone et l'aldostérone, hormones dont les quantités excessives affectent le coeur défavorablement. Lors de ma formation à l'hôpital John Hopkins, j'ai gagné le prix Schwentker pour le travail que j'ai effectué sur les interactions entre les fonctions du système endocrinien et du coeur. J'ai aussi travaillé pendant deux ans avec le docteur Nathan Shock au National Institute of Health's National Heart Institute (Institut national de la santé de l'institut national du coeur).

Ainsi, grâce aux connaissances dont nous disposons maintenant, voulant que le corps considère les exercices exténuants comme un type de sensibilisateurs, je me sens obligé de recommander un nombre plus faible de battements cardiaques à la minute comme rythme maximal que celui que recommandent la plupart des entraîneurs de culture physique. Beaucoup de programmes d'aérobic sont trop stressants pour le corps, même s'ils permettent de bien faire travailler le coeur.

Les palpitations cardiaques de Frank. Frank, âgé de 43 ans, est venu me consulter parce qu'il souffrait continuellement de maux de gorge et d'infections bronchiques et il craignait que son coeur soit malade.

Un examen a révélé que Frank avait vraiment des palpitations et souffrait de rétention d'eau. L'électrocardiogramme a révélé la présence d'une légère arythmie.

Un historique détaillé a permis de découvrir que l'année précédente, Frank pesait 9 kilos (20 livres) de trop, qu'il n'était pas en forme et se sentait plus vieux qu'il ne l'était. Un ami lui a recommandé de fréquenter un centre sportif des environs où un entraîneur professionnel établirait pour lui un programme qui l'aiderait à restaurer sa vitalité.

Malheureusement, l'entraîneur favorisait une approche de l'exercice qu'il appelait «effort maximal». Cette approche consistait à faire de l'exercice jusqu'à la limite de ses forces. D'après son programme, Frank devait utiliser un certain nombre d'appareils d'exercice et se dépenser complètement en employant une bicyclette stationnaire.

Après avoir entrepris le programme, Frank a perdu du poids et s'est mis à prolonger sa période d'endurance en travaillant aux appareils. Il semblait plus en forme, ce qui appuyait la validité du programme, mais il s'est mis à contracter des infections virales et il a commencé à croire qu'il avait un problème cardiaque. Plutôt que d'établir un lien entre son état et son programme d'exercice, il s'est efforcé de travailler encore plus fort afin d'être en «meilleure santé».

Lorsque Frank m'a décrit la situation, ce qui lui arrivait est devenu évident. Tout d'abord, pendant ses exercices, son rythme cardiaque atteignait un rendement maximal, ensuite, il cessait brusquement ses exercices, sans refroidir son corps graduellement. Il en résultait une diminution de son rythme cardiaque, une rétention d'eau, une diminution de son oxygénation, des palpitations et une arythmie, et tout cela entravait le rendement de son système immunitaire et provoquait chez lui une plus grande incidence d'infections.

Après trente jours d'un régime d'exercice plus approprié, son arythmie, ses palpitations et ses infections virales se sont estompées. À cause de ses trop grands efforts, il avait épuisé son coeur et entravé son système immunitaire. La théorie voulant que «il faut souffrir pour réussir» est tout simplement erronée. L'approche correcte consiste à *réussir sans souffrir*.

Utilisez la formule suivante pour calculer le nombre de battements à la minute le plus efficace et le plus sécuritaire*:

Limite supérieure du rythme cardiaque visé: Prenez le nombre 220, soustrayez votre âge de ce nombre, et multipliez le résultat obtenu par 0,70.

Limite inférieure du rythme cardiaque visé: Prenez le nombre 220, soustrayez votre âge de ce nombre, multipliez le résultat obtenu par 0,60.

Ainsi, si vous avez 40 ans: 220 - 40 = 180 x 0,70 = 126; 220 - 40 = 180 x 0,60 = 108. Pendant que vous faites vos exercices, votre coeur devrait battre de 108 à 126 fois à la minute. Si votre rythme dépasse 126 battements, ralentissez; s'il est inférieur à 108, allez plus vite.

La façon la plus facile de prendre votre pouls consiste à placer l'index et le majeur de votre main droite sur votre gorge, un pouce et demi à la gauche de votre pomme d'Adam sur votre artère carotide, un vaisseau principal du coeur. En utilisant votre montre, comptez les battements pendant dix secondes et multipliez le total par six.

Il est quelque peu difficile de surveiller votre pouls en jouant au tennis ou en nageant. Dans un tel cas, la règle à suivre est de vérifier si vous pouvez converser en même temps, en respirant normalement, sans perdre haleine. Si vous êtes seul, vous pouvez juger votre situation en respirant par le nez et en expirant par la bouche. Vous avez atteint le niveau approprié lorsque vous arrivez à le faire confortablement.

*Cette formule s'applique aux hommes et aux femmes jusqu'à l'âge de 70 ans.

Commencer par le commencement

J'ai inclus ci-après un programme d'exercice sans danger, qui favorisera votre santé et rehaussera votre forme physique. Avant d'entreprendre ce programme, ou tout autre programme d'exercice, cependant, posez-vous les questions suivantes et lisez les règles ci-après.

Liste de vérification

1. Ai-je des étourdissements ou est-ce que je me sens près de m'évanouir aussi souvent qu'une fois par mois? _____ Oui _____ Non

2. A-t-on déjà établi à mon sujet un diagnostic de problèmes cardiovasculaires, de problèmes cardiaques ou de tension artérielle? _____ Oui _____ Non

3. Est-ce que ressens parfois une douleur à la poitrine ou un serrement, suis-je parfois à bout de souffle quand je ne fais pas
d'exercice? _____ Oui _____ Non

4. Mon médecin m'a-t-il déjà dit que je souffrais d'arthrite? Mes
articulations sont-elles parfois douloureuses? _____ Oui
_____ Non

5. Ai-je subi un accident au dos dont je ne me suis pas encore
tout à fait remis? _____ Oui _____ Non

Si vous avez répondu oui à une de ces questions, ou si vous êtes
incertain de votre état de santé, veuillez s'il vous plaît consulter un
médecin avant d'entreprendre tout programme d'exercice.

Quelques règles importantes

- Choisissez une activité physique qui vous plaît. Quand l'exercice cesse d'être agréable, les gens cessent de le pratiquer.
- En plus de la marche modérée, un bon exercice à faire tous
les jours, je recommande de faire des exercices tous les deux
jours. On reconnaît généralement que vos muscles mettent
48 heures à récupérer et à se remettre des effets de l'exercice. Cela fera aussi diminuer la suppression de votre système
immunologique.
- Vérifiez votre rythme cardiaque à plusieurs reprises au cours
de votre activité.
- Si vous n'avez pas fait d'activité physique depuis trois mois
ou plus, vous devriez vous considérer sédentaire, même si
vous en aviez toujours fait avant. *Si vous faites partie de cette
catégorie, commencez lentement.*

  Commencez par marcher rapidement (120 pas à la minute)
quinze minutes par jour, trois jours par semaine pendant deux
semaines. Prolongez vos marches jusqu'à trente minutes par
jour, trois jours par semaine pendant quatre autres semaines. Vous devriez ensuite arriver à marcher trente minutes
par jour, cinq jours par semaine ou une heure par jour, trois
jours par semaine. Ce niveau de forme physique vous permettra de brûler environ 1 000 calories par semaine et procurera à votre état de santé tous les avantages que l'exercice

peut apporter, sans diminuer le rendement de votre système immunitaire.

- Prenez garde aux douleurs. La façon de déterminer si un exercice vous est nuisible consiste à noter le moment où l'inconfort ou la douleur se manifeste.

Autrement dit, si vous commencez à faire des redressements assis et que vous ressentiez une grande douleur dès le premier ou le deuxième, vous pouvez conclure immédiatement que vous n'êtes pas placé dans la position ou l'angle approprié pour cet exercice et que vous vous causez beaucoup de mal.

Cependant, si vous commencez à ressentir de la douleur après le vingtième redressement, c'est probablement à cause de la fatigue musculaire normale. On peut considérer ce genre d'inconfort sans danger. En d'autres mots, si la douleur et l'inconfort se manifestent dès le début de l'exercice, arrêtez-vous immédiatement. S'ils ne se manifestent que plus tard au cours de l'exercice, décidez vous-même sagement si vous devez cesser l'exercice. Comme j'en ai déjà parlé, il n'est pas nécessaire, contrairement à ce qu'affirment certains experts, de ressentir autant de douleur pour tirer profit d'un exercice. Si vous vous posez des questions au sujet des réactions de votre corps aux exercices, parlez-en à votre médecin.

Séance d'entraînement sain

Voici une séance d'aérobic modérée mise au point pour mes lecteurs par Evalee Harrison, spécialiste en séances d'entraînement pour la santé physique à Berkeley, en Californie, et directrice générale du Health and Movement Institute. Faites ces exercices à un rythme qui limitera la portée de vos battements cardiaques au niveau que vous avez calculé plus tôt. Cependant, ne commencez pas à toute vitesse. Une vitesse exagérée au début est la raison pour laquelle bien des gens ne se rendent jamais jusqu'au bout.

En exécutant chaque série «d'actions» dix fois chacune, vous arriverez peut-être à achever le programme en aussi peu que dix minutes. Augmentez ce nombre à mesure que vous vous assouplissez. Il vous faudra maintenir votre rythme cardiaque plus élevé pendant vingt minutes et vous pouvez y arriver soit en répétant chaque série d'actions plusieurs fois ou en répétant le programme entier.

Pour commencer

Tenez-vous droit, sans raideur, genoux détendus, jambes écartées, orteils pointés vers l'avant et placez vos pieds de façon que la distance qui les sépare soit plus étendue que vos hanches. Laissez pendre vos bras librement de chaque côté de votre corps. Essayez de rentrer votre ventre et resserrez les muscles de vos fesses.

Prenez une grande respiration, en aspirant l'air par le nez et en l'expirant lentement par la bouche en écartant légèrement les lèvres. N'oubliez pas de respirer à l'aide de votre diaphragme.

Commencez en faisant dix séries de tous les exercices.

Oui et non

Inclinez la tête vers l'avant, en appuyant le menton sur la poitrine. Restez dans cette position. Retournez au centre.

Tournez doucement la tête vers la droite jusqu'à ce que le menton soit au-dessus de l'épaule. Restez en position. Retournez au centre. Tournez la tête vers la gauche. Restez en position. Retournez au centre.

J'appelle cette série «l'exercice oui et non». Lorsque vous tournez la tête de droite à gauche, vous semblez hocher la tête lentement pour dire «non». Lorsque vous l'inclinez vers l'avant, vous semblez faire signe que «oui».

Répétez cette série (et toutes les autres séries) 10 fois.

Haussement d'épaules

Élevez les épaules vers les oreilles. Restez en position. Rabaissez-les en faisant un mouvement exagéré. Roulez les épaules vers l'avant. Restez en position. Pressez-les vers l'arrière. Restez en position.

Encadrement

Agrippez les coudes et levez-les doucement au-dessus de la tête jusqu'à ce que vous encadriez votre visage. Vos coudes devraient être placés soit à côté de vos oreilles, soit derrière. Étirez le corps vers le haut, à partir des hanches, comme si vous tentiez de grandir. Restez en position. Abaissez les bras lentement jusqu'à ce qu'ils soient à plat contre le corps.

Plier le corps

Encore une fois, agrippez les coudes et levez les bras au-dessus de votre tête. Inclinez le torse vers la droite. Restez en position. Redressez-vous.

Tournez ensuite la poitrine vers la droite en faisant pivoter le torse doucement. Restez en position. Retournez au centre. Faites de même vers la gauche. Retournez au centre.

Remarque: Si vous ressentez un malaise au dos, essayez de pivoter sur la plante du pied opposé au côté vers lequel vous vous déplacez. Si le malaise persiste, consultez votre médecin.

Toucher le plafond

Levez les deux bras au-dessus de vous et inclinez les poignets de façon que vos paumes soient face au plafond. Étirez un bras, ensuite l'autre, comme si vous tentiez de toucher au plafond avec la paume des mains. Inclinez légèrement la tête vers l'arrière et fixez les mains du regard en levant les bras.

Cercle complet

En laissant les bras élevés, joignez les mains et entrelacez les doigts. Abaissez les bras vers la droite, passez-les ensuite devant les cuisses et remontez-les jusqu'à ce qu'ils soient de nouveau au-dessus de vous. Vous décrirez un grand cercle avec les bras. Faites maintenant un cercle dans le sens opposé. Les coudes devraient être légèrement arrondis et le torse devrait rester droit pendant chaque mouvement circulaire.

Pression et balancement

Les pieds au sol, les orteils pointant vers l'avant, pliez les genoux et pressez les hanches vers l'avant. Balancez les bras vers l'avant en même temps. Restez en position. Maintenant, redressez les genoux et levez-vous sur les talons, en écartant les bras sur les côtés. Restez en position.

Nage

Inclinez le torse vers l'avant à partir des hanches, en gardant les genoux légèrement pliés. Étirez un bras vers l'avant, étirez ensuite l'autre en les déplaçant d'avant en arrière comme si vous nagiez. Faites cet exercice 10 fois. Tournez le corps vers la droite et répétez l'exercice. Tournez vers la gauche et répétez l'exercice.

Action du pied

Mettez tout votre poids sur le pied droit et donnez un coup de pied vers l'avant avec le pied gauche en ployant le talon. Mettez ensuite votre poids sur le pied gauche et donnez un coup de pied du pied droit, le talon ployé. Continuez de déplacer votre poids d'un côté à l'autre. Répétez l'exercice 10 fois.

Répétez maintenant l'exercice, mais pointez les orteils cette fois-ci. Essayez de faire des mouvements stables, rythmés et d'allure modérée.

Surmonter les étourdissements

Je veux ajouter ici un exercice qui n'est pas vigoureux et que j'enseigne au nombre grandissant de patients qui me consultent à cause d'étourdissements. C'est le cas de Deana. Pour remédier au problème, j'emploie un exercice simple que j'ai appris au John Hopkins Medical Institute (Institut médical John Hopkins).

Deana croyait à la connexion esprit/corps. Ses étourdissements étaient causés par un réflexe anormal qui se produisait entre ses yeux et son cerveau. Aucun médicament n'était nécessaire, un simple exercice faisait l'affaire.

Le remède aux étourdissements de Deana. Deana, âgée de 37 ans, a soudainement commencé à souffrir de vertige; elle avait toujours été en bonne santé jusqu'à ce moment-là. Elle a commencé à se sentir étourdie chaque fois qu'elle bougeait la tête.

Par exemple, si elle conduisait et qu'elle tournait la tête, les signaux de la rue semblaient embrouillés; si elle arrêtait sa voiture, elle arrivait à les lire parfaitement. Ou encore, pendant qu'elle magasinait à l'épicerie en poussant son chariot dans les allées, les étiquettes des produits semblaient lui sauter à la figure; lorsqu'elle se tenait immobile, elle pouvait les lire. De plus, lorsqu'elle regardait la télévision sans bouger, les images semblaient lui sauter au visage. (Cela se produisait parce que ses battements cardiaques faisaient légèrement bouger son corps. Ce mouvement provoquait ses étourdissements et rendait les images floues.)

J'ai diagnostiqué son problème comme un léger étourdissement, un désordre vestibulaire. En fait, la plupart des gens qui ont des étourdissements ont ce problème. Votre médecin peut vous aider à confirmer que c'est là votre problème en faisant un examen simple dans son bureau. En examinant la façon dont vos yeux bougent lorsque vous bougez la tête, il (ou elle) peut établir un diagnostic immédiatement.

L'exercice suivant traite le problème efficacement. Il consiste à placer la tête dans la position nuisible et à l'en déplacer. Asseyez-vous au bord de votre lit. Allongez-vous brusquement, en tournant la tête vers la gauche, vous ressentirez un vertige, restez immobile jusqu'à ce qu'il s'estompe et rassoyez-vous. Si vous vous sentez de nouveau étourdi, attendez que l'étourdissement disparaisse. Ensuite, allongez-vous en tournant la tête vers la droite, attendez, et rassoyez-vous. Faites cet exercice environ quinze fois, trois fois par jour. C'est très simple, et immanquablement, autant qu'on puisse dire immanquablement en médecine, dans deux ou trois jours, les symptômes se calmeront. Ce syndrome disparaît souvent aussi par lui-même. Il peut parfois se manifester de nouveau, mais, encore une fois, vous pouvez l'éliminer grâce à ces exercices. Cependant, si les étourdissements persistent après que vous avez fait ces exercices pendant une semaine, vous devriez consulter un médecin.

Les gens qui ont de la difficulté à commencer tout genre d'exercice sont souvent déprimés, ce qui aggrave leur procrastination. L'exercice, cependant, est un antidépressif naturel qui peut vous tirer de votre routine. Votre comportement peut changer votre humeur. Commencez donc doucement, mais commencez. Comme Lazerov l'a dit

au début du siècle: «Il est plus facile d'abandonner les mauvaises habitudes aujourd'hui que demain.»

7

Prendre le temps de se détendre

Lorsque vous pensez à la détente, quelle image vous vient à l'idée? Vous étendre sur le sable chaud sous des palmiers bercés par le vent? Attiser le feu de foyer dans une cabane entourée de neige dans les bois? Vous blottir dans votre fauteuil préféré en prenant le thé et en lisant un bon livre?

Selon l'image que vous évoquez, vous avez peut-être l'impression que la détente est un rêve impossible, un luxe de temps et d'argent que vous ne pouvez vous permettre. En réalité, vous ne pouvez pas vous permettre de ne pas vous détendre.

La détente est extrêmement importante pour votre bien-être global. Elle repose votre esprit en donnant le temps à votre biochimie de se remettre et de s'équilibrer. De plus, elle favorise votre coeur et votre système immunitaire.

Comment faire pour vous détendre? Premièrement, en ne pensant pas qu'il vous faut planifier vos vacances pour qu'elles soient réussies. En fait, beaucoup de vacances sont loin d'être reposantes. Il vous faut vous échapper de tout périodiquement, mais nous désirons vous apprendre plusieurs façons de détendre votre esprit et votre corps, où que vous soyez, quelle que soit votre situation du moment.

Voici douze questions que je pose souvent à mes patients afin de les aider à comprendre leur capacité innée de détente. Répondez par vrai ou faux afin d'avoir une idée de votre situation.

Test de détente

Vrai   Faux

_____   __✓_   1. Vous vous inquiétez périodiquement quant à votre prochaine augmentation de salaire.

_____   __✓_   2. Vous êtes un peu embarrassé si un étranger se présente à la maison et que vous n'avez pas épousseté ni fait le ménage de la semaine.

_____   __✓_   3. Vous lisez rarement des livres, vous préférez lire les journaux ou des magazines.

_____   __✓_   4. Vous tirez une grande satisfaction de gagner en pratiquant des sports de compétition ou si vous arrivez à augmenter la distance que vous couvrez en marchant ou en courant lorsque vous faites de l'exercice.

_____   __✓_   5. Lorsque vous êtes assis, vous tambourinez souvent avec vos doigts ou vous bougez souvent les orteils.

_____   __✓_   6. Vous contractez au moins deux rhumes par hiver et vous souffrez d'une variété de petits malaises et de petites douleurs qui semblent ne pas avoir de cause médicale.

_____   __✓_   7. Vous devenez agité lorsque vous êtes obligé de rester assis pendant plus de quelques minutes sans aucune distraction.

__✓_   _____   8. Vous faites rarement quelque chose sans raison.

__✓_   _____   9. Vous vous sentez souvent troublé, tendu, même craintif, et vous ne savez pas vraiment pourquoi.

_____   __✓_   10. Vous souffrez parfois d'étourdissements ou perdez le souffle sans raison apparente.

Si vous avez répondu *vrai* à trois questions ou plus, vous devriez probablement examiner longuement votre capacité à vous détendre efficacement; votre corps n'obtient peut-être pas le repos dont il a besoin pour récupérer et fonctionner de façon optimale; de plus, votre esprit n'arrive probablement pas à se rafraîchir comme il en a besoin pour relever de nouveaux défis. Vous pourriez risquer de vous laisser aller jusqu'à succomber à une maladie ou à une fatigue inutile.

L'herpès de JoAnn. JoAnn, une étudiante universitaire âgée de 18 ans, était en parfaite santé avant de faire l'amour avec son petit ami il y a un mois. Ce dernier ne se sentait pas bien depuis quelque temps et se plaignait particulièrement de toujours se sentir fatigué. Des symptômes similaires se sont manifestés chez JoAnn: fatigue, malaise, maux de tête, frissons, forte fièvre et mal de gorge. Le tour de ses paupières et de l'orbite de ses yeux était enflé.

Après l'avoir examinée avec attention, j'ai découvert qu'elle avait contracté le virus Epstein-Barr, un des virus de l'herpès. Le virus avait aussi affecté son foie. J'ai établi le diagnostic principalement à l'aide de l'historique de la patiente, de l'examen d'un frottis sanguin et de tests sérologiques pour détecter les différents anticorps. (J'ai effectué les tests de diagnostic spécifiques VEB moi-même, ils sont désormais disponibles dans plusieurs laboratoires à travers le pays. Nous parlerons de ce virus de façon plus détaillée au chapitre 10.)

Le repos au lit fut la première étape pour JoAnn jusqu'à ce que son foie redevienne normal et jusqu'à ce que les épisodes de forte fièvre et de fatigue soient disparues. Je l'ai aussi soignée à l'aide de vitamines et de suppléments minéraux appropriés.

JoAnn a obtenu un mauvais résultat en passant mon test de détente; son pointage se chiffrait à 8. Elle était sceptique au début, mais elle a accepté de cesser de respirer par la poitrine pour respirer à l'aide de son diaphragme; elle a aussi fait les exercices de détente corporelle, deux choses que nous vous enseignerons dans ce chapitre, vingt minutes par jour pendant deux semaines. Elle a pu retourner aux études en suivant un programme moins chargé et a attribué son succès et sa nouvelle vision positive de la vie aux exercices de détente.

Elle ne ressent plus aucun symptôme depuis deux ans et a repris son programme d'études normal. Elle est fiancée à son petit ami et ils projettent de se marier en juin.

Le docteur Herbert Benson, qui le premier a créé le terme «réponse de relaxation», a étudié en profondeur l'effet de la relaxation sur le lien esprit/corps. Parmi ses découvertes, il a établi que la relaxation semble véritablement réduire l'activité du système nerveux sympathique. Cela entraîne des changements physiologiques, par exemple une meilleure aspiration d'oxygène, une diminution des rythmes cardiaque et respiratoire, une réduction du blocage des artères, une activité des ondes cérébrales associée au stress moins intense et la stabilisation de la circulation du sang dans les muscles, indiquant une réserve de sang adéquate.

D'autres professionnels de la médecine ont rapporté des résultats surprenants chez leurs patients qui pratiquaient les exercices de détente, qu'il s'agisse de l'amélioration dramatique d'une condition d'asthme chronique, d'une diminution du taux de cholestérol, de la maîtrise d'un sentiment d'anxiété et de dépression, ou de l'amélioration de l'activité des lymphocytes-T.

Le docteur Lipton et moi avons obtenu des résultats aussi fascinants grâce aux techniques de relaxation enseignées à un patient venu me consulter parce qu'il s'inquiétait des symptômes de dysfonction sexuelle qui l'affligeaient.

Le diabète de Walter et la diminution de ses fonctions sexuelles. Un examen physique m'a révélé que Walter souffrait de diabète sucré du type 1. La situation était empirée par une légère neuropathie qui désensibilisait certains nerfs de ses organes génitaux et en comprimait les artères. Cette situation entravait la circulation du sang nécessaire pour une érection normale.

De plus, il était affligé d'un niveau très élevé d'hormones de stress; son pancréas produisait une plus grande quantité de glucagon, la substance médullaire de ses glandes adrénales produisait une quantité accrue de catécholamine et le cortex adrénal produisait plus de cortisol. C'était là toute une série d'hormones de stress capables d'augmenter le taux de sucre de son sang et de supprimer l'activité immunitaire.

J'ai expliqué à Walter que l'incapacité de son corps à se défendre contre les sensibilisateurs provoquait une réaction biochimique qui aggravait son diabète et ses difficultés sexuelles; en d'autres mots, le syndrome d'hypersensibilité était à l'oeuvre. Cette situation était aggravée encore plus par une hyperventilation chronique, ce qui signifiait qu'il respirait trop rapidement en utilisant les mauvais muscles, causant une alcalose respiratoire (le contraire de l'acidité) et un manque d'oxygène.

Les niveaux instables de l'insuline de Walter étaient directement reliés aux réactions émotionnelles qu'il ressentait à cause de ses pensées plutôt erronées de façon consistante. Pour lui, tout ce qui se passait annonçait un désastre. La première fois que je l'ai rencontré, par exemple, il était troublé et parlait du silencieux qui était tombé de son auto en chemin vers mon bureau. Il était certain, m'a-t-il dit, que sa transmission et son moteur suivraient, et il ne savait pas comment il pourrait acheter une autre voiture car il avait des problèmes financiers. De plus, il craignait que, sans transport fiable, il perdrait son emploi.

Je lui ai appris à s'injecter l'insuline dont il aurait besoin tous les jours, j'ai décrit son alimentation et son programme d'exercice et je l'ai mis en rapport avec le docteur Lipton, qui lui a enseigné les exercices de relaxation que nous avons décrits dans ce chapitre et d'autres que nous décrirons plus loin. Walter a bientôt réussi à stabiliser le niveau des éléments chimiques de stress.

Environ trois mois après que j'eus rencontré Walter pour la première fois, j'ai été témoin d'un événement inattendu. Pendant les premières semaines de son traitement, ses besoins en insuline s'étaient stabilisés comme nous nous y attendions. Ce besoin a ensuite commencé à diminuer, et cela s'est poursuivi. Enfin, sept mois après le diagnostic initial, il n'avait plus besoin d'injections d'insuline. Son corps en produisait assez.

Je n'avais jamais vu une telle situation chez un patient aussi sévèrement atteint du diabète que Walter. Quelques années plus tard, j'ai lu un rapport rédigé par le docteur Joan Borysenko, directrice fondatrice de The Mind/Body Clinic de l'hôpital Deaconess de Boston. En recourant à des exercices de relaxation, le docteur Borysenko aidait les patients diabétiques à abaisser le taux de sucre de leur sang. Elle s'empressait de souligner que ses chiffres étaient bas et ses résultats préliminaires, mais je voyais que ses découvertes appuyaient les résultats que nous avions obtenus avec Walter.

Je soupçonne que le SH avait tellement entravé le système immunitaire de Walter que ce système s'était retourné contre Walter, aggravant son diabète et sa dysfonction sexuelle. Apprendre les techniques de relaxation était pour Walter la façon d'assurer sa santé physique.

Les exercices de relaxation qui suivent sont les mêmes qui ont aidé Walter, et beaucoup d'autres, à trouver un soulagement. J'ai eu des patients, à personnalité de type A en quête du succès, qui hésitaient à apprendre les techniques de relaxation de crainte que les changements physiques qui en découlent n'entravent la capacité de leur corps à réagir aux combats de la vie. Ils craignaient d'être moins efficaces s'ils devenaient moins «hyperactifs».

Il est vrai que le corps a besoin de produire des éléments chimiques en réponse au stress de façon à réagir aux pressions et aux difficultés de la vie quotidienne. Les exercices de détente ne réduisent pas la quantité de ces éléments chimiques, mais ils aident le corps à réagir à ces situations de façon plus saine. Les gens qui font des activités de nature à produire une réaction de détente possèdent le même taux d'hormones dans leur sang pendant les périodes de stress. Les effets négatifs de ces hormones sont cependant réduits de façon significative.

Comme tous les exercices de relaxation ne conviennent pas à chaque personne, le docteur Lipton et moi avons examiné au cours des années les programmes de respiration dirigée et de relaxation les plus efficaces, nous les avons modifiés selon nos critères et avons appris à des centaines de nos patients à les utiliser efficacement. Commençons par une première étape importante. Elle est simple, mais cruciale.

Le souffle de vie

Apprendre à respirer de façon appropriée est un des moyens les plus faciles pour combattre le SH et, croyez-le ou non, l'une des étapes les plus importantes que vous puissiez franchir pour être en bonne santé. Une respiration adéquate réduit le stress et l'anxiété, augmente le niveau de votre énergie et votre sensation de bien-être, et, à la longue, peut augmenter vos réactions immunitaires. Cela ne coûte rien et est appuyé par une garantie à vie.

Respirer fournit d'abord de l'oxygène au corps et élimine le bioxyde de carbone. Une respiration normale fait appel au diaphragme, un muscle en forme de dôme qui, une fois dilaté, crée une pression négative dans la cavité thoracique. Cette pression négative a pour résultat d'aspirer l'air extérieur à l'intérieur des poumons et autour d'eux. L'utilisation du diaphragme expose donc nos poumons à l'air frais et retire celui-ci après son exposition aux poumons.

Nous avons tendance, cependant, à respirer avec notre poitrine, c'est-à-dire thoraciquement, en utilisant nos muscles intercostaux plutôt que notre diaphragme. C'est ce qui se passe en particulier chez les patients atteints du SH, et comme nous le verrons plus tard, c'est ce qui cause des dommages.

Dans votre enfance, vous respiriez correctement et, même aujourd'hui, lorsque vous dormez ou que vous êtes complètement détendu, votre respiration se fait de façon abdominale. Dans notre culture, cependant, on nous apprend à nous tenir en ressortant la poitrine et en rentrant le ventre. Nous portons aussi des vêtements serrés qui compriment le diaphragme.

L'hyperventilation chronique de Judy. Judy, une petite femme de 28 ans, est venue me consulter parce qu'elle souffrait de graves allergies. Elle réagissait à tout, c'est-à-dire qu'elle était allergique à tout, de la soupe jusqu'aux noix. Il était évident qu'elle souffrait aussi du SH, elle avait les mains froides, le taux de ses hormones de stress était élevé et elle était visiblement anxieuse.

Après avoir commencé à lui faire suivre un programme pour évaluer ses problèmes d'allergies et les soigner, j'ai demandé au docteur Lipton de lui apprendre à utiliser la rétroaction biologique. Plus tard, Marc m'a raconté l'histoire suivante.

Il a initié Judy à la rétroaction biologique thermique, mais elle éprouvait beaucoup de difficulté à augmenter la température de ses mains. Marc a aussi remarqué qu'elle souffrait d'hyperventilation chronique. C'est-à-dire que lorsqu'elle respirait, sa poitrine, plutôt que son diaphragme, se gonflait et se dégonflait rapidement et sans profondeur.

Le docteur Lipton a essayé de lui apprendre à respirer avec son diaphragme, tout d'abord en lui donnant des instructions verbales, et quand il a vu qu'elle n'y arrivait pas, il l'a reliée à un ordinateur de rétroaction biologique respiratoire. Cela n'a pas marché non plus. Elle ne semblait tout simplement pas capable de faire entrer et sortir son diaphragme plutôt que sa poitrine. Elle respirait d'une façon telle que l'échange oxyde de carbone/oxygène provoquait l'augmentation du pH de son sang (sang moins acide) et il était clair qu'elle aggravait son piètre état de santé dans l'ensemble.

Enfin, après quelques semaines passées à l'aider, Marc a déclaré qu'il avait dû sembler particulièrement insatisfait (et dans son domaine, il met du temps à le devenir!) lorsqu'il lui a avoué que, pour une raison ou pour une autre, c'était la première fois qu'il n'arrivait pas à aider une patiente à apprendre à respirer correctement.

Judy a répliqué d'une manière un peu penaude, en lui demandant: «Docteur Lipton, est-ce que porter une gaine pourrait nuire à ma respiration?»

Étonné par cette question posée par une femme qui pesait 48,5 kilos (107 livres), Marc m'a dit avoir répondu sans son décorum habituel. «Judy! Vous? Vous portez une *gaine*?»

Elle a fini par avouer qu'elle croyait que son meilleur trait était sa taille de guêpe et qu'elle désirait l'accentuer le plus possible.

La réponse à la question de Judy était, bien entendu, qu'une gaine peut non seulement entraver la respiration avec le diaphragme, mais qu'elle peut même l'empêcher complètement. Judy s'est rendue à la salle de toilette, a retiré sa gaine et a immédiatement commencé à respirer à l'aide de son diaphragme et à se réchauffer les mains jusqu'à un niveau de température approprié. En une semaine et demie, sa santé s'était améliorée grandement.

Une fois qu'une méthode de respiration thoracique est établie, elle a tendance à se perpétuer d'elle-même; et la seule façon de nous entraîner à respirer correctement nous-même consiste à prendre connaissance de notre respiration et de faire des exercices comme ceux que nous décrivons ici.

Aussi simple que cela semble, je ne peux souligner assez l'importance d'une bonne respiration. Une respiration inadéquate peut nuire à votre santé.

La biochimie de la respiration

Pendant que nous enseignons à nos patients cet exercice simple, beaucoup d'entre eux ont du mal à croire que leur mauvaise respiration affecte de façon importante la chimie de leur sang et leur maladie. Cependant, comme dans le cas de Walter, j'ai découvert qu'une vaste majorité des patients atteints du SH souffrent d'hyperventilation chronique. En d'autres mots, ils respirent rapidement et sans profondeur à l'aide de leurs muscles thoraciques, plutôt qu'à l'aide de leurs muscles «abdominaux».

Le docteur Lipton et moi supposons que cela se produit parce que plusieurs de nos patients atteints du SH sont dans un état de stress continuel. Leur stress semble avoir deux origines. Tout d'abord, les facteurs de la vie entrent en jeu. Ensuite, le fait que la maladie physique elle-même produit une situation de stress pour leur corps, ce qui a tendance à produire cette méthode de respiration malsaine chronique.

Il semblerait donc que lorsque nous sommes soumis au stress, nous respirons incorrectement; et à mesure que nous continuons de respirer de cette façon, nous avons tendance à diminuer la capacité qu'a notre corps de combattre la maladie.

Nous ne connaissons pas tout sur la biochimie de cet affaiblissement, mais nous en connaissons une partie. Respirer à l'aide de nos muscles thoraciques plutôt qu'à l'aide de notre diaphragme utilise environ seulement 66 % de notre capacité pulmonaire. Les muscles thoraciques ne créent pas assez de pression négative dans la cavité thoracique pour acheminer assez d'air. Il en résulte un échange d'oxygène et d'oxyde de carbone inadéquat.

La proportion de cet échange est critique. Lorsque nous hyperventilons et que nous n'utilisons que les deux tiers de nos poumons, nous diminuons la quantité d'oxyde de carbone et d'oxygène qui pénètre dans notre sang. Cela nuit à l'équilibre sanguin, connu sous le nom de niveau du pH, qui concerne le niveau d'acidité ou de l'alcalose du sang. L'oxyde de carbone se combine à l'eau dans le sang et produit de l'acide carbonique. Moins d'oxyde de carbone se traduit par moins d'acide carbonique, et le sang devient alors trop alcalin. On considère que cette augmentation de l'alcalinité a des effets biochimiques graves sur notre santé en général et sur le rendement de nos organes. De plus, le manque d'oxygène dans le sang affecte le métabolisme de toutes les cellules du corps, et il devient plus difficile de perdre du poids.

Encore une fois, nous ne connaissons pas encore tous les mécanismes qui provoquent une plus grande susceptibilité à la maladie et à la suppression du système immunitaire. Cependant, en me basant sur l'observation de mes patients et sur les changements importants du pH de leur sang, je crois que l'impact est grave. Je ne peux insister assez fortement qu'en apprenant à rétablir une respiration à l'aide de votre diaphragme et à cesser d'hyperventiler, vous exercerez une influence majeure sur la chimie de votre sang et sur votre santé physique. Ce n'est pas une bagatelle.

Les hauts et les bas du combat de Charlotte contre le poids. Dès le début de sa puberté, Charlotte a éprouvé des problèmes de poids. Pendant les 35 années qui ont suivi, elle a perdu et repris plus de 453,5 kilos (1 000 livres), victime du syndrome du yo-yo. Chaque fois qu'elle perdait du poids, elle reprenait les mêmes kilos et en reprenait de 4,5 à 6,8 (de 10 à 15 livres) de plus. Ses kilos superflus se concentraient principalement sur ses seins, son abdomen, ses hanches et ses cuisses. Maintenant que sa ménopause était terminée, elle se plaignait en plus de toujours se sentir fatiguée sans raison, que ses ongles étaient cassants, que sa peau était sèche et qu'elle portait de plus en plus d'ecchymoses bleues et noires.

J'ai établi un diagnostic de dystrophie adiposogénitale. Cette maladie est caractérisée par l'obésité dans les parties du corps affectées chez Charlotte. À cause de l'accumulation de graisse autour de son ventre rendant la respiration abdominale difficile, sa respiration était seulement thoracique. Des tests sanguins ont confirmé qu'elle souffrait d'hyperventilation.

L'accumulation de graisse abdominale était en partie causée par sa carence en hormones sexuelles femelles. Le taux de CO_2 et d'oxygène de son sang était bas. Ce dernier l'empêchait de brûler les calories de façon appropriée.

Une fois que nous lui eûmes administré les hormones femelles appropriées, et après que je lui eus appris à respirer avec son diaphragme, elle s'est sentie beaucoup mieux. En dix-huit mois elle a atteint son poids idéal et l'a maintenu, et ses autres symptômes ont disparu.

Comment respirer correctement

Vous pouvez pratiquer cette technique aussi souvent que vous le désirez pendant la journée. Nous vous recommandons d'y consacrer au moins cinq minutes, trois fois par jour, tous les jours. Les moments propices à ces exercices sont juste avant de vous lever le matin, avant de vous endormir le soir et au milieu de la journée.

Afin de faire la différence entre la respiration abdominale et la respiration thoracique, commencez par vous allonger sur le dos confortablement en appuyant la tête sur un petit oreiller. Écartez un peu les pieds. Placez une main par-dessus l'autre et laissez-les reposer sur votre abdomen. Fermez les yeux et concentrez-vous sur les quelques respirations suivantes. Remarquez le mouvement de votre abdomen. Si aucun mouvement ne se produit et que votre abdomen ne s'aplatit pas, cela signifie que vous respirez avec votre poitrine.

Respirez maintenant avec votre abdomen. Placez une main au centre de la partie supérieure de la poitrine et l'autre sur le ventre, juste au-dessus du nombril. Assurez-vous de respirer par le nez à moins que vos sinus ne soient bloqués et ne vous empêchent de le faire, et expirez par la bouche.

Concentrez-vous sur votre respiration. La main que vous avez posée sur la poitrine ne devrait pas bouger. Celle que vous avez posée sur le ventre devrait remonter lorsque vous respirez et redescendre lorsque vous expirez. Plus tard, une fois que vous n'aurez plus à vous préoccuper du mouvement de votre poitrine pendant votre respiration, vous préférerez peut-être poser vos deux mains sur le ventre ou les poser de chaque côté de vous.

Après quelques respirations, vous devriez constater que vous devenez plus détendu. Votre respiration devrait être régulière, calme et égale, sans pause entre l'inspiration et l'expiration. Il n'est pas nécessaire d'essayer de forcer votre respiration. En fait, vous devriez maintenant arriver à respirer profondément sans aucun effort.

À mesure que vous respirez, comptez lentement (pendant environ quatre secondes) et sans arrêter de respirer ni retenir votre respiration, expirez en suivant le même compte. Si au début vous trouvez difficile d'établir un compte de quatre secondes, vous pouvez le raccourcir, mais essayez de l'augmenter à quatre aussitôt que vous pouvez y arriver confortablement.

Chaque fois que vous expirez vous vous apercevrez peut-être que la tension s'estompe avec chaque respiration. Continuez d'utiliser cette méthode pendant au moins cinq minutes.

Une fois que vous serez parvenu à respirer régulièrement et de façon égale avec votre abdomen, essayez de ralentir le rythme auquel vous expirez. Vous modifierez votre rythme respiratoire de façon que, pour chaque respiration comptée, vous expirerez en comptant jusqu'à deux. La plupart des gens considèrent que les comptes 2-4, 3-6, ou même 4-8 fonctionnent bien.

Une fois que vous aurez maîtrisé la respiration abdominale en position allongée, pratiquez-la en restant assis, et plus tard, faites-la debout. Une des façons les plus faciles de remplacer la respiration thoracique par la respiration abdominale pendant que vous êtes debout consiste à respirer profondément et à expirer le plus profondément possible par la bouche. Cela fera aplatir votre abdomen. Au moment où vous respirez par le nez, vous devriez sentir que votre abdomen prend de l'expansion, confirmant que vous avez adopté la respiration abdominale. N'essayez pas de forcer votre respiration ni de respirer profondément lors de cette première respiration. Détendez-vous simplement et continuez à respirer de façon égale et douce. Vous

vous rendrez compte qu'une fois que vous arriverez à changer votre méthode de respiration pour la respiration abdominale, vous serez capable de le faire n'importe quand, n'importe où.

Rappelez-vous que vous n'essayez pas de remplir les poumons complètement ni de les vider complètement à chaque respiration. Vous n'avez pas besoin de forcer votre corps à absorber de l'air. Il en prendra autant qu'il en aura besoin. Si vous essayez trop fort de respirer, vous pourriez avoir des étourdissements ou souffrir d'hyperventilation. Si cela se produit, cessez l'exercice et reprenez votre respiration normale.

Relaxation du corps

Quand nous parlons de relaxation, nous parlons de soulagement de la tension. Cela inclut à la fois la tension musculaire du corps et la tension émotionnelle causée par les pressions extérieures. Nous vous enseignerons dans ce chapitre six exercices pour maîtriser la relaxation.

Commençons d'abord par la technique de détente de tout le corps qu'on appelle souvent exercice de détente musculaire progressive, car vous passez d'un groupe de muscles au suivant jusqu'à ce que tous vos muscles soient détendus.

Détente corporelle complète

Commencez par vous allonger sur le dos, les jambes confortablement écartées. Étirez les bras de chaque côté du corps, environ à six pouces du corps. Tournez les paumes vers le haut.

Prenez cinq respirations abdominales. Après chacune, imaginez que vous vous enfoncez de plus en plus dans le matelas ou dans le plancher à mesure que vous éliminez la tension musculaire qui vous retient en surface. Si vous préférez, imaginez que vous êtes en train de flotter en état d'apesanteur grâce à l'élimination de la tension. Après la dernière respiration, vous devriez avoir l'impression que vos muscles vous ont libéré de leur étreinte.

Pour chaque groupe de muscles énuméré ci-après, commencez par respirer et resserrez vos muscles le plus possible. Retenez cette position en comptant jusqu'à trois. Expirez ensuite et détendez vos mus-

cles, en sentant la tension qui s'envole. Prenez une deuxième respiration et détendez un peu plus vos muscles en vous imaginant que
cette partie de votre corps, maintenant détendue, s'enfonce dans le
plancher ou le matelas ou qu'elle flotte en état d'apesanteur. Continuez avec:

- Votre pied et votre mollet gauches. Sentez la tension qui
  s'envole.
- Votre pied et votre mollet droits. Tendez votre muscle le plus
  fort et le plus durement possible.
- Votre cuisse gauche.
- Votre cuisse droite.
- Vos fesses.
- Le bas de votre dos. Imaginez que votre dos s'aplatit contre
  le lit ou le plancher.
- Votre abdomen. Sortez-le le plus possible.
- Votre poitrine. Visez le plus haut possible.
- Votre bras et votre épaule gauches.
- Votre bras et votre épaule droits.
- Vos poings. Serrez-les bien fort l'un après l'autre.
- Votre cou. Essayez d'éloigner votre tête le plus loin possible
  de votre cou.
- Vos muscles faciaux. Bâillez en ouvrant la bouche le plus
  possible.

Lorsque vous bâillez votre cerveau affiche un placard qui se lit *Ne
pas déranger.* Quand les autres vous voient bâiller, il leur arrive souvent de bâiller aussi car vous les aidez à se détendre pendant un
moment.

La technique de grande relaxation

Voici une technique de détente extrêmement efficace que vous pouvez employer n'importe où, presque n'importe quand. Elle n'exige
que quelques secondes et combine des techniques, incluant celle de
respiration et de représentation, pour en faire une approche simple.

Vous pouvez vous asseoir, rester debout ou vous allonger. Vous
pouvez fermer les yeux.

Pour cet exercice, prenez simplement une grande respiration et
imaginez que vous aspirez dans vos poumons toute la tension, tout
le stress et toute l'anxiété de toutes les parties de votre corps. Ne

pensez pas que vous êtes en train d'aspirer l'air extérieur, imaginez plutôt que vous «respirez» intérieurement. Ensuite, débarrassez-vous de toute cette tension en expirant rapidement. Gardez votre bouche entrouverte en imaginant que toute la tension quitte votre corps.

Vous pouvez imaginer que la tension de tout votre corps entre dans vos poumons en une seule fois, ou vous pouvez vous concentrer sur différentes parties de votre corps lors de chaque respiration. Par exemple, vous pouvez vous concentrer sur l'absorption par vos poumons de la tension de vos pieds, de vos mollets et de vos jambes. Ensuite, expirez et libérez cette tension. Lors de votre prochaine respiration, concentrez-vous sur le retrait de la tension de votre bassin, de votre abdomen et de votre poitrine. Continuez ensuite d'expirer, et ainsi de suite jusqu'à ce que vous ayez détendu toutes les parties de votre corps. Faites cet exercice en respirant et en expirant environ 10 fois.

Votre capacité à visualiser cette représentation de façon concentrée et claire est la clé du succès de cette technique. Les résultats sont étonnamment positifs.

Comptez jusqu'à 10

Comptez des secondes. Voici une autre technique de relaxation, facile et puissante, que vous pouvez employer en tout temps et n'importe où. Elle diminuera votre rythme cardiaque et réduira le nombre d'éléments chimiques de stress qui sont sécrétés et libérés dans votre sang. Elle vous débarrassera de l'anxiété aiguë et améliorera même votre rendement global. C'est une modification de la technique de méditation respiratoire utilisée depuis des siècles.

Fermez les yeux, respirez normalement et naturellement, et lorsque vous expirez, comptez mentalement, *numéro 1*. Respirez de nouveau et lors de votre deuxième expiration, comptez mentalement, *numéro 2*, et ainsi de suite jusqu'à ce que vous atteigniez le *numéro 10*.

Après le numéro 10, avant d'ouvrir les yeux, prenez une grande respiration et libérez-la par la bouche lentement pendant environ sept secondes. Ouvrez ensuite les yeux.

Étirements assis

Voici une façon d'augmenter votre détente en vous étirant comme un chat. Nous vous recommandons aussi cet exercice pour remplacer ceux qui exigent de tendre vos muscles et que certains trouvent trop douloureux.

Faites cet exercice trois fois par jour en vous assoyant sur une chaise et répétez chaque série cinq fois.

1. Ouvrez grand la bouche. Gardez-la ouverte. Reprenez votre position initiale.
2. Inclinez la tête contre la poitrine. Restez dans cette position. Reprenez votre position initiale.
3. Inclinez la tête par en arrière. Restez dans cette position. Reprenez votre position initiale.
4. Penchez la tête vers l'épaule gauche. Gardez cette position. Reprenez votre position initiale.
5. Penchez la tête vers l'épaule droite. Gardez cette position. Reprenez votre position initiale.
6. Baissez les épaules vers les pieds. Gardez cette position. Reprenez votre position initiale.
7. Étirez les deux bras au-dessus de la tête. Gardez cette position. Reprenez votre position initiale.
8. Étirez les bras vers l'avant, à la hauteur des épaules. Écartez les doigts et étirez-les. Gardez cette position en comptant jusqu'à 5. (Ne retenez pas votre souffle.) Remettez les bras sur les genoux.
9. Respirez, et courbez le dos vers l'arrière. Gardez cette position. En expirant, courbez le dos vers l'avant.
10. Écartez les jambes très grand. Gardez cette position. Reprenez votre position initiale.
11. Étirez les jambes vers l'avant, en posant les cuisses sur la chaise. Gardez vos jambes écartées et comptez jusqu'à 5. Reposez les pieds sur le sol.
12. Étirez les jambes vers l'avant. Étirez les pieds en pliant les chevilles et en pointant ensuite les orteils. Posez les pieds au sol.
13. Étirez tout votre corps de la tête aux orteils. Gardez cette position. Reprenez votre position initiale.

Représentation

Cette technique est probablement la plus connue des techniques de relaxation mentale. La technique de représentation, ou d'évocation, vous est peut-être déjà familière. Le nombre et le type de ces images que vous pouvez utiliser pour vous détendre n'est limité que par les frontières de votre imagination. Si vous en manquez, vous pouvez emprunter celles de quelqu'un d'autre ou tirer votre inspiration d'affiches, de magazines ou de films.

Plus les images capturent votre imagination, plus vous vous détendrez. La représentation revient presque à projeter un film dans votre esprit; vous pourriez garder la caméra immobile, concentrée sur une scène, ou vous pourriez la déplacer en filmant plusieurs scènes.

Plus vous pratiquerez la représentation, comme dans le cas de tout talent, plus vous vous améliorerez. Le bon sens exige que vous restiez calme et qu'on ne vous dérange pas pendant environ quinze à vingt minutes, comme dans le cas de la relaxation physique. Plus vous arriverez à inclure de détails sensoriels et de vivacité réelle dans vos images, plus vous pourrez voir, entendre, sentir, goûter et toucher de choses, et plus elles seront relaxantes. Vous trouverez peut-être que les images calmes, sereines et tranquilles vous procurent une plus grande détente et une plus grande distraction. Ou encore, vous préférerez peut-être les scènes remplies d'action et qui changent rapidement. Voici une suggestion d'image mentale calme qui peut servir d'exemple quant à la façon d'employer tous vos sens pour choisir l'endroit où vous relaxez.

Lumières tamisées dans la pièce où vous êtes assis ou allongé, les yeux fermés, commencez. (Pensez au calme.)

Une journée à la plage

Quel ennui! Rien à faire, nulle part où aller. Aucune responsabilité. Le temps s'est arrêté pour une journée, vous n'avez donc ni soucis ni engagements. La plage n'a été réservée que pour vous seul et personne d'autre n'a le droit d'y aller à moins que vous ne lui en donniez la permission.

Vous êtes allongé sur la plage, sur le dos, la tête confortablement appuyée sur une pile de serviettes moelleuses. Le ciel est bleu et sans nuages. Sous votre visière vous apercevez un bateau à voiles ou quelqu'un qui fait de la planche à voile sur l'eau. La voile est blanche et se gonfle. Rien d'autre à l'horizon.

Vous repoussez votre oreiller de serviettes et vous vous déplacez en roulant sur votre couverture. Vous vous sentez aussi libre et aussi heureux qu'un enfant. Le soleil plombe très chaudement sur votre dos et l'arrière de vos jambes mais une brise légère vous rafraîchit. Vous sentez d'abord la chaleur du soleil suivie de la fraîcheur de la brise. Le soleil, ensuite la brise, chaleur et fraîcheur, en un va-et-vient.

Vos pensées voguent sur l'eau jusqu'à ce qu'elles voltigent comme un oiseau à l'endroit où la mer et le ciel se confondent. Vous laissez votre esprit s'y reposer pendant quelque temps, loin, très loin des problèmes de la vie quotidienne. Ils sont loin derrière vous. Le temps s'est arrêté pour une journée.

Vous pouvez entendre le rythme des vagues qui bruissent suivi d'un silence. Bruissement, silence, encore et encore. La brise fraîche et légère murmure autour de vous lorsque la marée monte. La chaleur du soleil prend sa place quand les vagues redescendent sans bruit. Vous pouvez à peine sentir le doux parfum de l'huile solaire couvrant votre peau, parfum de fleurs tropicales et d'huile de noix de coco. Ce parfum est presque une toile de fond pour le parfum légèrement salé du sable propre qui vous entoure.

Une tangerine est enveloppée dans le paquet de serviettes posé à vos côtés. Vous pourriez déguster les bouchées du fruit une à une. Ce serait agréable. Mais rien ne vous presse. La tangerine sera là lorsque vous aurez soif. Jusqu'à ce moment-là, vous penserez à des châteaux de sable, à des perles, à des récifs de corail, à des bateaux à voile en dérive, à des palmiers bercés par le vent, à des étoiles de mer, à des hippocampes et à tout ce qui flotte dans votre esprit. Vous retournerez ensuite lentement à la réalité de votre vie quotidienne, détendu et rafraîchi.

Méditation

Méditer signifie simplement contempler ou réfléchir. En ce qui nous concerne, il s'agit de concentrer votre attention intentionnellement ailleurs que sur les tensions et les traumatismes du monde extérieur.

Comme nous le recommandons dans le cas des autres exercices, donnez-vous de 15 à 20 minutes par séance. Essayez de méditer deux fois par jour et à la même heure chaque jour. Choisissez les moments où on ne vous dérangera pas.

- Assoyez-vous confortablement et gardez un cadran à portée de la main.
- Fermez les yeux.
- Commencez à respirer lentement avec votre abdomen.
- Prenez conscience de votre respiration. Remarquez que vous respirez par le nez. Remarquez que votre abdomen se gonfle.
- Remarquez que vous expirez par la bouche. Remarquez que votre abdomen se détend.
- Ne pensez à rien d'autre qu'à votre respiration.
- Continuez de penser à votre respiration à mesure que vous respirez et que vous expirez. Rien d'autre.
- Des pensées traverseront votre esprit. Laissez-les défiler comme une parade. Ne vous concentrez sur aucune d'elles.
- En ne pensant à rien d'autre qu'à votre respiration, et en laissant défiler vos pensées, vous deviendrez de plus en plus détendu.
- Demandez à quelqu'un de vous appeler doucement après 15 ou 20 minutes ou ouvrez doucement les yeux, regardez lentement autour de vous, et posez éventuellement votre regard sur votre montre ou sur un cadran près de vous.

Vous pourriez vous concentrer sur un mot ou une pensée particulière plutôt que sur votre respiration. Assurez-vous seulement de continuer à respirer profondément et régulièrement. Si vous employez un mot, il vaut mieux en choisir un qui soit simple, ne comportant pas plus d'une syllabe ou deux. Et étirez le son du mot en le prononçant. Par exemple, lorsque des pensées non désirées traversent votre esprit, dites-vous le mot *calme*, mais prononcez-le ainsi: *caaaalme*.

Un mot au sujet des techniques que vous avez apprises. Le concept de base du renforcement du lien esprit/corps est relié à la pratique. Toutes ces méthodes que nous recommandons, une fois perfectionnées, produisent un effet de conditionnement sur la capacité du cerveau à influencer la physiologie et la chimie du corps. Plus vous ressentez ces effets, plus la maîtrise de l'esprit devient forte et efficace.

Pourquoi ne pas planifier de faire un ou plusieurs de ces exercices pendant les 30 prochains jours? Tous ces exercices vous aideront à maintenir votre lien esprit/corps et à l'améliorer.

Rappelez-vous, ces approches de régularisation du lien esprit/corps ont pour résultat de vous protéger contre les effets nocifs des hor-

mones de stress, comme l'épinéphrine (adrénaline), la norépinéphrine, le glucagon, le cortisol (stéroïde) et d'autres encore. Rappelez-
vous aussi que, comme pour presque tous les aspects de la vie, «qui
ne risque rien n'a rien».

En d'autres mots, si vous ne le faites pas, cela ne fonctionnera
pas. Et si vous le *faites*, vous vous rendrez compte que ce n'est pas
un rêve impossible comme vous le pensiez peut-être auparavant.

8

Comment renforcer votre lien esprit/corps

Le syndrome de Raynaud de Sandra. Sandra est venue à mon bureau un jour chaud et humide du mois d'août, mais elle se frottait les mains l'une contre l'autre comme si elle tentait de les réchauffer. «Est-ce que le système de climatisation fonctionne trop bien ici? m'a-t-elle demandé. J'ai les mains gelées.»

«Il fait peut-être un peu frais, lui ai-je répondu. Seriez-vous plus à l'aise si j'ouvrais une fenêtre? Elle a acquiescé avec enthousiasme. En quelques minutes, l'air de l'été avait envahi mon bureau.

«Je n'y comprends rien, a-t-elle dit. J'ai les mains tellement engourdies que je ne les sens presque plus.»

J'ai regardé ses mains et j'ai constaté que sa peau était marbrée de bleu. À mesure que nous avons parlé des problèmes particuliers qui l'avaient amenée à me consulter, je l'ai aussi questionnée au sujet de ses mains.

Sandra m'a dit qu'elle avait des problèmes avec ses mains à cause du froid depuis son adolescence. Maintenant âgée de 26 ans, elle était troublée parce qu'elle éprouvait de plus en plus souvent des engourdissements, des picotements et de grandes douleurs dans les doigts. L'engourdissement durait parfois seulement quelques minutes; à d'autres moments, il durait plusieurs jours. La situation empirait, m'a-t-elle dit, lorsqu'elle avait froid ou qu'elle subissait une pression au point de vue émotionnel. Dernièrement, les crises s'étaient produites presque quotidiennement.

Je n'étais pas certain de la cause de la mauvaise circulation de Sandra, mais j'avais quand même une bonne idée. J'ai confirmé mes soupçons à l'aide d'un simple test exécuté à mon bureau. Je lui ai fait plonger les mains dans un sceau rempli de glace et j'ai regardé blanchir ses doigts. Il ne semblait y avoir aucun doute que Sandra souffrait du syndrome de Raynaud.

À mesure que Sandra décrivait ses autres problèmes, infections pulmonaires fréquentes, difficulté à dormir, fatigue chronique, j'étais certain qu'elle était aussi atteinte du SH. Des tests complémentaires de dépistage du SH ont révélé des niveaux élevés de norépinéphrine et de cortisol.

Curieusement, probablement parce que les troubles émotionnels aggravent le syndrome de Raynaud, j'ai constaté que beaucoup de patients qui en sont atteints souffrent aussi du SH. Cela se produit lorsque les petites artérioles, de petits vaisseaux sanguins entourés de muscles, des mains et des pieds, ont des spasmes, réduisant la circulation sanguine, allant même parfois jusqu'à la couper. Tandis que les premiers stades de cette maladie peuvent être seulement désagréables, les stades avancés peuvent provoquer l'invalidité.

Sandra a accepté d'essayer mon programme d'exercices modérés visant à éliminer le stress. Je lui ai aussi prescrit un médicament qui a contribué à réduire la sévérité et la fréquence de ses spasmes. Je lui ai recommandé d'essayer de se protéger les mains et les pieds du froid et d'éviter les conflits et la pression émotionnels. Comme la nicotine comprime les artérioles encore plus, je lui ai conseillé de cesser de fumer. Je lui ai enseigné mon programme de base pour cesser de fumer, dont je vous parlerai au chapitre 9. (Si vous ou une personne de votre entourage désirez cesser de fumer, ce programme vous aidera.)

Lorsque je lui ai expliqué pourquoi je croyais qu'elle pourrait tirer profit de certaines techniques de relaxation que le docteur Lipton pourrait lui enseigner, en particulier la rétroaction biologique thermale et l'hypnose, elle a accepté de le rencontrer.

La rétroaction biologique thermale semblait particulièrement appropriée dans le cas de Sandra car cette technique consiste, comme nous le verrons, à monter un thermostat interne qui réchauffe les mains de façon à détendre le corps.

Lorsque Sandra est revenue pour une visite de contrôle huit semaines plus tard, j'étais persuadé qu'elle avait bénéficié de nos traitements combinés. Ses symptômes étaient beaucoup moins graves et des tests ont démontré que la biochimie de son corps s'était stabilisée. En adhérant au programme, elle a continué à être soulagée.

La rétroaction biologique et l'hypnose sont des techniques de relaxation qui aident votre cerveau à reprogrammer certaines activités qui nuisent aux systèmes de votre corps. Lorsque vous maîtrisez ces techniques, vous pouvez exploiter le pouvoir thérapeutique de vos processus intellectuels pour améliorer votre santé physique et mentale, et combattre le SH. Commençons par la rétroaction biologique.

Rétroaction biologique thermale

Le corps humain est un centre de messages étonnamment complexe. Le cerveau, le système nerveux central, le système endocrinien et le système immunitaire réagissent constamment de façon réciproque les uns avec les autres. La plupart des messages chimiques et électriques qu'ils transmettent entre eux se déplacent à notre insu et, jusqu'à récemment, ils échappaient à notre maîtrise.

Maintenant, grâce à une compréhension accrue de la rétroaction biologique, nous pouvons transformer certains de ces messages en un format d'informations que nous pouvons voir, sentir et comprendre. Une fois que cette information est mise à la disposition de notre cerveau à un niveau conscient, nous apprenons à diriger des réponses saines dans certaines régions que, par le passé, nous étions même incapables d'imaginer.

La technique que nous vous enseignerons s'appelle rétroaction biologique thermale, ou maîtrise de la température périphérique. Rappelez-vous que le SH est l'incapacité d'arrêter les réactions du corps aux sensibilisateurs. La simple technique de rétroaction biologique thermale aidera votre corps à apprendre à surmonter cette incapacité et à la remplacer par une réaction profitable.

Le but visé consiste à utiliser votre cerveau pour réchauffer vos mains. Pourquoi vous concentrer sur vos mains? Parce que lorsque vous êtes en état de stress, votre système nerveux sympathique, celui qui dirige l'excitation, devient stimulé. En retour, cette stimulation produit un grand nombre de réactions biochimiques complexes.

L'une d'elles, causée par la norépinéphrine, élément chimique de stress, consiste en un resserrement des muscles à l'intérieur des murs des artérioles du corps, faisant se contracter les vaisseaux sanguins. Il en résulte une diminution de la circulation du sang à l'intérieur de ces vaisseaux et celui-ci ne peut atteindre les cellules des tissus environnants. On remarque particulièrement cette situation dans le système circulatoire périphérique des mains et des pieds. Ainsi, lorsque vous devenez anxieux, vos mains peuvent devenir froides et moites. La quantité de sang dont les mains ont besoin pour se réchauffer a été réduite.

La rétroaction biologique thermale annule ces réactions en diminuant la quantité de norépinéphrine et d'autres éléments chimiques de stress dans votre sang. Lorsque vous réchauffez vos mains à l'aide de la rétroaction biologique vous permettez en réalité aux muscles de ces artérioles de se détendre et vous augmentez la quantité de sang qui y circule. Réchauffer vos mains à l'aide de votre cerveau est la même chose que réduire la réaction au stress de votre système nerveux sympathique. Plus vos mains deviennent chaudes, plus le niveau de votre anxiété diminue.

Alors, plus le niveau de votre anxiété diminue, moins vos autres systèmes, dirigés par cette partie de votre système nerveux, seront tendus. Vous réduirez votre tension artérielle, vous ralentirez votre rythme cardiaque, vous diminuerez l'activité électrique de vos muscles, mesurée par électromyographie (EMG), et vous réduirez la libération d'éléments chimiques nocifs dans votre sang.

Les bénéfices de la rétroaction biologique thermale avantagent plus que votre système nerveux sympathique: ils peuvent profiter à tout votre corps. Si vous êtes déjà en santé, ils peuvent rehausser vos défenses immunologiques. Si vous souffrez du syndrome d'hypersensibilité, ils peuvent rétablir l'équilibre du système endocrinien, en mettant un terme au flot d'hormones qui entravent le fonctionnement de votre système immunitaire. La détente interne est une thérapie remarquablement efficace.

Le thymome d'Hélène. Hélène, âgée de 36 ans, a commencé à souffrir d'infections répétées quand elle avait environ 22 ans. Ces infections faisaient se multiplier les problèmes chroniques comme la diarrhée, des plaies buccales, de l'arthrite, une respiration asthmatique et, plus récemment, des signes de diabète. Son médecin avait diagnostiqué une insuffisance immunitaire acquise (à ne pas confondre avec le SIDA) et l'avait envoyée me consulter pour obtenir une deuxième opinion.

J'ai découvert que la réaction de ses anticorps était légèrement affaiblie lorsque je lui ai injecté des antigènes, et j'ai aussi constaté que le dénombrement de ses lymphocytes était bas et qu'elle souffrait d'une infection parasitaire de Giarda. De plus, des radiographies ont indiqué qu'elle avait aussi une masse à l'intérieur de la poitrine (dans le médiastin antérieur). Le resserrement lui donnait une respiration asthmatique. J'ai confirmé le diagnostic d'insuffisance immunitaire établi par son médecin, en plus d'un thymome, une tumeur du thymus, et je l'ai remise entre les mains de son praticien en lui faisant plusieurs recommandations.

Avant le départ d'Helen, le docteur Lipton lui a appris à se détendre au moyen de la rétroaction biologique et de l'autohypnose. À mon grand étonnement, de tous les traitements, y compris l'ablation du thymome, Helen considère que les techniques de détente et sa nouvelle attitude positive lui ont peut-être fait le plus de bien.

La maladie des inclusions cytomégaliques de Maxine. C'était aussi le cas de Maxine, une patiente âgée de 33 ans. Ses symptômes incluaient une fièvre soudaine et une douleur dans la partie supérieure de l'abdomen, juste au-dessous de la cage thoracique. Elle souffrait aussi de fatigue chronique. Un examen a révélé qu'elle était atteinte du virus des inclusions cytomégaliques (VCM). Bien que cette maladie soit fréquemment congénitale, elle l'avait contractée en venant en contact avec le virus. Le VCM, un des virus «lents», ou «virus des glandes salivaires» fait partie du groupe de virus de l'herpès et on peut le contracter à n'importe quel âge, au contact de fluides infectés, comme la salive, l'urine, le semen, les sécrétions cervicales, le sang et le lait. Il peut se manifester à différents degrés de sévérité, il peut causer une infection «silencieuse», de la fièvre, une hépatite (inflammation du foie) ou endommager le cerveau.

Une fois que le diagnostic a été établi, et que nous eûmes commencé les traitements, Maxine a appris à combattre elle-même certains de ses symptômes à l'aide de la rétroaction biologique et de l'hypnose. Elle souffre encore parfois d'une fièvre basse ou de fatigue, mais elle arrive mieux à les affronter.

Bien que la rétroaction biologique soit une addition relativement nouvelle à la panoplie clinique, la science médicale a bien documenté son utilité lorsqu'on la combine avec les thérapies médicales traditionnelles pour soigner une grande variété de problèmes émotionnels et physiologiques. La combinaison de traitements médicaux et de la rétroaction semble être plus pratique dans certaines conditions que l'un ou l'autre agissant seul.

Prenons par exemple le syndrome de l'intestin irritable (SII). Le SII est un trouble intestinal qui affecte l'intestin grêle et le gros intestin, causant des douleurs abdominales et une grave constipation ou diarrhée. Plus de 14 % des Américains, environ trente millions de personnes, souffrent de cette condition de façon chronique.

Nous ne comprenons pas bien les mécanismes qui provoquent le SII, mais nous savons qu'il met en cause une trop grande stimulation de cette partie du système gastro-intestinal et qu'il existe un lien important entre ce problème et les troubles émotionnels. Il n'est donc pas surprenant que je découvre que plusieurs des patients atteints du SII sont aussi affligés d'une suppression de leurs fonctions immunitaires et des problèmes physiologiques qui s'ensuivent.

En général, je soigne le syndrome de l'intestin irritable à l'aide d'une légère modification du régime alimentaire et d'un programme d'exercices légers. Certains patients atteints du SII souffrent aussi d'allergies alimentaires. À cause de la relation directe de ce syndrome et du stress, le traitement faisant appel à la détente et à la rétroaction biologique thermale est aussi utile.

Les docteurs Debra F. Neff, de l'université de médecine de la Caroline du Sud, et Edward B. Blanchard, de l'université de l'État de New York, en Albanie, ont étudié le cas de six hommes et de treize femmes atteints du SII. Dix des patients ont été entraînés à utiliser la rétroaction biologique. Neuf d'entre eux ont servi de groupe-témoin. Après seulement dix semaines, six des dix personnes entraînées à employer la rétroaction biologique ont rapporté que leurs symptômes avaient diminué d'au moins la moitié ou plus.

L'étude du lien esprit/corps et de la santé physique a reçu un bon coup d'envoi au printemps de 1988 lorsque le docteur Daniel Hernandez a prouvé que les ulcères gastriques sont provoqués par le cerveau et non par l'estomac.

En science médicale on sait depuis de nombreuses années que la réaction au stress affecte la formation d'ulcères gastriques, mais jusqu'à ce que le docteur Hernandez ait mené son étude, nous ne connaissions pas les mécanismes physiologiques qui entraient en jeu.

Il a découvert que, lors d'un trouble émotionnel ou d'un traumatisme physique, le tronc cérébral, qui relie la colonne vertébrale au cerveau et qui est responsable des fonctions autonomiques (automatiques), libère des hormones qui produisent de la thyréotrophine (TRH). Cet élément biochimique stimule la circulation des acides gastriques qui peuvent causer les ulcères gastriques.

Comme l'a affirmé le docteur Hernandez: «Il semble que la réaction visant à surmonter le stress prend son origine au centre du cerveau et que les messages chimiques sont envoyés aux organes périphériques du système endocrinien, provoquant la libération des hormones reliées au stress. À leur tour, ces hormones agissent sur certains récepteurs de l'estomac qui protègent (normalement) les muqueuses gastriques contre les effets nuisibles du stress. Donc, le cerveau est au centre du déclenchement d'une cascade d'événements.»

Ainsi, si la rétroaction biologique thermale nous permet d'amener notre cerveau à réduire les effets qu'exercent ces inducteurs de tension, ou sensibilisateurs, sur notre système nerveux sympathique, nous réduirons aussi la libération de la TRH, ce qui, en retour, réduira la stimulation des acides gastriques qui causent les ulcères.

La rétroaction biologique thermale permet de réduire grandement le syndrome de Raynaud, le SII, les ulcères gastriques, la tension artérielle élevée, les troubles du rythme cardiaque, les maux de tête, les douleurs faciales, l'asthme, les allergies, l'arthrite, le diabète, l'insomnie... tous ces problèmes et d'autres encore. Voici la technique.

Exercice de rétroaction biologique thermale

Commencez par acheter un petit thermomètre à la quincaillerie. Vous pourrez le lire plus facilement que le thermomètre qu'on utilise pour mesurer la température de corps. Vous devriez retirer tous les crochets ou supports qui y sont rattachés.

Pour mesurer la température de vos mains, placez le bulbe du thermomètre sur le bout de votre index, sur la partie opposée à l'ongle et fixez-le en place, bien ajusté mais pas trop serré, à l'aide d'un morceau de ruban adhésif. Si le ruban adhésif est trop serré, vous couperez l'apport de sang à cette partie de votre doigt, ce qui vous empêchera de mesurer de façon exacte votre circulation sanguine.

Le thermomètre est votre source de rétroaction biologique. Il vous fournit une preuve visuelle que vous augmentez vraiment la température de vos mains. Rappelez-vous, la chaleur de vos mains et la détente profonde sont intimement reliées; en réduisant la stimulation de votre système nerveux sympathique vous abaissez le niveau de votre anxiété et permettez aux artérioles de vos mains de laisser circuler une plus grande quantité de sang. À mesure que vous réchauffez vos mains, vous détendez de plus en plus votre esprit et votre corps. C'est aussi simple que cela.

On ne peut pas faire la rétroaction biologique de façon trop intense, on ne peut que la faire de façon insuffisante. Afin d'en tirer le meilleur profit au point de vue biochimique, réservez environ vingt minutes pour chaque séance. Selon vos besoins particuliers, vous pouvez le faire une fois par jour, ou trois ou quatre fois par jour. Par exemple, si vos douleurs arthritiques sont particulièrement sévères, il est recommandé de mettre cette technique en pratique plusieurs fois par jour. Si vous souffrez de migraines ou d'autres maux de tête de façon persistante, plusieurs séances de vingt minutes par jour peuvent vous aider beaucoup. Allons-y.

Baissez la tonalité du téléphone ou débranchez-le si c'est possible, et essayez d'éliminer toute interruption. Vous devriez détacher ou même enlever les vêtements qui restreignent comme les ceinturons, les ceintures, les collets, les souliers serrés et les autres articles du même genre. Vous pouvez vous allonger ou vous asseoir sur une chaise confortable. Une fois que vous aurez attaché le thermomètre à votre doigt, placez le bras et la main de façon à pouvoir simplement ouvrir les yeux et lire le thermomètre. Vous composerez votre propre scénario dans votre esprit. Vous n'avez qu'à vous rappeler de deux mots pour guider vos pensées: *chaleur* et *muscles*.

Avant de fermer les yeux, jetez un coup d'oeil à la température indiquée sur le thermomètre rattaché à votre doigt. Prenez-en note mentalement. Maintenant, fermez les yeux. Prenez une grande respiration et laissez-la échapper très, très lentement par la bouche. Recommencez. Bien.

Pour commencer, la *chaleur*. Songez à une scène, qui, grâce à votre imagination, vous permet d'éprouver une sensation de chaleur dans vos mains. Par exemple, certains imaginent leurs mains protégées par des gants chauds, ou que leurs mains baignent dans un seau d'eau chaude. D'autres imaginent qu'ils sont en train de réchauffer leurs mains au-dessus d'un feu de camp qui crépite, ou dans le sable chaud de la plage, ou sous une couverture électrique, ou qu'ils tiennent dans leurs mains des cailloux réchauffés par le soleil. Utilisez n'importe quelle scène qui vous permet d'éprouver une sensation de chaleur, sûre et agréable sur vos mains. De temps à autre, répétez-vous les mots suivants: *Mains chaudes et lourdes*. Ces mots commenceront à conditionner votre cerveau. Vous serez vite capable de provoquer la réaction désirée sur demande. Employez vraiment votre imagination pour «ressentir» la chaleur dans vos mains.

Maintenant, passez mentalement au deuxième mot qui guide vos pensées, *muscles*. Dites-vous: «Détendre les muscles de mes paupières, de mon visage, de ma mâchoire, détendre les muscles de mon cou. Laisser toute la tension quitter les muscles de mon dos, de ma poitrine, de mes épaules et de mes bras. Laisser mes muscles se détendre lentement comme s'ils étaient des bandes élastiques tendues. Détendre tous les muscles de mes mains, de mon abdomen, de mon bassin, de mes jambes, de mes pieds, et goûter la détente profonde encore et encore, qui descend jusque dans mes orteils.» Maintenant reprenez le mot *chaleur*. *Mains chaudes et lourdes*. Concentrez-vous sur une sensation de chaleur plaisante et sûre de vos mains. Concentrez-vous sur vos mains et sur les scènes qui vous permettent d'éprouver cette sensation de chaleur. Dégelez-vous tout simplement complètement. Laissez-vous simplement aller complètement. Devenez mou comme une nouille qui flotte dans une soupe au poulet ou une soupe minestrone. *Mains chaudes et lourdes*.

À intervalles de quelques minutes, ouvrez les yeux et jetez un coup d'oeil sur le thermomètre pour voir si la température monte. Au début, il est possible que vous constatiez qu'elle descend. Si c'est le cas, détendez-vous et continuez l'exercice. Rappelez-vous, vous n'êtes pas en compétition. Ce n'est pas une chose que vous devez pousser à se produire, comme vous glisseriez une assiette d'un endroit à un autre. C'est une chose que vous laissez se produire en vous laissant aller complètement, en devenant mou comme une nouille. Ce que vous apprendrez est que parfois, dans la vie, la meilleure façon de garder la situation en main consiste à se laisser aller complètement. C'est ce qu'on appelle maîtrise passive.

Donc, pendant environ vingt minutes, vous faites la navette entre les deux mots qui guident votre scénario mental: *chaleur* et *muscles* et vous lisez la température à toutes les quelques minutes pour voir si vous arrivez à réchauffer vos mains. Même si, au début, vous ne ressentez aucun changement, plusieurs fonctions de votre corps sont en train de changer subtilement. Tant que vous êtes détendu, tant que vous imaginez... confortablement et avec désinvolture... la chaleur et la lourdeur de vos mains, que vous détendez tous les muscles de votre corps... l'exercice est réussi. *Mains chaudes et lourdes*.

Laissez les pensées entrer dans votre esprit et en sortir avec désinvolture. Les périodes de pensées et d'idées se mêleront et se mélangeront avec vos images. Laissez-vous flotter de nouveau vers les images de mains chaudes et lourdes lorsque vous vous apercevez que vous les avez perdues pendant un moment, mais faites-le doucement et de manière imperturbable. Détendez tous les muscles de votre corps en entier.

Avant d'ouvrir les yeux, répétez-vous quelques phrases qui indiquent votre état d'esprit, à quel point vous êtes calme, le niveau de votre bien-être... Prenez conscience de votre sens de maîtrise. *Mes mains sont chaudes. Mes muscles sont détendus. Je suis en paix avec moi-même.* Choisissez une phrase ou deux qui ont une signification bien à vous. Prenez contact avec les sensations physiques, les pensées, les émotions et les images qui accompagnent votre état de détente.

Prenez lentement quelques grandes respirations comme vous l'avez fait au début de la séance. Étirez-vous comme si vous vous éveilliez d'un sommeil reposant. Souriez. Lisez le thermomètre. Vous apprenez à maîtriser la température de vos mains tout en maîtrisant votre état d'esprit.

Voici quelques commentaires. Beaucoup de gens préfèrent garder les yeux ouverts au lieu de les fermer de façon à pouvoir lire le thermomètre et savoir ainsi les progrès qu'ils font concernant la température de leurs mains. Peut-être voudrez-vous en faire autant au début, mais vous constaterez qu'apprendre la rétroaction biologique thermale est la même chose qu'apprendre à faire de la bicyclette: une fois que vous en maîtrisez la technique vous ne l'oublierez pas. Après plusieurs semaines de pratique, vous serez capable de procéder sans le thermomètre, tout comme vous vous débarrassez des roues stabilisatrices lorsque vous avez appris à garder votre équilibre sur une bicyclette. Vous n'aurez ensuite besoin du thermomètre que pour vous assurer de temps à autre que vous êtes toujours en équilibre.

Il existe quelques pièges qu'il faut essayer d'éviter. La rétroaction biologique thermale n'est pas habituellement quelque chose qu'on apprend en une seule séance. Vous devrez peut-être consacrer plusieurs semaines à la pratique avant de voir la température de vos mains s'élever. Il est important de vous le rappeler afin d'éviter de vous fixer des buts irréalistes et de vous troubler si vous ne les atteignez pas. Un grand nombre de personnes atteintes de SH ont tendance à s'autocritiquer sévèrement et à être dures envers elles-mêmes.

Le plus grand piège que vous puissiez rencontrer en apprenant la rétroaction biologique est de devenir frustré avec vous-même ou même d'entrer en compétition avec vous-même. Si c'est votre cas, vous constaterez que votre température baisse au lieu de s'élever. Vous n'avez qu'à vous détendre et à continuer de faire l'exercice, et vous finirez par y arriver.

Tout le monde demande toujours: «J'ai vu des cassettes de rétroaction biologique. Devrais-je en acheter ou en faire une?» Bien que certains praticiens recommandent de telles cassettes, nous n'en faisons rien. Vous mettez au point votre scénario dans votre esprit et vous le dirigez. Un lecteur de cassettes extériorise le sens de la maîtrise au lieu de l'intérioriser. De toute façon, votre cerveau est transportable, vous pouvez l'emporter où que vous alliez, et il n'a jamais besoin de piles neuves.

On pratique la rétroaction biologique thermale pour deux raisons en général. D'abord, pratiquer cette technique vingt minutes par jour vous aidera à protéger votre corps des conséquences du stress et à améliorer les différentes conditions que nous avons décrites ici.

Ensuite, plus vous vous exercez à réchauffer vos mains, plus votre cerveau devient conditionné à cette idée, moins de temps sera nécessaire pour produire ses bénéfices physiologiques. Éventuellement, vous pourrez élever votre température périphérique simplement en vous disant: «Mains chaudes et lourdes» et en vous détendant.

Vous pouvez donc employer cette technique comme calmant instantané, où que vous soyez. Si vous vous apprêtez à affronter votre patron et que vous vous sentiez nerveux et tendu, vous n'avez qu'à vous dire: «Mains chaudes et lourdes.» En vous permettant simplement d'utiliser la technique de rétroaction biologique thermale pendant 30 à 60 secondes vous obtiendrez un important effet de calme profond.

Le taux de succès de la rétroaction biologique thermale dépend du fait que vous l'intégrez à votre vie de façon continuelle. Il en va de même de la technique de détente qui suit et que nous aimerions vous apprendre: l'autohypnose. L'autohypnose, comme la rétroaction biologique thermale, peut réorienter l'activité de votre cerveau pour apporter rapidement un changement émotionnel et comportemental.

Autohypnose

L'hypnose est un traitement dans lequel la personne qui le subit est complètement responsable du succès. Même lorsqu'un thérapeute l'assiste, c'est le patient lui-même qui atteint l'état d'hypnose, que nous appelons «état de conscience accrue», le patient lui-même qui, à l'aide d'un «programme de traitement» individuel atteint le soulagement. Nous utilisons l'ECA comme synonyme de l'autohypnose.

Pendant l'autohypnose, le cerveau peut déclencher et diriger un certain nombre de systèmes du corps. Il peut contrôler les fonctions du système nerveux central, comme le rythme cardiaque, la température du corps, la circulation sanguine et la douleur. Il peut déclencher le système limbique-hypothalamique et le système glandulaire endocrinien. Il semble aussi être capable de stimuler les différents neuropeptides, qui sont, comme nous le croyons, les outils de base du système immunitaire.

Bref, l'utilisation appropriée de l'hypnose peut exercer une influence majeure bénéfique sur tout aspect de votre santé physique et émotionnelle. Le docteur Lipton a enseigné les principes de l'hypnose à des patients dont les besoins différaient et les a aidés à améliorer leur santé émotionnelle autant que leur santé physique. Les cas des patients variaient de celui de la jeune femme qui souffrait fréquemment d'herpès simplex II, que j'ai aussi soignée médicalement, à celui de la maîtresse d'école du dimanche qui espérait qu'un exercice d'hypnose l'aiderait à surmonter sa peur de parler en public. Dans le premier cas, la jeune femme a appris à maîtriser sa douleur, de même que ses sentiments de colère et d'impuissance face à un virus aussi nuisible. Dans le dernier cas, l'enseignante a rapporté, tout heureuse, que ses craintes avaient disparu.

L'hypnothérapie efficace comporte trois phases: l'*entraînement*, pendant lequel vous apprenez à utiliser activement votre imagination; l'*application*, pendant laquelle vous formulez un plan pour atteindre vos buts; et, enfin, l'*induction*, pendant laquelle vous entrez en ECA, et mettez votre plan de traitement à exécution. Vous n'avez pas besoin d'un thérapeute à vos côtés pour vous autohypnotiser. Vous pouvez simplement suivre ces lignes directrices.

À mesure que je décrirai chacune des phases, je la relierai aux expériences de trois patients, qui sont tous trois venus nous consulter à cause de problèmes que rien n'avait encore pu soulager.

Cependant, avant de commencer l'entraînement même, laissez-moi dissiper quelques mythes répandus au sujet de l'hypnose. Beaucoup de gens n'éprouvent rien d'autre que de l'optimisme au sujet du concept de l'hypnose; d'autres ressentent une certaine hésitation. Peut-être ce qui suit vous aidera-t-il à dissiper certains doutes qui vous assaillent.

Mythe: On perd toute maîtrise de soi sous hypnose.

Fait: Contrairement à cette croyance répandue, personne ne perd la maîtrise de soi en état d'hypnose. Si, par exemple, vous vous concentrez sur une information troublante du passé, vous pourriez devenir troublé. Cependant, vous ne perdrez jamais la maîtrise de vous-même et vous ne ferez rien qui pourrait nuire à votre bien-être.

Mythe: Il faut être naïf et crédule pour se faire hypnotiser.

Fait: Complètement faux. Les meilleurs sujets pour l'hypnose sont des gens intelligents et concentrés. Ce mythe a probablement pris naissance à cause de l'emploi du terme *suggestible* en rapport à l'hypnose. *Suggestible* signifie simplement qu'une personne est capable de prendre les suggestions hypnotiques de l'hypnotiseur ou de son propre esprit et de les appliquer.

Mythe: L'hypnose est une chose que l'hypnotiseur vous «fait».

Fait: Tout état d'hypnose, qu'il soit provoqué par un thérapeute professionnel ou par vous, est de l'*auto*hypnose. En d'autres mots, vous vous placez vous-même en état de conscience accrue. Lorsqu'une autre personne vous hypnotise, il ne fait que simplement vous aider à vous hypnotiser vous-même.

Mythe: L'hypnose est un état de sommeil que vous provoquez vous-même.

Fait: L'hypnose n'est pas un sommeil. Sauf dans les états de somnambulisme profond, vous êtes conscient de ce qui se passe autour de vous. De plus, même dans des états aussi profonds, votre esprit conscient continue de monter la garde et vous incitera à agir si nécessaire.

Mythe: Vous devez faire confiance à votre hypnotiseur, car une fois que vous serez hypnotisé, vous abandonnerez votre propre jugement et suivrez celui de l'hypnotiseur.

Fait: Malgré ce que vous pourriez croire à cause des films, vous ne perdez pas votre capacité à faire des jugements moral et éthique sous hypnose. On ne peut vous forcer à faire quoi que ce soit sous hypnose, mettre votre sécurité en jeu, par exemple, ou contrevenir à vos convictions morales, que vous ne feriez pas lorsque vous êtes tout à fait conscient.

Mythe: L'hypnotiseur doit avoir une personnalité plus forte que celle de son sujet.

Fait: Encore une fois, tout état d'hypnose est un état d'autohypnose. La force de la personnalité de l'hypnotiseur n'a aucun rapport avec la situation. L'important, c'est l'harmonie qui existe entre vous et l'hypnotiseur et le niveau de votre compréhension de l'hypnose et de votre croyance en elle.

Mythe: Un aspect dangereux de l'hypnose est que beaucoup de gens ne se sont jamais sortis de leur état de transe.

Fait: Les seuls cas de personnes qui ne sont pas sorties immédiatement de leur état de transe hypnotique se sont produits chez les quelques sujets qui ont atteint un état d'hypnose si profond et si agréable qu'ils ont choisi de ne pas s'éveiller. Cependant, même ces niveaux se transforment en sommeil naturel duquel le sujet émerge bientôt sain et sauf. Ce «problème» est surmonté lorsque le thérapeute dit au sujet que l'état d'hypnose ne sera plus jamais possible s'il (ou elle) ne s'éveille pas immédiatement.

Mythe: L'hypnose est un état anormal. Elle va à l'encontre de notre fonctionnement psychologique de base et de notre bien-être.

Fait: L'hypnose est un état qui se produit naturellement chez les humains. Le meilleur exemple d'un état naturel d'hypnose est celui que nous avons tous ressenti à quelques reprises: conduire pendant des kilomètres sans nous rappeler comment nous y sommes parvenus, parce que nous étions si absorbés dans nos pensées. Cela démontre que nos esprits conscient et inconscient peuvent fonctionner simultanément.

Mythe: L'hypnose peut souvent entraîner de sérieux problèmes émotionnels.

Fait: Rien n'appuie ce mythe. Au contraire, atteindre un ECA de façon régulière réduit la tension et le stress et produit une sensation de bien-être et une plus grande capacité à affronter les problèmes et les défis de la vie.

Examinons le cas de trois patients atteints de SH et affligés de problèmes différents, que les trois phases de l'entraînement hypnotique ont pu aider, et suivons leurs progrès.

Les maux de dos de Marie, le problème de poids d'Ellen et l'impotence de George. À l'âge de 46 ans, Marie souffrait de douleurs chroniques dans la région lombaire du dos. Les chirurgiens orthopédiques et les chiropraticiens lui avaient donné deux choix: apprendre à vivre avec la douleur ou subir une intervention chirurgicale dont les chances de succès se chiffraient à 50 %.

Ellen, âgée de 35 ans, était obèse. Si seulement elle pouvait cesser de grignoter toute la journée, se disait-elle, elle pourrait perdre son poids superflu.

George, âgé de 41 ans, était impotent. Il avait consulté des thérapeutes, un travailleur social médical, un conseiller en pastorale et un laboratoire de dysfonction sexuelle à propos de son problème. Élevé par des parents qui soulignaient l'importance de «pensées propres», George s'était débattu avec ses sentiments de culpabilité à propos de ses rencontres sexuelles avec son épouse pendant leurs 20 années de mariage.

Chacune de ces personnes affrontait différents types de problèmes: Marie voulait un soulagement à ses douleurs, Ellen voulait modifier son comportement et George espérait modifier ses émotions.

Je me suis attaqué aux aspects physiologiques de leurs problèmes. J'ai dit à Marie de s'allonger sur une surface plate le jour et la nuit pendant une période de deux semaines et je lui ai administré un médicament pour détendre ses muscles. J'ai prescrit à Ellen le supplément alimentaire spécial que j'ai mis au point et qui fournit la quantité appropriée de vitamines, de minéraux, de nutriments et la bonne proportion de gras, de glucides, de protéines et de fibres. Cela a permis à son corps de libérer sa propre cholésystokinine, une hormone qui permet de manger moins tout en étant rassasié. Enfin, j'ai donné à George des injections de testostérone. Comme sa glande thyroïde ne fonctionnait pas à plein rendement, je lui ai aussi administré des hormones thyroïdiques de remplacement.

Le docteur Lipton s'est chargé de l'aspect psychologique de leurs problèmes en adaptant les trois phases de l'autohypnose à leurs besoins individuels.

Comme dans le cas de Marie, d'Helen et de George, vous pouvez utiliser les instructions suivantes de l'autohypnose afin de subvenir vous aussi à vos besoins particuliers.

Première phase: entraînement

La première étape de l'entraînement hypno-sensoriel consiste à apprendre à stimuler votre imagination active. Le docteur Lipton appelle cela «animation sensorielle», donner vie à vos sens dans votre esprit. Tout le monde peut apprendre la vivification sensorielle. De plus, vous pouvez faire cet exercice chaque fois que vous pouvez fermer les yeux pendant quelques minutes, à la maison, au bureau, ou dans le métro.

Le but à poursuivre est de revivre l'impression d'être vraiment à l'endroit que vous décidez d'imaginer, dans un restaurant, par exemple. Vous ferez appel au goût, au toucher, à l'odorat, à l'ouïe, à la parole, aux émotions, et même à la sensation de mouvement. Vous ne recréez pas seulement une image, mais aussi une expérience.

Commençons par la sensation de *goût*. Vous êtes maintenant au restaurant. Fermez les yeux et imaginez que vous êtes assis sur la chaise; vous y êtes vraiment. Regardez la nappe et les ustensiles, le tapis, la table voisine. Vous pouvez voir et entendre les serveurs et les autres dîneurs. Voici le serveur qui apporte votre repas.

Utilisez votre fourchette et prenez une première bouchée. Concentrez-vous sur le goût. Est-ce rempli d'épices? Est-ce cuit à point? Mâchez cette bouchée très soigneusement et avalez-la. Prenez ensuite une autre bouchée.

Si vous avez eu de la difficulté à goûter la nourriture, essayez d'y ajouter quelque chose, comme du citron sur votre poisson. Vous pourriez même prendre une petite bouchée de citron. Pouvez-vous sentir vos lèvres se plisser? Faites l'expérience de goûts différents jusqu'à ce que vous puissiez goûter la nourriture.

N'oubliez pas de prendre des gorgées de ce que vous buvez avec ce repas. Le vin est-il sec? Complète-t-il l'entrée? L'eau est-elle froide et rafraîchissante?

Concentrez-vous maintenant sur votre sens de l'*odorat*. Respirez l'arôme de votre nourriture. Humez la fumée âcre du cigare que l'homme de la table voisine fume depuis dix minutes de façon inconsidérée. Sentez son odeur acide.

Passez maintenant au sens du *toucher*. Vous avez regardé la nappe, maintenant, touchez-la. Frottez-la de vos doigts. Quelle épaisseur a-t-elle? Est-elle rugueuse ou lisse? Quel genre de tissu recouvre votre chaise? Touchez votre verre d'eau et les gouttes d'humidité qui coulent à l'extérieur de votre verre, et le cerne qu'il trace sur la nappe. Touchez la corbeille à pain et la chaleur de votre tasse de café.

Maintenant, écoutez les *bruits* qui vous entourent. Écoutez l'aide-serveur desservir une table. Pouvez-vous entendre les bruits de la cuisine? De quoi parlent les gens aux tables voisines?

Pensez à votre *parole*. Écoutez-vous parler au serveur, lui demander la liste des desserts. Écoutez-vous parler comme vous le faites normalement.

Maintenant, prenez conscience du *mouvement*. Pressez le citron pour assaisonner votre thé. Sentez que vous le tenez entre vos doigts. Sentez le mouvement de vos bras au moment où vous soulevez votre verre de vin et le déposez. Tournez la tête. Ajustez votre chaise.

Concentrez-vous maintenant sur vos *sentiments*. Vous sentez-vous chaud et tranquille? Êtes-vous bien rassasié? Êtes-vous insouciant et vous sentez-vous étourdi? Vous passez un agréable moment; que ressentez-vous?

Maintenant que vous avez fait l'expérience de ce repas, en faisant appel à un de vos sens à la fois, retournez au restaurant et faites l'expérience de l'animation sensorielle à fond, en consommant la nourriture, en la goûtant, en humant son arôme, en l'entendant, en la touchant et en la voyant. Vous êtes au restaurant. Faites-en l'expérience.

Imaginez des scènes différentes; certaines seront plus vivantes que d'autres. Vous pourriez vous imaginer en train de vous lever le matin et de procéder à la série d'activités habituelles jusqu'à ce que vous soyez prêt à franchir le pas de la porte. Vous pourriez revivre une occasion émouvante comme le mariage ou la naissance d'un enfant. Vous pourriez essayer de revivre un moment de votre vie où vous avez ressenti une impression de «peur enivrante» comme regarder en bas de l'Empire State Building ou du World Trade Center en vous tenant sur le toit pour apercevoir un paysage à vous couper le souffle.

Après avoir pratiqué cet exercice pendant une semaine, trois ou quatre fois par jour, vous devriez être prêt à entreprendre la deuxième phase. Vous saurez que vous êtes prêt lorsque vous commencerez à ressentir ces expériences si vivement que vous devrez vous rappeler l'endroit où vous êtes en réalité.

À cette étape, vous avez appris un moyen efficace d'utiliser votre esprit dans le but de ressentir un grand plaisir. Cependant, votre seul plaisir ne pourra pas vous permettre d'atteindre votre but, qu'il s'agisse du soulagement de symptômes physiques comme des maux de tête, d'un changement de comportement, comme cesser de vous ronger les ongles ou un changement émotionnel, comme surmonter la crainte des hauteurs. Passons à la deuxième phase.

Deuxième phase: application

L'animation sensorielle vous a donné la capacité de concentrer vos pensées et d'en «faire l'expérience». Maintenant, mettre au point un programme de traitement vous indiquera le chemin que traverseront vos pensées pendant l'hypnothérapie. Les quatre étapes de cette phase peuvent s'adapter à tout problème que vous tentez de surmonter. Elles comprennent votre programme de traitement.

Pendant que vous entreprenez cette phase, notez vos pensées par écrit, ce que vous vous dites en réalité. Vous vous servirez de ces notes plus tard, dans la troisième phase d'autohypnose.

Première étape. À l'aide de l'animation sensorielle, recréez les sens qui entourent la situation que vous désirez changer.

Par exemple, Marie s'est concentrée sur la douleur de la région lombaire de son dos et la frustration que cela lui causait. Ellen s'est imaginée en train de s'emparer d'une barre de chocolat. George a recréé une situation qu'il a récemment vécue avec son épouse, lors de laquelle il a ressenti un sentiment de frustration et d'échec parce qu'il n'arrivait pas à maintenir son érection.

Deuxième étape. Continuez d'imaginer le pire; modifiez ensuite vos pensées et imaginez-vous en train de vous conduire comme vous aimeriez le faire.

Pour Marie, il s'agissait de s'imaginer que des éléments chimiques bénéfiques étaient libérés dans son système circulatoire, se déplaçaient vers la région affectée et dissolvaient la douleur. (L'image des «éléments chimiques bénéfiques» est bonne pour tous ceux qui ressentent des douleurs. Vous pouvez donner à ces éléments chimiques l'apparence, la couleur, la silhouette ou la forme qui vous plaît, et imaginer qu'ils dissolvent la douleur, ou encore qu'ils la désintègrent.)

Ellen s'est imaginée en train de résister à l'envie de grignoter. Elle se voyait entrer dans un magasin pour acheter des grignotines, et se voyait ensuite changer de direction et en ressortir; elle se voyait prendre le pain pour faire des rôties et le remettre à sa place. (Si vous avez peur des hauteurs, vous pourriez vous imaginer en train de grimper une échelle; si vous essayez de surmonter votre peur de l'eau, vous pourriez vous imaginer en train de sauter dans une piscine en toute sécurité.)

Le programme de traitement de George avait pour but de l'aider à surmonter l'anxiété qu'il ressentait au point de vue sexuel. Après avoir créé dans son esprit le trouble émotionnel le plus intense et en y pensant autant que possible, George s'est imaginé réussir à maintenir son érection.

Troisième étape. Ressentez le soulagement ou la joie associée à l'élimination du problème.

Marie s'est sentie libérée de sa douleur. Elle l'a «sentie» s'envoler et s'est réjouie du bonheur qui a accompagné cet envol. (Si vous utilisez cette approche et que vous sentiez que les symptômes peuvent être éliminés rapidement, alors imaginez que c'est le cas. Si vous croyez avoir besoin de plusieurs jours ou de plusieurs semaines pour éliminer le symptôme, alors imaginez qu'il quitte votre corps petit à petit, étape par étape.)

Ellen a senti le bonheur de diriger elle-même son comportement, plutôt que de se laisser posséder par son désir de nourriture.

George s'est permis de se sentir heureux et maître de la situation. Il a accepté ses sentiments d'excitation sexuelle intense comme des sentiments positifs et a essayé de les intensifier.

Quatrième étape. Félicitez-vous de votre succès. Donnez-vous des tapes dans le dos dans votre imagination et soyez fier de ce que vous avez accompli.

Avant de passer à la phase suivante de l'entraînement d'hypnose sensorielle, relisez les quatre étapes de votre programme de traitement que vous avez prises en note par écrit. Étudiez ces étapes pour savoir exactement ce que vous allez faire lorsque vous serez dans un état de conscience accrue.

De plus, soyez assuré que vous ne perdrez pas conscience lorsque vous serez en état d'hypnose. Votre esprit conscient saura ce qui se passe et ce que vous faites. Votre subconscient dirigera, en même temps, les changements émotionnel, comportemental ou biochimique que vous souhaitez faire.

Cette technique est tout à fait sûre. Au cours de 20 années passées à travailler à l'aide d'une variété de techniques d'autohypnose, le docteur Lipton n'a jamais, en aucune circonstance, vu d'effets négatifs chez un des patients qu'il a entraînés. D'un autre côté, les résultats positifs abondent.

Troisième phase: provocation

Avant de provoquer l'état d'autohypnose, si vous avez pratiqué la rétroaction biologique thermale telle que nous l'avons décrite dans ce chapitre, commencez par réchauffer vos mains. Cela rendra votre induction plus facile et plus rapide. Si vous n'avez pas utilisé la rétroaction biologique thermale, cela ne fait rien.

Ce qui semble se passer dans un état de conscience accrue est que nous établissons un climat psychophysiologique dans lequel l'esprit conscient peut communiquer avec l'inconscient et exercer un impact sur lui. En retour, l'esprit inconscient peut influencer les changements émotionnels et biochimiques que nous désirons.

Rappelez-vous, vous ne perdrez pas conscience et ce que vous faites ne vous échappera pas; bien au contraire, vous maîtriserez encore plus votre corps et votre esprit.

Maintenant, n'oubliez pas que plus vos images et vos sentiments seront *réels*, plus votre état sera profond et avantageux pour vous. On peut définir un état d'hypnose comme la capacité de concentrer son attention, de contourner ses réflexions critiques, d'employer son imagination et de convertir les suggestions que l'on se fait au sujet des expériences que l'on désire vivre en *réalité*.

Par exemple, dans cet état, imaginez que vous êtes dans les montagnes russes. Si vous sentez le convoi ralentir en remontant la première colline, si vous entendez la tension des chaînes qui tirent la série de voitures remplies de gens, de plus en plus haut, si vous voyez, sentez et entendez ensuite le train descendre la colline à toute vitesse, en sentant vos muscles se contracter, en entendant crier les gens, en vous sentant écrasé contre la paroi de la voiture lorsque vous filez au premier tour... alors vous savez que vous êtes en état d'hypnose.

Mémorisez le programme de traitement que vous avez mis au point en phase deux. C'est ce dont vous ferez l'expérience. Relisez-le jusqu'à ce que vous puissiez vous le rappeler facilement.

Si, à un moment ou l'autre, vous êtes interrompu pendant que vous êtes en état d'hypnose, cessez simplement votre voyage, comptez rapidement de 1 à 20, et réveillez-vous complètement. Une fois l'interruption terminée, vous pouvez provoquer de nouveau l'état d'hypnose rapidement et continuer votre séance.

Réservez-vous environ 20 minutes pendant lesquelles vous ne serez pas interrompu. Baissez les lumières, choisissez un fauteuil confortable, laissez-vous aller en arrière, et détendez-vous. Laissez s'estomper vos pensées concernant votre travail, vos enfants, vos amis et vos problèmes.

Commençons. Fermez les yeux. Dites-vous que toute votre énergie quitte les muscles de vos paupières jusqu'à ce qu'elles soient complètement vides d'énergie. Elles sont lourdes. Vous les sentez lourdes. Vous les sentez complètement fermées.

Levez maintenant la main droite et tournez la paume vers le haut. Visualisez dans votre imagination un livre très gros et très lourd, peut-être un dictionnaire, placé sur votre paume. Ressentez le poids énorme. À cause de l'angle formé par votre bras et votre main tendus, ce livre semble immensément lourd et il fatigue rapidement toutes les fibres musculaires de votre bras, de votre biceps et de votre avant-bras. Le livre semble peser 9 kilos (20 livres) et il devient impossible de garder votre main en l'air. Le dictionnaire force votre bras et votre main à descendre, encore et encore. Vous ne combattez pas cette sensation mais la laissez se produire en utilisant votre imagination active. Lorsque votre main touche à vos cuisses ou à votre fauteuil, le livre disparaît et vous vous laissez tout simplement aller complètement.

Rappelez-vous que l'univers de votre esprit n'a pas de limites. En allant de plus en plus profond, vous vous sentirez mieux, et tout ce qu'il vous faut faire pour aller de plus en plus profond est de vous laisser aller complètement.

Maintenant, commencez à compter très, très, très lentement à rebours à partir de 20... 19... en détendant tous les muscles de votre visage... 18... en laissant toute la tension quitter les muscles de votre cou... 17... en détendant vos épaules et vos bras... 16... en laissant la tension quitter vos mains... 15... en vous laissant simplement aller de plus en plus profond. Essayez de créer une sensation de mouvement ou de vitesse, réglée à votre propre vitesse, en allant de plus en plus profond, en vous rappelant que plus vous irez loin, mieux vous vous sentirez.

Maintenant, 14... 13... 12... 11... en détendant les muscles de votre poitrine et de votre abdomen... 10... 9... en laissant la tension quitter votre bassin... 8... 7... 6... plus profond, plus profond et encore plus profond... 5... 4... en détendant tous les muscles de vos jambes... 3... 2... sentez vos pieds se détendre... et vos orteils... 1.

Maintenant, à 1, employez votre imagination active et tous vos sens pour revivre une scène très agréable mais physiquement excitante de votre vie, comme un tour de montagnes russes, une course rapide de chevaux, une glissade d'eau très haute, ou une expérience similaire. Entendez-la, ressentez-la... tenez le coup... et lorsque vous revivrez cet événement *comme si vous y étiez*, vous saurez alors que vous avez réussi à provoquer, par l'autohypnose, un état de conscience accrue. Si vous n'y arrivez pas, ne vous découragez pas. L'autohypnose est la même chose qu'apprendre à devenir un bon coureur d'épreuves de fond. Cela exige beaucoup d'exercice. Encore et encore et encore.

Lorsque vous arrivez finalement à ressentir l'événement *comme si vous y étiez*, continuez de revivre pendant les cinq prochaines minutes les scènes que vous avez mises au point dans votre programme de traitement, la douleur, la guérison, le soulagement, tout comme vous l'avez déjà fait. Laissez ces expériences devenir aussi vives et aussi réelles que possible. Après environ cinq minutes de votre programme de traitement, videz votre esprit et créez une sensation confortable et plaisante.

Laissez-vous jouir du plaisir que vous ressentez. Lorsque vous êtes prêt à revenir à un état complètement conscient, dites-vous simplement que vous allez compter jusqu'à 20 et qu'en atteignant 20 vous ouvrirez les yeux. Vous vous sentirez rafraîchi, détendu et en sécurité. Ressentez le retour comme si vous arriviez d'un voyage lointain. Lorsque vous atteindrez 20, vous ouvrirez les yeux et vous serez complètement réveillé et vif.

Vous remarquerez que plus vous vous exercez à provoquer l'autohypnose, plus l'impression *comme si vous y étiez* se produira rapidement, profondément et intensément.

Après plusieurs semaines de cet exercice, vous pourrez atteindre l'état d'autohypnose en une ou deux minutes plutôt qu'en 20 minutes. Beaucoup de gens qui deviennent compétents s'autohypnotisent plusieurs fois par jour afin de s'exposer de façon répétée aux bénéfices de leur programme de traitement.

Voici les résultats obtenus par nos patients qui ont pratiqué l'autohypnose.

Les maux de dos de Marie ont disparu presque immédiatement grâce à ses deux séances d'autohypnose par jour. En deux semaines, elle a constaté qu'une séance par jour la soulageait de façon significative.

Ellen a cessé de grignoter. Elle s'est rendu compte qu'elle avait l'impression de diriger sa vie, ce qu'elle n'avait pas ressenti depuis longtemps. À cause de sa nouvelle attitude, elle avait assez d'autodiscipline pour amorcer un programme d'exercice régulier et elle a perdu les kilos qu'elle désirait perdre. Elle pratique l'autohypnose trois ou quatre fois par semaine, pour se «soutenir» et n'a pas repris de poids.

George a rapporté qu'après un mois d'exercice, son épouse et lui avaient eu des relations sexuelles réussies dans la moitié de leurs essais. Après trois mois, ils réussissaient presque toujours.

Vous devriez atteindre votre but aussi bien qu'eux si vous vous exercez deux fois par jour pendant plusieurs semaines, en particulier si vous essayez de soulager une condition, d'alléger une habitude, une peur ou un comportement.

Les deux plans décrits ici, la rétroaction biologique thermale et l'autohypnose, de concert avec le traitement médical de votre médecin et votre propre désir de suivre un programme sain d'alimentation et d'exercice, vous aideront à reprogrammer votre connexion esprit/corps. De plus, à mesure que vous le faites, vous constaterez que le syndrome de sensibilité aiguë ne peut l'emporter. Vous pouvez faire beaucoup pour maîtriser votre santé. Vous pouvez devenir celui qui prend les décisions, grâce à votre nouvelle capacité d'agir comme vous le désirez.

9

Maîtrisez la cigarette

Lorsque nous disons qu'une personne peut maîtriser la cigarette, nous voulons dire qu'elle peut *cesser* de fumer complètement et ne pas recommencer. Impossible, dites-vous? Peut-être que nous vous ferons changer d'idée dans ce chapitre. Je suis heureux de dire que j'ai vu beaucoup de gens se convertir à cette façon de penser. Pendant les quatre dernières années, par exemple, le docteur Lipton et moi avons soigné des centaines de patients pour les aider à cesser de fumer, et nos dossiers révèlent un taux de réussite de 85 %.

Nous avons préparé un programme, qui, si vous le suivez, sera aussi efficace que celui que nous utilisons à notre clinique pour les gens qui veulent cesser de fumer. Voici un programme qui vous aidera ou aidera la personne que vous aimez à cesser de fumer.

La cigarette et le SH

Tout affecte les gens atteints du SH plus profondément que ceux qui ne le sont pas, et fumer n'est pas une exception. Le docteur Lipton et moi avons observé certaines découvertes médicales intéressantes au sujet des caractéristiques et des réactions des fumeurs atteints du SH.

Premièrement, même si peu de gens atteints du SH sont de grands fumeurs, la majorité d'entre eux fument la moitié d'un paquet de cigarettes à un paquet et demi par jour. De plus, il semble y avoir un pourcentage plus élevé de fumeurs atteints du SH qui fument de la moitié d'un paquet à un paquet par jour que le même pourcentage de gens qui ne souffrent pas du SH. Étant donné que la cigarette affecte les gens atteints du SH beaucoup plus profondément, nous croyons que ceux-ci ont tendance à se limiter.

Deuxièmement, malheureusement, les fumeurs atteints de SH réagissent physiquement comme s'ils fumaient beaucoup plus. Il n'est pas rare qu'un patient souffrant de SH se trouve dans mon bureau accablé d'une grave toux et me dise ne pas fumer plus de 5 à 10 cigarettes par jour. En me basant sur l'étendue des effets sur sa santé, je m'attendrais qu'il me dise fumer de deux à trois paquets par jour.

Nous n'avons pas encore eu l'occasion d'analyser cette information au point de vue statistique avant la rédaction de ce livre, mais il semble, en nous basant sur un examen superficiel, que les patients atteints du SH et qui fument de 5 à 10 cigarettes par jour souffrent aussi d'une maladie pulmonaire obstructive équivalant aux maladies pulmonaires des fumeurs qui ne souffrent pas du SH qui fument deux ou trois fois cette quantité de cigarettes. Bien que fumer soit malsain pour tout le monde, si vous souffrez du SH, cessez immédiatement de fumer!

L'asthme de Jane. Jane, âgée de 41 ans et mère de deux enfants, est venue me consulter parce qu'elle souffrait d'asthme grave. Un spécialiste en maladies pulmonaires lui avait prescrit du Theodur (un médicament pour soigner l'asthme), qui faisait battre son coeur très fort et l'empêchait de dormir.

Elle m'a dit fumer chaque jour de deux à quatre cigarettes faibles en nicotine et en goudron, et que son médecin lui avait conseillé de cesser de fumer. Comme elle ne fumait pas beaucoup de cigarettes quotidiennement, elle ne croyait pas que la cigarette fût à l'origine de son asthme.

J'ai soumis Jane à un test de rendement pulmonaire. Le test a révélé qu'elle souffrait d'une maladie pulmonaire obstructive. En me basant sur son passé médical, son anxiété, sa dépression, ses réactions allergiques et toute une série d'autres symptômes du SH, j'ai insisté pour qu'elle cesse de fumer immédiatement, en lui disant que les deux à quatre cigarettes qu'elle fumait équivalaient à un ou deux paquets pour une autre personne. Au début, elle m'a regardé comme si j'étais dingue, mais, après d'autres explications, elle a accepté d'arrêter pour deux semaines.

Lorsque je l'ai revue deux semaines plus tard, elle m'a dit que ça lui semblait miraculeux. Son asthme avait presque disparu complètement. De plus, elle avait cessé de prendre ses médicaments et se sentait transformée. Dans le cas de Jane, fumer même trois ou quatre cigarettes par jour était dangereux.

Les effets de la nicotine

La nicotine est une drogue qui crée une dépendance physique, ce qui signifie que votre corps vient à en dépendre. Lorsque vous fumez une cigarette, la nicotine entre dans votre système sanguin et votre corps commence à la transformer par le métabolisme ou à la brûler. De trente à soixante minutes plus tard, le taux de nicotine de votre sang commence à baisser et lorsque le niveau est plus bas que celui auquel votre corps est habitué, la privation physique commence à se produire. Les symptômes comprennent l'agitation, des problèmes gastro-intestinaux, la transpiration, une augmentation du rythme cardiaque et une sensation générale de malaise, d'anxiété et d'irritation.

Ces sensations désagréables qui rappellent la privation de drogue sont ce qui vous pousse à fumer une autre cigarette. À mesure que vous inhalez la fumée et que votre système sanguin absorbe la nicotine, vous éliminez la sensation désagréable, mais vous perpétuez le cercle vicieux. Beaucoup de gens souffrent d'une privation grave en essayant de cesser complètement ou tout d'un coup. Cela peut rendre la tâche de cesser de fumer difficile, c'est le moins qu'on puisse dire.

Cependant, si vous deviez affronter seulement les symptômes physiques de la privation de nicotine, vous arriveriez peut-être à surmonter votre dépendance plus facilement. Les trois ou quatre premiers jours seraient les pires, car la majeure partie de la nicotine n'est plus dans votre corps. Le processus d'élimination continuerait pendant plusieurs semaines.

Malheureusement, en plus des symptômes de privation *physique*, vous subiriez aussi une privation *psychologique*, et les symptômes de cette privation sont aussi terribles, sinon plus, que les symptômes physiques.

L'ensemble de l'habitude de fumer, ouvrir le paquet, allumer la cigarette, inhaler la fumée, l'expirer, faire tomber la cendre, et le reste, détend et renforce. Vous vous êtes habitué à fumer, et cela vous permet de diminuer la tension et l'anxiété. Vous en avez fait un élément important de votre vie. Cette dépendance psychologique, la façon dont vous vous fiez aux cigarettes dans votre vie quotidienne, est une force puissante.

C'est pourquoi notre programme à deux voies, docteur esprit/docteur corps, est aussi efficace. En fait, nous croyons que c'est aujourd'hui le programme pour cesser de fumer le plus efficace du monde entier. Grâce à des techniques de modification de votre régime alimentaire et de votre comportement, nous pouvons vous aider à surmonter à la fois les symptômes de privation physique et psychologique qui se manifestent lorsque vous cessez de fumer. Plus important encore, nous pouvons vous aider à atteindre votre but d'une vie saine et sans cigarettes.

Éléments de base d'une relation

À titre de médecin, j'étais horrifié, depuis le début de ma profession, par l'effet de la cigarette sur la santé de mes patients. J'étais aussi impressionné parce qu'ils continuaient de fumer, malgré mes avertissements au sujet de leur état de santé.

Je ne pouvais pas le croire, et j'avais l'impression que je n'y pouvais rien. Ils venaient me consulter au sujet de leurs problèmes respiratoires, leurs maladies cardiaques, leur hypertension, mais tant et aussi longtemps qu'ils continuaient de fumer, leur santé physique continuait de se détériorer, quels que soient les soins que je leur apportais.

J'ai essayé tous les genres d'approches, des histoires terrifiantes («Jean, vous mourrez bientôt si vous n'arrêtez pas de fumer!») jusqu'au soutien d'une personne inquiète («Vous savez, Harry, vous devriez vraiment cesser de fumer. C'est important pour votre santé. Je sais que vous pouvez y arriver.»). Rien ne marchait. Je les ai envoyés suivre une variété de programmes destinés à mettre fin à cette habitude mais qui n'ont aidé que très peu de mes patients.

Un autre élément m'a motivé à trouver la réponse au problème de la cigarette après que je fus devenu secrétaire de la santé et de l'hygiène mentale de l'État du Maryland. J'ai été étonné de constater à quel point fumer la cigarette affecte tous les aspects de notre santé, à titre de citoyens, sans mentionner le coût incroyable en termes d'argent, de productivité réduite et de pertes de vie. J'ai donc commencé une étude afin de découvrir les nouvelles techniques disponibles qui aideraient les gens à cesser de fumer.

J'avais entendu parler d'un médecin de Paris qui avait mis au point une nouvelle approche. Au mois d'avril 1979, je me suis donc rendu à Paris et j'y ai rencontré le docteur Michel Bicheron, spécialiste dans le traitement de l'arthrite. Tout à fait par hasard, le docteur Bicheron avait découvert qu'une mixture de vitamines, de minéraux et de bicarbonate de soude préparée avec une base de procaïne, injectée dans les articulations affectées de ses patients, produisait des effets secondaires inattendus: leur envie de fumer diminuait.

Sa curiosité éveillée, le docteur Bicheron a appris qu'un de ses collègues, un acupuncteur, avait obtenu un certain succès en insérant des aiguilles dans quatre points d'acupuncture. Le docteur Bicheron se demandait ce qui se passerait si on combinait les traitements, et, mettant sa théorie en pratique, il a injecté sa mixture dans les quatre points d'acupuncture, sur le nez et les oreilles de ses patients. Les patients ainsi traités ont rapporté que leur envie de fumer avait considérablement diminué.

J'ai utilisé la technique du docteur Bicheron à mon bureau de Baltimore et, pendant les huit années qui ont suivi, j'ai fait des progrès significatifs. Aujourd'hui, j'administre des médicaments qui réduisent de façon substantielle le besoin physique de fumer. J'ai adapté le contenu de ces nutriments au régime alimentaire que nous décrivons plus loin dans ce chapitre afin que vous puissiez bénéficier des mêmes avantages que les patients qui viennent suivre des séances pour cesser de fumer, à mon bureau de Baltimore.

Je crois que jusque-là, ce fut le programme de ce genre le plus efficace en cours. J'ai pu l'améliorer grâce à un de mes collègues qui s'est intéressé aux aspects psychologiques de la dépendance.

Le cancer du père d'un collègue. Tout a commencé parce que le père de mon collègue fumait beaucoup, trois paquets par jour. L'été précédant son départ pour l'université, mon collègue, qui planifiait de devenir neurochirurgien, a obtenu une subvention de la National Science Foundation (Fondation nationale des sciences) pour passer trois mois dans un institut de cancérologie. Ce ne fut pas long qu'il décida d'étudier plutôt la psychologie. Pourquoi? Parce qu'il avait travaillé auprès de patients qui, les uns après les autres, gisaient alités presque morts d'un cancer pulmonaire, gastrique, ou d'autres cancers, et continuaient de fumer la cigarette! Cela lui semblait incroyable.

Il est rentré à la maison, a interrogé son père à propos de son habitude de fumer, et a été étonné de la réponse de celui-ci: «J'aimerais mieux vivre moins longtemps que de vivre malheureux» (malheureux sans cigarettes, voulait-il dire).

Qu'a fait mon collègue? Comme toute personne intelligente et rationnelle le ferait, il s'est mis à fumer! En un rien de temps il fumait deux paquets par jour et au cours des quinze années qui ont suivi, il s'est mis à en fumer trois.

Cela a provoqué une certaine gêne au point de vue professionnel. Chaque fois qu'un patient s'exaspérait lorsqu'il lui faisait la leçon, ce patient pouvait lui dire: «Regardez qui parle. Pourquoi fumez-vous vous-même?» Pour un psychothérapeute, c'était vraiment un handicap. Il a été encore plus influencé par le fait qu'il ne pouvait monter trois étages à pied sans avoir envie d'aller s'étendre et se reposer.

Alors, il a cessé de fumer en 1981. Comment? Tout d'un coup. Il a dit à tous ses patients qu'il allait cesser de fumer. Une fois qu'il l'avait dit, il savait qu'il n'avait pas d'autre choix et qu'il devait le faire. Autrement, dans son domaine, il aurait perdu toute crédibilité et plusieurs de ses patients.

C'était l'agonie. Il a songé à changer de profession afin de pouvoir continuer de fumer, mais comme il m'a dit, étant donné qu'il n'avait aucun autre talent pour gagner sa vie, il devait cesser de fumer, et il l'a fait. Ce collègue (je suis certain que vous avez déjà deviné qu'il s'agit du docteur Lipton) a commencé à s'attaquer à l'aspect psychologique du tabagisme, qu'il connaissait familièrement. C'était l'appui dont mon programme avait besoin, parce que je me suis aperçu que certains de mes patients recommençaient à fumer malgré le fait qu'ils n'étaient pas affligés d'une dépendance physique et qu'ils n'avaient aucune envie de nicotine.

Malheureusement, le père du docteur Lipton est mort dans les bras de celui-ci à 64 ans, des suites d'un cancer de l'estomac et du pancréas. Peut-être que s'il avait compris qu'il risquait la mort, et la peine que les personnes qui lui étaient chères éprouveraient, il aurait pu cesser de fumer plusieurs années auparavant.

Et encore, peut-être qu'il n'aurait pas pu. En tant qu'êtres humains, nous fonctionnons à deux niveaux, un niveau intellectuel et un niveau émotionnel. Malheureusement, ces deux niveaux ne sont pas toujours bien intégrés. Ils semblent souvent exister de façon indépendante. Ce que nous savons n'influence pas ce que nous ressentons, et nos sentiments ont tendance à tout diriger.

Je vous raconte ces histoires dans l'espoir de vous aider à faire face à une importante question: voulez-vous vivre plus longtemps et en meilleure santé, partager cette vie avec ceux qui vous aiment, ou préférez-vous croire que «cela n'arrivera pas»?

Je suis persuadé que vous connaissez les effets de la cigarette qui mettent votre vie en danger. La cigarette est la cause de plusieurs maladies, de l'emphysème à la maladie cardiaque. Cependant, saviez-vous qu'une fois que vous cessez de fumer, votre corps commence à se remettre des effets nocifs? Une fois que vous joignez les rangs des non-fumeurs, les effets de la nicotine et d'autres irritants appelés collectivement «goudrons» qui endommagent les cellules de votre corps, seront éliminés. Votre corps commencera un processus de guérison qui sera presque immédiatement mesurable.

Par exemple, en faisant subir un test de rendement pulmonaire à un ex-fumeur, on constate une amélioration de ses capacités respiratoires dans 90 % des cas, après seulement *un mois*. Imaginez en plus à quel point vous serez en meilleure santé et plus actif quand vous aurez cessé de fumer.

L'ostéoporose de Deidre. Deidre, âgée de 47 ans, était une grande fumeuse; elle fumait trois paquets par jour, depuis 32 ans. Jusqu'à sa ménopause, elle avait facilement maintenu son poids idéal et avait mené une existence pleine de vigueur. À cette époque, cependant, elle a commencé à ressentir des bouffées de chaleur, une extrême fatigue, des maux de tête, des épisodes d'irritabilité et elle ne cessait de prendre du poids. Six mois avant que je l'examine, elle a commencé à ressentir une douleur dans la région lombaire et au-dessus des genoux.

Des tests complémentaires ont révélé que son corps ne produisait pas assez d'hormones femelles. Des études sur la densité des os ont révélé qu'elle souffrait aussi de dégénérescence calcaire, ou ostéoporose. C'est une condition assez répandue, à laquelle on peut facilement remédier en administrant à la patiente les hormones femelles appropriées, en lui donnant des suppléments de calcium, et en la persuadant de cesser de fumer. (Dans les cas où des membres de la famille ont souffert de tumeurs du sein, le traitement aux hormones femelles n'est pas recommandé.)

Deidre a commencé à suivre mon régime alimentaire destiné aux gens qui cessent de fumer, de même qu'un programme d'exercices appropriés et a suivi mon programme d'un jour, pour cesser de fumer, à Baltimore. En six mois elle avait retrouvé son poids idéal de 53,5 kilos (118 livres). Ses autres symptômes ont disparu, et la douleur causée par son arthrite et son ostéoporose s'est estompée grâce à la diminution du poids qui affectait son dos et les articulations de ses genoux. Elle a retrouvé sa vigueur, ses maux de tête ont disparu, et elle a retrouvé le sourire. Elle a dû continuer de suivre son traitement hormonal, de prendre ses suppléments de calcium et de faire ses exercices.

Les symptômes d'ostéoporose de Deidre, causés par une carence en hormones femelles et par son tabagisme, ont pu être éliminés parce qu'elle a cessé de fumer. La cigarette aggrave l'ostéoporose car elle provoque l'extraction de calcium des os. Une fois que vous cessez de fumer, la perte osseuse se stabilise. Deidre n'a pas fumé une seule cigarette depuis plus de quatre ans.

Les questions qui suivent nous sont souvent posées par nos patients au sujet des effets de la cigarette. Veuillez s'il vous plaît lire cette information au sujet des abus du tabac, de la privation, du régime alimentaire et d'autres sujets importants, et utilisez-la comme point de référence. Lisez les différentes parties à haute voix pour vous aider à renforcer l'information que nous vous présentons. Mieux vous comprendrez comment et pourquoi vous fumez, plus il vous sera possible de cesser de fumer pour toujours!

Réponses aux questions que vous vous posez au sujet de la cigarette

Q. *Qu'est-ce que la nicotine?*

R. Dans le tabac, la nicotine est vraiment une drogue qui crée une dépendance. Elle affecte le corps profondément et exerce sur lui une portée considérable. Une fois inhalées, la fumée de cigarette et la nicotine sont immédiatement absorbées par le système sanguin et modifient les fonctions des systèmes respiratoire, gastro-intestinal, cardiovasculaire et nerveux.

Q. *Comment la nicotine affecte-t-elle le cerveau?*

R. Une partie de l'effet de dépendance de la nicotine est reliée à sa capacité de provoquer la libération des endorphines, les analgésiques naturels du corps qui produisent une sensation de bien-être, dans le cerveau. Sans nicotine, le taux d'endorphines du fumeur accoutumé baisse, provoquant un sentiment d'anxiété, de malaise et une humeur généralement maussade.

Fumer une autre cigarette fait monter le niveau d'endorphines de votre cerveau, créant une «ivresse» artificielle qui élimine ces symptômes temporairement. Le programme d'efforts personnels que nous recommandons est conçu pour réduire rapidement les effets désagréables de la privation de cigarettes.

Q. *Pourquoi ai-je de la difficulté à me concentrer sans cigarettes?*

R. La nicotine affecte aussi le système nerveux en poussant votre corps à produire de l'adrénaline, une hormone puissante qui, en quantités excessives, affecte plusieurs organes de façon nuisible. Quant au cerveau, l'effet stimulateur de l'adrénaline augmente la concentration et la mémoire temporairement, bien que la mémoire ne soit pas augmentée au-delà de celle du non-fumeur.

Le cerveau du fumeur a été conditionné par les niveaux élevés de nicotine, d'adrénaline, d'endorphines et d'autres stimulants. Pendant les intervalles entre les cigarettes, le fumeur peut souffrir de légers troubles de mémoire et de concentration à mesure que les éléments chimiques disparaissent. Fumer une autre cigarette allège ces symptômes de privation et le cycle de la dépendance se perpétue.

Q. *Comment l'action de fumer affecte-t-elle mon coeur?*

R. Fumer la cigarette est le facteur de risque le plus important de plusieurs maladies cardiaques et d'affections cardiovasculaires:

- Pour ce qui est du coeur, l'adrénaline et la nicotine augmentent votre rythme cardiaque, ce qui force votre coeur à travailler plus fort qu'il le devrait.
- La noradrénaline et la nicotine obligent tous les vaisseaux sanguins de votre corps à se contracter en plus de les endommager. Vos artères durcissent (artériosclérose) à mesure que le cholestérol s'accumule à l'intérieur de ces artères endommagées, empêchant le sang de se rendre aux organes vitaux. Votre cerveau subit alors un coup. Quant à votre coeur, vous ressentez des douleurs thoraciques (angine de poitrine) ou vous subissez une crise cardiaque (infarctus du myocarde). Vous

souffrez de graves crampes aux jambes (claudication intermit-
tente) car vos muscles ont terriblement besoin de sang. Vos
mains et vos pieds peuvent souvent devenir froids.

- Vous souffrez ensuite d'hypertension à cause du rétrécissement de vos artères (encore plus de travail pour votre pauvre
coeur). À cause de ce travail supplémentaire, vous courez plus
de risques de souffrir d'insuffisance cardiaque, de subir une
attaque, de souffrir d'insuffisance rénale, ou de subir une crise
cardiaque.

- L'oxyde de carbone contenu dans la fumée de la cigarette (qu'on
retrouve aussi dans les gaz d'échappement des voitures) abaisse
gravement le niveau d'oxygène du sang, un autre effet nocif
pour votre coeur, votre cerveau et vos jambes endolories.

Cependant, même si vous souffrez déjà de douleurs thoraciques
à cause du rétrécissement de vos artères coronariennes, ou si vous
avez déjà subi une crise cardiaque, si vous cessez de fumer, vous réduirez considérablement le risque de subir une première crise cardiaque (ou une deuxième). *Cet avantage commence aussitôt que vous
cessez de fumer et continue d'augmenter chaque jour où vous ne
fumez pas.*

Q. *Est-il vrai que fumer peut provoquer la formation d'ulcères ou
les aggraver?*

R. Oui. Fumer affecte la formation d'ulcères de l'estomac et de la
première partie de l'intestin grêle (duodénum) et leur guérison.
Des études ont démontré que l'ulcère d'une personne qui fume
mettra plus de temps à guérir que l'ulcère d'un non-fumeur.
De même, les fumeurs sont plus susceptibles de souffrir d'ulcères que les non-fumeurs. Il semble que la nicotine stimule la formation d'acides gastriques et d'enzymes digestifs de façon
anormale, rendant ainsi la formation d'ulcères plus probable.

Q. *Comment la cigarette affecte-t-elle les non-fumeurs?*

R. Fumer la cigarette met en danger la santé de ceux qui vous entourent. L'exposition non intentionnelle à la fumée de cigarette, qu'on
appelle tabagisme passif, se produit lorsque le non-fumeur est
soumis à l'air expiré par le fumeur, de même qu'à la fumée qui
s'échappe du bout d'une cigarette allumée.

- Les enfants de fumeurs contractent des maladies pulmonaires et manquent l'école plus souvent que les enfants de non-fumeurs.
- Les gens atteints de maladies cardiaques et pulmonaires voient leurs symptômes s'aggraver lorsqu'ils sont exposés au tabagisme passif.
- Les allergies des gens exposés au tabagisme passif sont aggravées par leur exposition à la fumée.
- Les femmes qui fument pendant leur grossesse donnent naissance à des bébés plus petits que celles qui ne fument pas. Le foetus devient un fumeur passif et est forcé de «fumer» chaque fois que la mère le fait.

Q. *Existe-t-il vraiment des «rides de fumeur»?*

R. Un observateur averti peut identifier les fumeurs dans une foule en regardant leur visage. On peut établir un lien entre le tabagisme et les rides faciales et les pattes d'oie, en partie à cause des niveaux d'oxygène réduits de la peau. Une fois que ces rides apparaissent, cesser de fumer ne les fera pas disparaître. Si vous cessez maintenant, vous les empêcherez de continuer à se produire.

Q. *Si je sais pourquoi il est si mauvais de fumer, pourquoi ne pas m'arrêter?*

R. On identifie le tabagisme comme une source de plaisir. Les endorphines relâchées dans le cerveau pendant que la personne fume produisent une sensation de bien-être. Cela est particulièrement agréable lorsque les endorphines relâchées modifient les effets désagréables des situations stressantes.

   Les gens continuent de fumer parce qu'ils dépendent physiquement de la nicotine et désirent éviter les symptômes de privation de nicotine.

Q. *Pourquoi ne puis-je opter pour une marque de cigarettes faibles en goudron ou en nicotine?*

R. Des études ont démontré que les gens fument le nombre de cigarettes dont ils ont besoin pour maintenir un certain niveau de nicotine dans leur système sanguin. L'idée que les marques de cigarettes faibles en goudron et en nicotine permettent de fumer moins n'est qu'une illusion. Les gens fument un plus grand nombre de cigarettes, ils aspirent la fumée plus profondément, et retiennent la fumée plus longtemps afin de maintenir les mêmes niveaux de nicotine dans leur système sanguin que leur procurent les cigarettes «ordinaires». De telles pratiques ont peu de valeur au point de vue de la santé.

Q. *Pourquoi est-ce que je fume plus lorsque je suis tendu ou lorsque je bois du café ou de l'alcool?*

R. Toute tension force la nicotine à se mêler à l'urine. La tension rend aussi l'urine plus acide, éliminant la nicotine du corps plus rapidement. Vous fumez alors plus de cigarettes pour alléger les symptômes de privation.

L'alcool est un autre élément puissant qui rend l'urine plus acide. Cet élément chimique provoque l'envie de fumer, grâce au même mécanisme acidifiant, à l'instar du stress.

Si vous buvez du café décaféiné, employez une marque dont la caféine a été retirée à l'aide d'un procédé à l'eau. Sinon, les produits chimiques employés pour décaféiner le café font baisser le niveau d'endorphines. Le résultat? Une envie de fumer!

Q. *Si je modifie mon régime alimentaire, cela m'aidera-t-il à cesser de fumer?*

R. Certainement, grâce aux changements alimentaires soulignés dans ce chapitre, vous pouvez rendre votre urine moins acide, ralentissant ainsi la perte de nicotine et réduisant votre envie de consommer du tabac lorsque vous êtes tendu.

Q. *Quel rôle le conditionnement de comportement joue-t-il dans la dépendance psychologique à la nicotine?*

R. On peut qualifier le conditionnement du comportement d'«habitude». Ce conditionnement est une autre raison importante qui pousse les gens à continuer de fumer, en plus des propriétés de la nicotine qui créent une dépendance. Une fois qu'un fumeur prend l'habitude de fumer 20 cigarettes ou 40, ou encore plus, quotidiennement, il semble impossible de passer la journée sans fumer.

Les gens ont tendance à fumer dans certaines situations. Fumer peut presque devenir un rituel: après un repas, en parlant au téléphone, en buvant du café ou de l'alcool, ou dans les moments de tension et de nervosité.

En plus de la dépendance physique à la cigarette, le conditionnement du comportement est responsable de la dépendance psychologique au tabagisme. Si vous avez l'habitude d'avoir envie de fumer dans certaines circonstances, vous pouvez continuer d'avoir envie de fumer même après que vous ayez cessé de dépendre physiquement de la nicotine.

Q. *À quoi puis-je m'attendre lorsque je cesserai vraiment de fumer?*

R. L'envie de fumer vous viendra probablement par vagues, les trois ou quatre premiers jours seront les pires. Pendant cette période intense, vous devez surmonter à la fois votre dépendance physique et votre dépendance psychologique.

L'intensité de ces envies diminuera au cours des jours et des semaines qui suivront. Cela ne signifie pas que l'envie de fumer ne vous reviendra pas de temps à autre. Cependant, en général, à mesure que le temps passe, l'intensité et la fréquence de ces envies de fumer deviendront graduellement plus maniables et disparaîtront presque complètement.

Le secret pour devenir un non-fumeur est le *temps*: résister à la tentation assez longtemps pour laisser les envies physique et psychologique s'affaiblir de plus en plus. Ne prenez plus jamais cette première cigarette.

Q. *Aurai-je beaucoup de difficulté à y arriver?*

R. Il n'est jamais facile de se débarrasser d'une dépendance, car vous devez vous attendre à vous sentir mal longtemps, pendant les premières semaines, chaque fois que l'envie de fumer vous assaille. Cependant, vous pouvez être assuré que le malaise que vous ressentirez en cessant de fumer sera beaucoup moins sévère qu'il le serait si vous ne suiviez pas les étapes que nous vous suggérons ici.

Il n'existe aucune technologie capable d'éliminer les envies de fumer que vous ressentirez probablement. Leur intensité dépendra du nombre d'années pendant lesquelles vous avez fumé, de la puissance des cigarettes, et du nombre de cigarettes que vous aviez l'habitude de fumer, de la profondeur à laquelle vous aspiriez la fumée et du fait que vous souffrez ou non de SH.

Certains grands fumeurs rapportent à quel point ils furent surpris de constater la facilité avec laquelle ils avaient pu cesser de fumer, tandis que d'autres personnes, qui fumaient moins, ont rapporté leur grande difficulté. L'expérience est très personnelle. Je vous recommande de vous attendre au pire. Vous pourriez être agréablement surpris en constatant qu'il vous est possible de cesser de fumer plus facilement que vous auriez pu le croire, mais n'y comptez pas.

Programme à suivre pour cesser de fumer

Première étape: Jour zéro

La première chose à faire consiste à dresser un tableau en appelant le jour où vous cesserez complètement de fumer «jour zéro». Ce plan vous permettra de réduire graduellement le niveau de nicotine de votre système sanguin et, en le combinant à d'autres méthodes, diminuera l'intensité des symptômes de privation une fois que vous cesserez de fumer.

Pour calculer le jour où vous cesserez complètement, divisez le nombre de cigarettes que vous fumez habituellement chaque jour par 2. Divisez maintenant le résultat par 7 pour déterminer le nombre de cigarettes que vous devriez éliminer chaque jour. (Si vous obtenez une fraction, prenez le chiffre plus élevé suivant.)

Par exemple, supposons que vous fumez 28 cigarettes par jour: 28 divisé par 2 = 14; 14 divisé par 7 = 2.

Vous devriez donc réduire votre consommation de la façon suivante:

Jour 1 de la réduction:	28 - 2 = 26 cigarettes par jour.
Jour 2	26 - 2 = 24
Jour 3	24 - 2 = 22
Jour 4	22 - 2 = 20
(etc.)	
Jour 0	2 - 2 = 0

Voici un tableau qui vous aidera à commencer:

Jour 1 : _____ − 2 = _____ cigarettes par jour
Jour 2 : _____ − 2 = _____
Jour 3 : _____ − 2 = _____
Jour 4 : _____ − 2 = _____
Jour 5 : _____ − 2 = _____
Jour 6 : _____ 2 _ _____
Jour 7 : _____ − 2 = _____
Jour 8 : _____ − 2 = _____
Jour 9 : _____ − 2 = _____
Jour 10: _____ − 2 = _____
Jour 11: _____ − 2 = _____
Jour 12: _____ − 2 = _____
Jour 13: _____ − 2 = _____
Jour 14: _____ − 2 = _____
Jour 15: _____ − 2 = _____
Jour 16: _____ − 2 = _____
Jour 17: _____ − 2 = _____
Jour 18: _____ − 2 = _____
Jour 19: _____ − 2 = _____
Jour 20: _____ − 2 = _____

Deuxième étape: Le régime alimentaire à suivre pour cesser de fumer

Ce régime est conçu pour diminuer les effets de la privation de nicotine afin que vous puissiez cesser de fumer en ayant moins envie de nicotine et sans prendre de poids. C'est un régime bien équilibré et sain conçu pour combattre l'excès d'acidité de votre corps qui se produit lorsque vous abusez du tabac.

La plupart des études ont démontré que seulement environ le tiers des personnes qui cessent de fumer prennent du poids. Un autre tiers perdent du poids et le poids des gens du dernier tiers ne change pas.

Un tuyau au sujet de l'alimentation: beaucoup de gens rapportent que les graines de tournesol réduisent l'envie de fumer, alors achetez une provision de graines de tournesol décortiquées et non salées pour grignoter autant que vous le désirez. Achetez aussi des bonbons à faible teneur calorique que vous sucerez pendant la période difficile de désintoxication de la nicotine. Cela vous aidera à satisfaire vos besoins de contentement oral et servira de substitut aux cigarettes.

Suivez ce régime pendant 14 jours à *partir du moment où vous commencerez à diminuer le nombre de cigarettes.*

Régime alimentaire conçu par le docteur Solomon, à suivre pour cesser de fumer

156 grammes d'hydrates
de carbone
40 grammes de gras
78 grammes de protéines
1302 calories

Petit déjeuner quotidien

120 ml (1/2 tasse) de jus d'orange ou 1/2 pamplemousse frais
180 ml (3/4 tasse) de céréales à haute teneur en
vitamines/minéraux
240 ml (1 tasse) de lait écrémé*
Café, thé, café décaféiné traité à l'eau
Saccharine

*Si vous êtes allergique au lait, remplacez-le par du lait de soya et éliminez le fromage.

Collations du matin, de l'après-midi et du soir

120 ml (1/2 tasse) de jus d'orange; 120 ml (1/2 tasse) de jus de pamplemousse
1 fruit frais: pêche; poire; pomme; orange; abricot; tangerine
1/4 de cantaloup ou de melon au miel frais
2 moitiés de fruits en conserve (sans sucre): pêche; poire; abricot;
2 tranches d'ananas
120 ml (1/2 tasse) de compote de pommes sans sucre; quartiers de pamplemousse; quartiers d'orange

Salade de légumes pour le déjeuner et le dîner: inclure tous les légumes suivants ou une partie seulement: laitue romaine; endive; chou chinois; radis; cresson de fontaine, légumes verts frais comme: chou, épinards, partie verte des betteraves
germes de soja, germes de luzerne
tranches de piments verts
morceaux de tomates
champignons tranchés
Portion de 240 ml (1 tasse complète)

Déjeuner

Choisissez un des produits de protéine suivants: (vous pouvez le consommer chaud ou froid)

60 ml (1/4 tasse) de fromage blanc faible en gras
60 ml (1/4 tasse) de thon ou de saumon mis en conserve dans l'eau
2 tranches de rôti de boeuf maigre; rôti de veau
2 tranches de dinde ou de poulet rôti sans la peau
1 oeuf: bouilli, poché, dur, à la coque
1 tranche de fromage fondu, faible en gras
5 petites crevettes bouillies

Choisissez un des légumes suivants: (à consommer chaud ou froid)
240 ml (1 tasse) d'un des légumes suivants (servi sans margarine et sans beurre)

asperges	chou-fleur	fèves: haricot vert
betteraves	céleri	ou haricot jaune
brocoli	concombres	courge jaune
carottes	légumes verts	courgette
tomates	jus de tomate	choucroute
navets	rutabaga	jus de légumes

Inclure au moins 240 ml (1 tasse) de salade de légumes.

La vinaigrette devrait être un produit faible en calories.
Vous ne devriez pas utiliser plus de 15 ml (1 c. à soupe) par portion.

Collation de l'après-midi

240 ml (1 tasse) de lait écrémé ou 240 ml (1 tasse) de yogourt ordinaire faible en gras
1 fruit choisi dans la liste de fruits. Si vous optez pour le yogourt au lieu du lait, vous pouvez y ajouter des fruits frais ou en conserve comme dessert.

Boisson

Boisson gazeuse diète; café; thé; limonade faible en calories

Dîner:

Choisissez un des produits de protéine suivants:

Les produits de viande peuvent être cuits au four, grillés, rôtis ou cuits à la vapeur.
Il faut retirer tout le gras avant la cuisson.
Il faut retirer la peau de la volaille avant la cuisson.
85 g (3 onces) de boeuf rôti maigre; de boeuf en conserve; de boeuf de ronde (grillé et haché); filet; côtes de boeuf rôties
Veau: sous-noix; longe; jarret; côtelettes
Volaille-poulet: dinde; jeune poulet rôti à la broche; faisan
Porc (pas plus d'une fois par semaine): longe; rôti d'épaule; côtelettes maigres; jambon haché; tranches du centre du jambon

Légumes

Choisissez dans la liste du déjeuner. Vous avez droit à 240 ml (1 tasse).

Salade

Même choix de salade qu'au déjeuner. Vous avez droit à 240 ml (1 tasse).

Matières grasses

10 ml (2 c. à thé) de margarine, si désiré. Vous pouvez laisser tomber.

Féculents

Choisissez un article dans la liste suivante. Vous avez droit aux quantités données.
120 ml (1/2 tasse) de purée de pommes de terre
1 petite pomme de terre cuite au four
60 ml (1/4 tasse) de patates sucrées
120 ml (1/2 tasse) de pois verts
120 ml (1/2 tasse) de fèves de lima
1 tranche de pain: blanc, de seigle, de seigle noir (pumpernickle), de blé entier
1/2 pain à hamburger
1/2 petit pain en couronne (bagel) ordinaire ou à l'oignon
1 petit pain
120 ml (1/2 tasse) de riz
1 petite pomme de terre, bouillie
120 ml (1/2 tasse) de nouilles

Fruits

Choisissez dans la liste déjà donnée.

Collation de l'après-midi

240 ml (1 tasse) de lait écrémé ou 240 ml (1 tasse) de yogourt ordinaire
1 fruit au choix, voir la liste

Échantillon de menus
Petit déjeuner

120 ml (1/2 tasse) de jus d'orange
180 ml (3/4 tasse) de céréales Total, avec saccharine, si désiré

240 ml (1 tasse de lait écrémé)
Café, thé, café décaféiné traité à l'eau

Collation du matin

1 pêche fraîche

Déjeuner

60 ml (1/4 tasse) de thon mis en conserve dans l'eau et en farcir une grosse tomate
Grosse salade de légumes avec vinaigrette
240 ml (1 tasse) de jus de légumes
240 ml (1 tasse) de lait écrémé
1/4 de cantaloup frais avec morceau de citron
Boisson gazeuse diète; limonade faible en calories; café; thé; café décaféiné traité à l'eau

Collation de l'après-midi

1 pomme fraîche

Dîner

1 poitrine de poulet de grosseur moyenne préparée avec sauce aux tomates (cuite au four)
120 ml (1/2 tasse) de riz
120 ml (1/2 tasse) de brocoli avec morceau de citron
120 ml (1/2 tasse) de carottes avec persil haché
1 grosse salade de légumes accompagnée de 15 ml (1 c. à soupe) de vinaigrette
10 ml (2 c. à thé) de margarine, si désiré
1/2 pamplemousse frais
Café; thé; limonade faible en calories; boisson gazeuse diète

Collation de l'après-midi

240 ml (1 tasse) de lait écrémé
2 moitiés de pêches non sucrées
1/2 pain à hamburger
1/2 petit pain en couronne (bagel) ordinaire ou à l'oignon
1 petit pain
120 ml (1/2 tasse) de riz
1 petite pomme de terre bouillie
120 ml (1/2 tasse) de nouilles

Fruits

Choisissez dans la liste déjà donnée.

Collation de l'après-midi

240 ml (1 tasse) de lait écrémé ou 240 ml (1 tasse) de yogourt ordinaire
1 fruit au choix, voir la liste

Échantillon de menus

120 ml (1/2 tasse) de jus d'orange
180 ml (3/4 tasse) de céréales Total, avec saccharine, si désiré
240 ml (1 tasse) de lait écrémé
Café; thé; café décaféiné traité à l'eau

Collation du matin

1 pêche fraîche

Déjeuner

60 ml (1/4 tasse) de thon mis en conserve dans l'eau, en farcir une grosse tomate
Grosse salade de légumes accompagnée de vinaigrette

240 ml (1 tasse) de jus de légumes
240 ml (1 tasse) de lait écrémé
1/4 de cantaloup frais accompagné d'un morceau de citron
Boisson gazeuse diète; limonade faible en calories; café; thé; café décaféiné traité à l'eau

Collation de l'après-midi

1 pomme fraîche

Dîner

1 poitrine de poulet de grosseur moyenne préparée avec sauce aux tomates (cuite au four)
120 ml (1/2 tasse) de riz
120 ml (1/2 tasse) de brocoli accompagné d'un morceau de citron
120 ml (1/2 tasse) de carottes assaisonnées de persil haché
1 grosse salade de légumes, accompagnée de 15 ml (1 c. à soupe) de vinaigrette spéciale
10 ml (2 c. à thé) de margarine, si désiré
1/2 pamplemousse frais
Boisson gazeuse diète; limonade faible en calories; café; thé; café décaféiné traité à l'eau

Collation de l'après-midi

240 ml (1 tasse) de lait écrémé
2 moitiés de pêche (Mélangez le lait et les fruits.)

Troisième étape: Rétroaction biologique

Comme nous en avons déjà discuté, la dépendance psychologique à la cigarette est une force puissante. Les fumeurs en viennent à dépendre des effets apparemment relaxants de la cigarette. Cependant, la cigarette est malheureusement un moyen d'éliminer la tension qui se perpétue elle-même, ce qui fait que l'absence de cigarettes crée une tension que vous éliminez en fumant une autre cigarette.

Cette association se produit dans votre esprit: tension = cigarette; tension = cigarette.

Vous pouvez utiliser les techniques de rétroaction biologique que vous avez apprises au chapitre 8 pour briser ce conditionnement, en le remplaçant par la rétroaction biologique et la diminution de tension qu'elle crée de façon à combler le vide. Ainsi, vous apprendrez une nouvelle association: tension = rétroaction biologique = aucune cigarette.

Pratiquez la rétroaction biologique pendant 20 minutes, deux fois par jour, tout au long des jours où vous réduisez votre consommation de cigarettes afin de réduire le niveau de votre tension. Ensuite, chaque fois que vous vous rendrez compte que votre envie de fumer une cigarette est vraiment trop forte pour la tolérer, pratiquez la rétroaction biologique pendant quelques minutes. Vous vous apercevrez que votre tension et l'intensité de votre envie de cigarettes diminuent. Employez cette technique aussi souvent que vous avez besoin de résister à la tentation de fumer.

Vous pourriez aussi utiliser la méthode d'autohypnose pour arriver à combattre votre envie de fumer. Pendant que vous êtes en état de maîtrise élevée, imaginez que vous êtes un conquérant en train de gagner la bataille que vous avez engagée contre la dépendance aux cigarettes et que vous êtes en train de reprendre en main le contrôle de votre corps, de votre vie.

Quatrième étape: L'exercice

Une autre partie extrêmement importante du combat contre le tabagisme consiste à augmenter le niveau de votre activité physique. L'exercice d'aérobic peut vous aider grandement à maîtriser votre envie de fumer. En effet, l'exercice libère des endorphines, comme nous l'avons déjà dit au chapitre 6, produisant un effet apaisant, de façon naturelle, et il rend la période de privation beaucoup plus supportable.

Nous vous recommandons de faire de l'aérobic pendant 20 à 30 minutes par jour au début de votre période de cessation. De plus, comme toujours, avant d'entreprendre tout programme d'exercice, vous devriez consulter un médecin avant d'augmenter le niveau de vos activités physiques.

Cinquième étape: Créez votre propre obligation

Une façon de vous aider à cesser de fumer consiste à vous «tendre un piège».

Dites à tous ceux dont l'opinion vous importe que vous êtes *sérieusement décidé* à cesser de fumer et de rester non-fumeur. Dites à vos enfants, à votre époux (épouse), à votre employeur, à vos frères et soeurs, à vos parents ou à vos amis intimes que vous cesserez de fumer complètement, même si c'est la dernière chose que vous ferez. C'est le chemin qu'a suivi le docteur Lipton lorsqu'il a dit à ses patients qu'il cesserait de fumer, et cela lui a particulièrement réussi.

À quoi sert cette technique? Une fois que vous aurez pris un engagement aussi grave auprès des gens que vous considérez comme importants, vous tiendrez beaucoup plus à résister à l'envie de fumer, plutôt que de les décevoir et de créer une situation embarrassante pour vous-même. De plus, ils pourront peut-être vous aider à passer au travers des moments difficiles.

Si vous vous apercevez que vous ne pouvez pas prendre d'engagements aussi importants auprès des personnes les plus proches de vous, assoyez-vous et tentez d'en découvrir la raison.

De plus, il faut vous rendre compte que vous devez surmonter toute ambivalence à l'idée d'abandonner l'habitude de fumer avant de vous engager auprès des personnes qui vous importent le plus. Vous devez être prêt à vous «tendre un piège» qui vous causera un certain embarras si vous voulez que cette technique soit efficace. C'est l'idée de vous mettre dans une situation embarrassante qui vous aidera à passer au travers des moments de tentation forte. Obligez-vous à être fier de vous! Rendez votre système de soutien fier de vous!

Sixième étape (facultatif): Cesser de fumer en compagnie d'un ami

Plusieurs de nos patients ont rapporté le succès qu'ils ont obtenu en se joignant à un ami pour cesser de fumer. Nous avons constaté que cette approche peut être extrêmement réussie pour autant que l'on comprenne que cette méthode comporte un énorme piège. Premièrement, nous vous indiquerons comment cette méthode devrait fonctionner et nous parlerons ensuite du piège.

Bien que la privation de nicotine puisse être très personnelle, vous et votre ami ressentirez beaucoup des mêmes désagréments. Encouragez-vous beaucoup mutuellement et suivez les suggestions suivantes pour obtenir de meilleurs résultats.

1. Décidez ensemble d'un même jour zéro, jour où vous cesserez de fumer complètement. Préparez vos tableaux de façon qu'ils commencent et finissent en même temps. (Vous pourrez célébrer vos anniversaires de non-fumeurs ensemble!)

2. Établissez un accord selon lequel vous vous parlerez au téléphone ou en personne, *sans y manquer*, au moins une fois par jour pendant les 30 premiers jours. Vous pouvez vous montrer flexibles au sujet des moments de vos conversations, en les changeant au besoin, mais il vous faut absolument parler ensemble chaque jour.

3. Soutenez-vous mutuellement, en vous *écoutant vraiment*, sans juger les sentiments et les inquiétudes de l'autre. Cette méthode vise la guérison et avantage la personne qui parle autant que celle qui écoute.

4. N'oubliez pas que les changements physiques et psychologiques ressentis par un nouveau non-fumeur sont uniques à chaque individu. Essayez d'éviter de vous comparer l'un à l'autre à chaque étape tout au long du programme. Soyez plutôt prêts à vous écouter l'un et l'autre et à vous préoccuper l'un de l'autre.

Maintenant, parlons du grand piège du système copain-copain. C'est à cause de ce piège que la sixième étape est facultative.

Cesser de fumer en compagnie d'un ami est fantastique, à condition que vous et votre ami cessiez de fumer. Le problème se présente lorsque votre ami n'y arrive pas. Vous disposez maintenant de la parfaite excuse pour échouer vous aussi. Après tout, vous ne voulez pas qu'il (ou elle) ait l'impression d'avoir échoué.

Nous avons aussi remarqué que celui qui ne réussit pas veut *inconsciemment* que le partenaire qui persiste subisse à son tour un échec. Nous entendons souvent de tels commentaires: «Alors, Harriet, vous ne fumez toujours pas, hein? Je suis surpris, je ne l'aurais jamais cru. Je suis heureux pour vous, vraiment, je le suis. Je savais que vous étiez meilleure que moi et que vous aviez tellement plus d'auto-discipline et de maîtrise. Et je ne veux pas que vous vous sentiez coupable. Vous avez été une bonne amie et les quelques jours où vous ne m'avez pas téléphoné comme nous en avions convenu n'auraient rien changé, je suis certain, au fait que je fume encore.»

Vous comprenez? Vous joindre à un ami pour cesser de fumer pourrait être plus nuisible qu'avantageux, à moins que vous ne vous rendiez compte, depuis le début, que vous cessez de fumer pour vous-même et que la seule personne qui veillera à votre santé est vous-même.

Deux pièges

Il existe deux pièges importants sur le chemin de la réussite du non-tabagisme, et ils sont particulièrement désastreux pendant les 30 premiers jours décisifs, lorsque vous formalisez votre image de non-fumeur. Ces deux dangers sont les bons amis qui fument et l'alcool.

Vos amis fumeurs peuvent sembler vous soutenir et vous encourager à cesser de fumer. Les vrais amis souhaitent certainement ce qu'il y a de mieux les uns pour les autres, et personne ne sera porté à vous décourager ni à vous faire de reproches ouvertement.

Cependant, à un niveau inconscient, votre décision de cesser de fumer représente pour eux une menace importante et crée beaucoup d'émotions au sujet de leur propre habitude de fumer. Ainsi, les fumeurs qui sont mis en face de ceux qui essaient de cesser de fumer commencent, par inadvertance et inconsciemment, à miner les efforts de leurs amis.

Cela se produit de façon subtile, mais tout de même destructive. Un ami qui dit: «Bonne chance. J'ai tenté de cesser de fumer tellement souvent, que je n'arrive plus à compter le nombre de fois» n'appuie pas votre détermination et votre engagement. «Pourquoi cesser? Cela n'a jamais marché dans mon cas. Comment cela pourrait-il marcher dans le vôtre?» ne sont pas les mots positifs et encourageants dont vous avez besoin. Certains amis commencent de façon plus évidente à miner vos efforts en vous offrant une cigarette ou en vous suggérant d'attendre une autre occasion pour cesser de fumer.

Vous préparer à l'avance à une telle situation vous aidera à la surmonter. Répétez quelques réponses qui seraient appropriées dans ces circonstances, comme: «J'ai pris un engagement envers moi-même et je crois que je peux le tenir.»

Ou encore, vous pouvez «partager le blâme» de votre désir de mener une vie plus saine avec une autre personne, comme: «Mon médecin m'a enfin convaincu que je ne devrais pas fumer à cause du nouveau bébé à la maison ou autour des petits-enfants.» Vous devriez pouvoir trouver facilement un coconspirateur.

L'alcool cause plus d'échecs, lorsqu'on tente de cesser de fumer, que tout autre facteur par lui-même. Permettez-nous de le répéter: si vous buvez de l'alcool pendant que vous essayez de cesser de fumer, vous échouerez probablement.

La nature même de l'alcool réduit les inhibitions, incluant l'engagement que vous avez pris de cesser de fumer. Il est de première importance que vous soyez au courant des dangers de la consommation d'alcool, pendant les 30 premiers jours et pendant les jours suivants.

Les réceptions sont particulièrement dangereuses à cause de la pression créée par l'entourage. Beaucoup de gens, beaucoup d'amis fumeront, vous donnant une grande envie de fumer, et l'alcool qu'on servira pendant ces réceptions sera une menace supplémentaire pour votre détermination. Encore une fois, un homme averti en vaut deux. Soyez prudent en consommant de l'alcool, ou encore mieux, n'en buvez pas!

D'autres tuyaux

Pendant les 30 premiers jours, en formant le nouveau «vous», choisissez les activités sociales où le nombre de cigarettes permises est limité ou celles où on interdit de fumer. Fréquentez les musées et les bibliothèques. Allez au théâtre, ou allez voir un film. Passez du temps à l'extérieur pour jouir de l'air frais. Rencontrez des amis non fumeurs autant que possible. Demandez qu'on vous assigne une place dans la section des non-fumeurs au restaurant, en avion, en train et au travail, si c'est possible. Apprenez à apprécier vos moments de libération de la fumée de cigarette, en continuant de bâtir votre image de non-fumeur.

Pensez aux avantages. Vous connaissez les avantages à long terme, comme ceux qui ont trait à votre santé physique. Pour la personne qui vient de cesser de fumer, cependant, ces avantages peuvent sembler trop lointains pour récompenser leurs efforts de façon adéquate.

Pensez alors à ces autres avantages. Une fois que vous aurez surmonté l'étape initiale, le niveau de votre énergie augmentera, votre concentration sera plus élevée et vos pensées seront plus claires. Vos capacités sexuelles s'amélioreront à mesure que les artérioles et les capillaires, ces petits vaisseaux sanguins, ne seront plus comprimés à cause de la nicotine. Votre humeur s'améliorera elle aussi jusqu'à vous sentir maître de votre destin. Votre sens olfactif et votre sens du goûter s'amélioreront. Votre sang circulera mieux vers votre peau, vous aurez un meilleur teint et vous aurez moins de rides.

Reprendre la situation en main

Vous pouvez réussir à éliminer la puissante dépendance à la nicotine qui domine votre vie, et vous y parviendrez.

Il ne faudrait jamais sous-estimer la puissance des pensées positives du même genre que celle-ci. Plusieurs fumeurs ne se rendent pas compte que leur habitude de fumer a miné leur sens de la maîtrise en les rendant esclaves de la cigarette. Malheureusement, ce sentiment d'impuissance peut aussi se propager aux autres aspects de la vie du fumeur.

Ceux qui arrivent à cesser de fumer, cependant, manifestent un sentiment de maîtrise de leur vie réaliste et bien mérité. Peu de performances exigent autant d'autodiscipline que renoncer à la cigarette. Chaque fois que vous le faites, vous augmentez votre sentiment de compétence et ce merveilleux sentiment s'étend à tous les aspects de votre vie.

Votre attitude mentale est le seul facteur le plus important de votre succès. Considérez-vous gagnant. Fixez dans votre esprit une image de conquérant de la dépendance du tabac, un gagnant qui, peu importe l'intensité de votre envie de fumer, ne succombera pas à la frustration.

Je suis un non-fumeur. Je choisis de ne pas fumer. Croyez en vous-même. Vous êtes une personne tenace inébranlable, entêtée et engagée. Une personne qui résiste à toute tentation de fumer. Une personne qui réussira. Un *gagnant!*

10

Maîtrisez vos allergies

Quand nous entendons parler d'*allergies*, la plupart pensons aux reniflements, aux éternuements, à une respiration sifflante, ou peut-être à l'urticaire. Nous nous rappelons des annonces publicitaires concernant la fièvre des foins, avec leurs personnages malheureux aux yeux irrités, et affligés de reniflements, qui cherchent un soulagement en prenant des comprimés ou des capsules.

Nous ne pensons habituellement pas aux agrumes, aux oeufs, au lait, au blé, au maïs, à la fumée du tabac, au parfum, à la poussière ni à la moisissure. Cependant, ce ne sont là que quelques-unes des causes de réactions allergiques communes chez les gens qui souffrent malheureusement d'allergies. Une allergie à ces substances, et à beaucoup d'autres, peut ne pas vous faire éternuer. Vous pourriez plutôt contracter des maux de tête, la diarrhée, vous pourriez être incapable de bien réfléchir, vous pourriez souffrir de dépression, de tintinnabulisme, avoir un problème de poids, de faiblesse, de fatigue, en fait, vous pourriez être affligé de toute une série de symptômes ennuyeux.

Bien étrangement, dans le cas d'allergies alimentaires, vous pourriez véritablement avoir envie de consommer les aliments mêmes auxquels vous êtes allergiques. Dans le cas d'allergies aux inhalants, vous pourriez aimer l'odeur d'une substance que vous inhalez tout en étant allergique à cette substance.

Les substances chimiques de notre nourriture, de l'eau et de l'air augmentent le nombre de personnes qui souffrent d'allergies. Par exemple, dans le but de donner une meilleure apparence à notre nourriture et d'en prolonger la durée, nous utilisons de façon routinière les pesticides, les bisulfites, les nitrates, le gaz éthylène et les herbicides dans la production de nos fruits et légumes. L'apparence reluisante des pommes rouges devrait nous inciter à les peler avant de les consommer. De plus, on ajoute de façon routinière des hormones (stéroïdes) et des antibiotiques à la volaille et à la viande rouge pour qu'elles semblent plus grosses et meilleures.

De plus, nous sommes exposés à des pesticides, des déchets industriels, des fertilisants, au phénol, au formaldéhyde et au plomb contenus dans notre nourriture et dans l'eau. En plus, l'air à l'intérieur de nos édifices est maintenant plus dangereux que l'air extérieur.

Ainsi, Rick, âgé de 48 ans, s'évanouit aussitôt qu'il entre dans un magasin de tapis. Gwen, 43 ans, contracte une migraine si elle s'expose aux pesticides. Michael ne peut travailler dans son bureau à cause de la fibre de verre qui s'y trouve. Deanna, 29 ans, souffre d'étourdissements, causés par la congestion nasale, et de nausées chaque fois qu'elle entre en contact avec des vapeurs d'essence, de produits de nettoyage en aérosol ou qu'elle entre dans une épicerie. Jeff, 14 ans, souffre de douleurs articulaires, de fatigue et de douleurs à la poitrine lorsqu'il est en contact avec de la cire à plancher, la chaleur du gaz ou le vinyle à l'intérieur des autos.

On pourrait croire que la lutte contre les allergies est une cause sans issue car il est souvent difficile d'échapper à l'allergène, cette substance particulière à laquelle vous êtes allergique. Heureusement, nous pouvons maîtriser la plupart des effets des allergies à l'aide de simples régimes.

Premièrement, je voudrais que vous sachiez que le traitement d'allergies est une facette de la médecine qui est très controversée et qui change continuellement. Il existe plusieurs écoles de pensée. Je ne peux que vous présenter les meilleures idées que j'ai employées pendant des années pour soigner mes patients atteints d'allergies. Mes idées sont nées principalement de ma formation étendue en sciences de base pendant que j'étudiais pour obtenir mon Ph. D. en physiologie, et pendant que j'étudiais la biochimie et la biophysique comme matières secondaires; elles sont aussi nées de ma formation médicale et de l'expérience que j'ai acquise auprès de mes patients à l'hôpital John Hopkins.

Ces expériences ne sont évidemment pas le dernier mot, probablement parce que plus nous apprenons, plus nos pensées progressent. Je ne peux qu'offrir les méthodes qui ont donné des résultats positifs dans le cas de plusieurs de mes patients, dont la plupart ont fait des progrès.

Avant d'examiner le traitement, considérons le cas de Shirley, qui souffrait de stress interne causé par une combinaison d'allergies au lait, aux moisissures et au formaldéhyde, pour lesquelles elle n'avait reçu aucun soin, et qui aggravait les symptômes de son syndrome de Sjögren (sarcoïdose) en lui faisant perdre la maîtrise d'elle-même.

Le syndrome de Sjögren de Shirley. Shirley, âgée de 45 ans, allait bien jusqu'au moment où, il y a quatre ans, elle avait consulté son médecin parce que son vagin restait sec et qu'elle éprouvait des douleurs pendant ses relations sexuelles. Il lui a prescrit une crème oestrogène qui l'a un peu aidée. Elle a ensuite consulté son médecin de famille parce que certaines de ses articulations étaient devenues douloureuses. Il a établi un diagnostic de rhumatisme articulaire et l'a envoyée me consulter pour voir si nous pouvions découvrir la raison pour laquelle son vagin restait sec.

Nous avons découvert que Shirley avait un certain nombre de symptômes, incluant le fait que son manque de sécrétion s'étendait à toutes ses voies respiratoires, à son vagin et à sa peau. Elle avait des nodules rhumatoïdes, sa rate était légèrement enflée, ses yeux brûlaient et elle avait des picotements, elle avalait difficilement et son sens du goût diminuait. Sa langue était grosse, rouge et lisse, et elle avait des craquelures et des fissures aux commissures des lèvres.

Shirley nous a dit que ses symptômes s'aggravaient lorsqu'elle buvait du lait, ou lorsqu'elle entrait dans un magasin de tapis, mais qu'ils diminuaient lorsqu'il pleuvait. Nous lui avons fait subir des tests d'allergies alimentaires et nous avons découvert qu'elle était allergique au lait, aux moisissures et au formaldéhyde. De plus, ses tests de laboratoire ont révélé que son sang contenait trop de globuline, qu'il contenait des anticorps positifs de Sjögren et des anticorps antinucléaires. Tout indiquait la présence du syndrome de Sjögren. Une fois que nous l'eûmes soignée pour ses allergies et pour le syndrome de Sjögren, son état s'est visiblement amélioré. La rétroaction biologique l'a aidée à affronter ses symptômes.

C'est là un exemple dans lequel des allergies non soignées et dissimulées causent un stress interne, qui déclenche le syndrome d'hypersensibilité, qui, en retour, aggrave les signes et les symptômes du syndrome de Sjögren.

Regardons maintenant ce qui déclenche le problème au départ.

Histamine

Peu importe ce à quoi vous êtes allergique, que ce soit au lait ou aux produits désinfectants, c'est l'histamine libérée par votre corps qui réagit à la substance en question qui cause les dommages.

L'histamine est une substance biochimique que libèrent les mastocytes (globules blancs). C'est un peu comme tourner une clé dans une serrure pour débarrer une porte. Lorsqu'une substance à laquelle vous êtes allergique, l'antigène ou clé, se combine à un autre anticorps à la surface de la mastocyte, de la serrure, alors l'histamine peut s'échapper de la mastocyte.

Si l'histamine atteint vos bronches, votre respiration devient sifflante. Si elle parvient à l'arrière de votre gorge ou à vos poumons, vous vous mettez à tousser. Si elle se rend à votre nez, vous souffrez de congestion. Si elle atteint votre peau, il en résulte de l'urticaire ou une éruption cutanée. Si elle atteint les voies de votre système gastro-intestinal, vous souffrez de diarrhée ou de douleurs abdominales.

En soignant mes patients atteints d'allergies, j'ai découvert d'autres effets de ces allergies directement reliés au SH. La dernière étape du chemin parcouru par un allergène à l'intérieur de votre corps se situe au niveau cellulaire. Il en résulte une augmentation de la perméabilité des membranes cellulaires.

Cela signifie que les trous à la surface des membranes cellulaires s'agrandissent. Alors, les substances contenues à l'intérieur des cellules qui ne pouvaient pas s'en échapper jusqu'à maintenant se glissent à l'extérieur et se mêlent à la circulation. De plus, les substances situées à l'extérieur des cellules qui ne pouvaient traverser la membrane jusqu'à maintenant peuvent désormais le faire. Quand cela se produit, vous manifestez des symptômes d'allergie.

Cela peut affecter n'importe quel organe de votre corps. Les réactions allergiques qui affectent le cerveau, par exemple, provoquent une augmentation de la perméabilité des cellules cérébrales et peuvent vraiment brouiller vos pensées.

Lorsque je soigne des patients atteints d'allergies, je me concentre sur le problème de base, lequel consiste à améliorer l'imperméabilité des cellules. Comme les carences alimentaires et la circulation sanguine réduite augmentent aussi la perméabilité des cellules, on peut fortifier celles-ci en se concentrant sur ces problèmes. Encore une fois, la meilleure façon de surmonter ces problèmes consiste à employer l'équipe «docteur esprit et docteur corps».

Le docteur esprit fait sa part du travail en augmentant la circulation sanguine vers les cellules par l'entremise de la relaxation, de la rétroaction, de l'autosuggestion et de la psychothérapie. Le docteur corps fait la sienne grâce à l'alimentation et en éliminant toute carence biochimique qui peut être corrigée au niveau de la membrane cellulaire, en prescrivant, par exemple, des médicaments dans le cas d'une diminution du rendement de la glande thyroïde ou pour combattre une infection, une autre cause de l'augmentation de la perméabilité des membranes cellulaires. Je prescris aussi l'immunothérapie pour rendre le patient moins sensible à l'allergène.

Voyez-vous le lien qui existe entre les allergies et le SH? Le défaut de base du SH est l'augmentation de la perméabilité des cellules. Vous verrez plus tard qu'un certain nombre de symptômes d'allergies sont aussi des symptômes du SH. Nous faisons donc appel au lien esprit/corps pour éliminer la perméabilité excessive des cellules et renverser les effets du SH. En retour, cette méthode améliorera les réactions de votre corps aux allergènes.

Si vous vous demandez si vous souffrez d'allergies ou non, la liste suivante de symptômes peut vous aider à le découvrir.

Symptômes d'allergies

Les symptômes varient d'un individu à l'autre, mais ils incluent les suivants:

Peau
Picotements, éruptions cutanées, urticaire. Elle se meurtrit facilement.

Yeux
Larmoiements, picotements, sensations de brûlure, vision embrouillée.

Oreilles
Son de cloches (tintinnabulisme), picotements.

Nez

Saignements, nez sec, écoulement nasal, éternuements, congestion, picotements, muqueuses nasales pâles.

Gorge

Gorge sèche, irritée, sensation de brûlure sur la langue, goût amer dans la bouche.

Système respiratoire

Toux, respiration sifflante.

Cardiovasculaire

Douleurs dans la poitrine ou sensation de serrement, pouls rapide, palpitations cardiaques, arythmie (rythme cardiaque irrégulier), phlébite (inflammation des veines), vascularite (inflammations des vaisseaux sanguins).

Gastro-intestinal

Ballonnements, nausées, vomissements, douleurs abdominales, diarrhée, mauvaise haleine, inflammation de l'estomac, de l'intestin grêle et du gros intestin, flatulence accrue.

Musculo-squelettique

Douleurs aux articulations, douleurs musculaires, crampes dans les jambes et douleur dans le dos.

Génito-urinaire

Miction fréquente, grande envie d'uriner, démangeaisons.

Reproduction

Impotence, frigidité, stérilité, pertes vaginales, désordres menstruels.

Système nerveux central

Étourdissements, maux de tête, fatigue, dépression, sautes d'humeur, manque de mémoire, crises de larmes, sensation de «flotter», diminution de l'attention et de la concentration, hyperactivité, incapacité de raisonner, confusion mentale, diminution de la mémoire à court terme, anxiété, faiblesse, épuisement, sensibilité accrue à la chaleur, au froid, à la douleur, à la lumière et au bruit, irritabilité, humeur coléreuse, cauchemars, insomnie, tremblements, diminution de la coordination, agitation, bégaiement, et quelques troubles émotionnels.

Général

Transpirations abondantes, fluctuations du poids accompagnées de rétention d'eau, sensibilité accrue aux médicaments et à l'anesthésie, complications postopératoires, et infections répétées.

Si vous souffrez d'un ou de plusieurs de ces symptômes, vous pourriez jouer les détectives et essayer de déterminer ce qui les provoque. Voici quelques lignes qui vous aideront à comprendre les causes possibles de ce qui pourrait bien être des symptômes de vos allergies.

Allergies alimentaires

Vous arrive-t-il d'avoir envie de consommer un aliment particulier et de vous sentir mal quelques minutes ou quelques heures après l'avoir mangé?

Les symptômes disparaissent-ils si vous mangez une autre portion de cet aliment?

Cela se produit-il lorsque vous consommez du caroube, du blé, du maïs, du lait, des fèves de soja, des oeufs, des agrumes ou des arachides?

Lorsque vous suivez un certain régime alimentaire, vous sentez-vous mal si vous le modifiez?

Beaucoup de gens qui sont allergiques à certains aliments deviennent dépendants de ces aliments, ce qui fait qu'ils en consomment beaucoup régulièrement. S'ils cessent d'en manger, ils commencent à ressentir certains symptômes ennuyeux, symptômes qui disparaissent aussitôt qu'ils consomment l'aliment de nouveau. Ces gens arrivent difficilement à perdre du poids régulièrement. Certains cessent de se sentir bien grâce à cette dépendance, et commencent à se sentir mal, dès qu'ils consomment l'aliment en question et même s'ils ne le consomment pas.

Traitement

Si vous constatez que c'est votre cas, essayez de consommer les aliments en cause seulement à tous les quatre jours, si possible. En faisant une rotation des aliments que vous consommez, vous permettrez à votre corps de réduire les symptômes d'allergies et de les éliminer. Vous pourriez aussi éviter complètement ces aliments.

Tenez un journal alimentaire et notez-y tout symptôme qui peut se manifester pendant une période de 24 heures. Si vous considérez qu'un aliment peut être un facteur, les oeufs, par exemple, éliminez-le de votre régime pendant deux semaines. Au début, les symptômes peuvent véritablement s'intensifier, mais après approximativement quatre jours, vous pouvez vous attendre à vous sentir mieux si vos soupçons au sujet de l'aliment en question sont fondés.

Cela vous aidera aussi à manger plus raisonnablement en limitant les sucreries, les aliments sans valeur nutritive, et les aliments auxquels on a ajouté du sel. Consommez plus d'aliments frais comme des légumes, des fruits, du poisson et de la volaille.

Allergies aux inhalants

Souffrez-vous de symptômes d'allergies en entrant dans une pièce poussiéreuse?

Les changements qui se produisent dans la nature au printemps et à l'automne vous affectent-ils physiquement?

Avez-vous de la difficulté lorsqu'un animal favori couvert de poil se trouve près de vous?

L'humidité vous affecte-t-elle? Si c'est le cas, c'est que vous souffrez d'une allergie aux moisissures.

Les allergies communes aux inhalants incluent les pelouses (avril à juin), les mauvaises herbes (août à octobre), les moisissures (octobre à mars, mais cela peut être continuel), les arbres (février à avril), la poussière et les particules de poussière, de même que les chats et les chiens. Les types d'arbres, de pelouses et de mauvaises herbes qui provoquent des allergies inhalantes dépendent de la région particulière du pays.

Traitement

Le genre de traitement que vous utiliserez dépend de la durée et de la gravité de vos symptômes. On peut maîtriser la plupart des problèmes d'allergies inhalantes tout simplement en évitant ce qui les cause. Par exemple, ne gardez pas de chats ni de chiens si des symptômes d'allergie se manifestent chez un membre de votre famille qui a été exposé à un animal favori.

La poussière et la moisissure ne sont pas faciles à éviter, en particulier à l'extérieur. L'exposition à la moisissure ne provoque pas seulement des réactions allergiques typiques comme la congestion nasale, les picotements du nez et des yeux et l'asthme, mais aussi des maux de tête, de la fatigue, de la dépression de même que des douleurs articulaires. Pensez au nombre de gens que vous connaissez et dont les articulations sont douloureuses par temps pluvieux ou qui peuvent prédire la pluie.

Essayez d'éliminer la poussière et la moisissure de votre maison le plus possible. La salle de bains et la cuisine sont des pièces susceptibles d'être des sources de moisissure, tout comme une cave humide, les plantes de maison, les fleurs séchées, les meubles rembourrés et les tapis. Vous pourriez recouvrir les oreillers, les matelas et les sommiers d'une enveloppe scellée faite de vinyle ou de matériaux synthétiques. Laisser une petite lumière électrique allumée à l'intérieur des placards vous permet d'y réduire l'humidité et la moisissure. Inspectez régulièrement les humidificateurs, les déshumidificateurs et les appareils de climatisation et nettoyez-les souvent à l'aide d'un aspirateur.

Consultez votre médecin pour savoir si un médicament s'impose pour maîtriser le problème. Si aucun des points que nous avons soulevés ne vous aide, il vous faudrait alors songer à consulter un spécialiste en allergies pour savoir si l'immunothérapie de désensibilisation est indiquée.

Allergies chimiques

Ressentez-vous une drôle d'impression en entrant dans un magasin de tapis, un grand magasin, une épicerie ou dans un magasin de tissu?

L'odeur du savon, des détersifs, de l'eau de Cologne, du parfum, du dissolvant pour poli à ongles, du shampooing ou des désodorisants de maison vous incommode-t-elle?

Qu'en est-il des insecticides, des aérosols, de la naphtaline, de l'ammoniaque, des désinfectants, du papier journal, de l'éclairage fluorescent, de la peinture, de la céramique, de votre milieu de travail, des poêles à bois, des foyers, du chauffage au gaz, des vapeurs de diesel, des gaz d'échappement et des vapeurs d'huile?

Comment vos réactions aux aliments préparés commercialement ou au restaurant se comparent-elles à vos réactions aux aliments frais, préparés à la maison?

Pouvez-vous supporter les légumes cuits ou pelés mieux que les légumes et les fruits «frais» du magasin?

Traitement

Une exposition mineure aux produits chimiques peut provoquer chez certaines personnes l'apparition de graves symptômes allergiques débilitants. D'autres encore peuvent ne pas les reconnaître, mais ces symptômes peuvent avoir un effet cumulatif. Les facteurs importants incluent la génétique de base, le composé concerné, la qualité de l'alimentation de la personne, la durée d'exposition, les expositions antérieures, l'âge, le sexe et «le fardeau total d'allergie», autrement dit tout ce qui provoque l'allergie, y compris tous les types d'allergies de même que les éléments de stress intérieurs et extérieurs.

Voici une liste des produits à utiliser ou à éviter si vous êtes affligé de certaines de ces sensibilités allergiques.

	À employer	**À éviter**
CUISSON	Ustensiles de cuisine en verre, en fer, ou en acier inoxydable; sacs de cellophane pour l'entreposage	Ustensiles de cuisine en téflon et en aluminium traités chimiquement; cuisinière au gaz, vaisselle de plastique
HABILLEMENT	Fibres naturelles comme le coton, la laine, la soie et le lin	Nylon, polyester, tissus synthétiques
LITERIE	Housse de matelas, draps et couvertures de coton	Mousse de caoutchouc, produits synthétiques, polyester
COUVRE-PLANCHER	Tuiles en bois de feuillus, de pierre, de linoléum et de céramique; carpettes pour mosaïque; tapis de nylon, de laine, ou de coton	Sous-couche de jute, moquette

LUTTE CONTRE LES INSECTES	Le pyrèthre est le meilleur produit disponible en ce moment	
PEINTURE	Latex: mélangez 500 grammes de bicarbonate de soude à 5 litres de peinture	
CHAUFFAGE	Électrique; tuyaux d'eau chaude; bon système de filtration	Gaz, huile, isolant collé en place
EAU	De source ou distillée	Traitée chimiquement
AMEUBLEMENT	Métal, verre, bois de feuillus	Synthétiques: plastique, mousse, caoutchouc
MATÉRIAUX DE CONSTRUCTION	Tuiles de marbre, de pierre et de céramique	
NETTOYEUR DE VITRES	Vinaigre	
LESSIVE	Borax, bicarbonate de soude 120 ml (1/2 tasse)	

On peut aussi utiliser le bicarbonate de soude pour nettoyer la maison et le four, pour polir le bronze et le cuivre, pour désodoriser une pièce, pour rafraîchir le réfrigérateur; on peut aussi l'employer comme désodorisant, comme dentifrice ou comme rince-bouche.

Les allergies en action

En plus de créer des problèmes par elles-mêmes, les allergies causent souvent d'autres maladies ou les aggravent. Les études de cas qui suivent vous donneront une idée de la navrante variété d'allergies qui gâchent nos vies.

Syndrome prémenstruel

Le médecin peut facilement confondre les symptômes psychologiques du syndrome prémenstruel (SPM) avec d'autres problèmes physiques ou encore avec un problème purement psychologique, en particulier si la patiente elle-même ne se rend pas compte que ses crises de larmes ou ses sautes d'humeur coïncident avec une certaine période du mois.

Les symptômes du SPM se manifestent habituellement pendant quelques jours avant le début des règles et se calment lorsque les règles se produisent. Chez certaines femmes, cependant, les symptômes se manifestent au moins deux semaines avant le début des règles. De plus, les symptômes varient d'une femme à l'autre.

L'ensemble des symptômes physiques inclut l'accumulation d'eau dans les tissus, provoquant un gonflement général; des crampes dans le bas-ventre, et/ou dans le bas du dos, qui peuvent parfois être très douloureuses; et les seins deviennent sensibles et enflés. Les symptômes psychologiques passent de la colère ou de l'agressivité extrême aux crises de larmes fréquentes, à la mélancolie, à la dépression et à l'anxiété.

J'ai découvert qu'un grand nombre de femmes atteintes de SPM souffrent aussi d'une sensibilité qui ressemble à une allergie à leur propre progestérone. La progestérone est une hormone femelle dont le taux augmente dans le corps de la femme, à partir du moment de l'ovulation et ce, jusqu'au début des règles. Des tests permettent de déterminer si la sensibilité à la progestérone est la vraie source des problèmes menstruels. Si c'est le cas, je soigne la patiente en lui administrant de petites doses de progestérone pour réduire sa sensibilité et soulager ses symptômes.

Si, en plus de mon traitement, je crois qu'un appui psychologique serait avantageux, je recommande à la patiente de consulter un conseiller en santé mentale pour apprendre à se détendre et à surmonter ses problèmes. Vous voyez, même si les symptômes du SPM sont soulagés, les problèmes psychologiques ne disparaissent pas nécessairement. Plus longtemps la femme a souffert du SPM, plus il est probable que ses terribles sautes d'humeur ont affecté négativement ses relations et son amour-propre. Le SPM peut atteindre mortellement un mariage ou une autre relation et la confusion et le rejet qui en résultent pour la femme peuvent endommager l'image qu'elle se fait d'elle-même.

Le SPM de Mary. J'ai rencontré Mary pour la première fois lorsqu'elle est venue me consulter à cause d'une éruption cutanée qui durait depuis deux semaines. Elle avait environ 35 ans et semblait un peu timide et passive. Elle avait l'habitude de soupirer lorsque je lui posais des questions, comme si elle se résignait à ses problèmes.

Quelques tests nous ont permis de déterminer que son éruption cutanée était une réaction allergique. Le problème est disparu une fois qu'elle a cessé d'employer la substance à laquelle elle était allergique, d'après nos tests. Comme nous l'avons constaté par la suite, Mary avait eu une bonne idée en venant me consulter au sujet de son éruption cutanée car, en l'interrogeant, je me suis rendu compte qu'elle était affligée de symptômes beaucoup plus ennuyeux qui semblaient indiquer la présence du SPM.

Lorsque je l'ai interrogée plus à fond au sujet de ses crampes et de ses sautes d'humeur, elle a simplement haussé les épaules en disant: «Je suppose que je suis simplement une personne maussade, je l'ai toujours été. Je pense que je me sens peut-être plus déprimée à l'approche de mes règles, mais je n'en suis pas certaine. Et les crampes, je crois qu'elles sont héréditaires ou quelque chose comme ça. Ma mère avait toujours de sévères crampes. Elle parlait de «fléau». Elle a ensuite ajouté en parlant si bas que j'ai eu de la peine à l'entendre: «C'est vraiment un nom approprié.»

Je lui ai demandé si elle pouvait s'arranger pour me voir juste avant ses prochaines règles. Elle m'a regardé d'un air surpris, mais elle a accepté. Je ne demande pas toujours à mes patientes que je soupçonne de souffrir du SPM d'en faire autant, mais dans les cas où les symptômes ne sont pas précis, je crois que cela vaut mieux.

Environ une semaine et demie plus tard, une femme ressemblant à Mary est venue me voir. Je dis «ressemblant» car Mary semblait avoir pris plusieurs kilos à cause de la rétention d'eau, son visage était boursouflé, et tendu à cause de la douleur. Ses yeux étaient rouges, parce qu'elle avait pleuré, comme je l'ai su, et cette Mary bouillait de colère.

«Eh bien! me voici», a-t-elle dit presque en criant lorsque je suis entré dans la salle d'examen. «Vous avez dit que vous pourriez me débarrasser de ce fléau. Je suppose que vous croyez qu'un cachet d'aspirine fera l'affaire.»

J'ai mis un moment à m'adapter, mais le changement qui s'était produit dans ses manières me rendait encore plus heureux d'avoir prévu son rendez-vous à ce moment de son cycle menstruel. Je lui ai affirmé que je n'allais pas lui prescrire de l'aspirine mais que je voulais plutôt lui faire subir un autre examen et faire quelques tests.

Elle a tout d'abord déclaré que des tests ne serviraient à rien, mais elle a ensuite accepté. Je lui ai demandé de revêtir une jaquette pour l'examen.

Lorsque je suis retourné dans la salle d'examen, j'ai trouvé Mary, non plus en colère, mais en larmes. «Pensez-vous que quelque chose cloche vraiment en moi? Vous croyez que c'est grave? Je ne sais pas si je peux faire face à d'autres problèmes.» Je lui ai dit que je croyais qu'elle souffrait du SPM et, si c'était le cas, je pouvais la soigner. Ses larmes se sont arrêtées jusqu'à ce que je palpe son abdomen pour voir s'il était sensible. Ses crampes étaient certainement très douloureuses.

En parlant avec Mary, je lui ai demandé ce qu'elle entendait par «d'autres problèmes». Son humeur du moment la portait à parler beaucoup plus. Son anxiété et sa dépression semblaient éliminer sa timidité antérieure.

Mary m'a dit que son mari s'était plaint de ses «sautes d'humeur», comme il les appelait, et qu'il avait fini par trouver que son comportement «vache et larmoyant» était «intolérable». Je me suis rappelé qu'elle et son mari avaient divorcé peu de temps auparavant. De plus, elle a ajouté qu'il lui arrivait parfois de se «venger sur sa fille» et qu'elle se sentait coupable. En plus, elle souffrait tellement chaque mois que son patron commençait à en avoir assez du nombre de fois qu'elle ne pouvait se rendre au travail.

Les problèmes de Mary ressemblaient à ce que j'avais entendu dire par plusieurs de mes patientes qui souffraient du SPM. J'ai compati avec elle et je lui ai conseillé de consulter le docteur Lipton, ce qu'elle semblait vouloir accepter.

Les tests de Mary étaient positifs au sujet de sa réaction à la progestérone, indiquant qu'elle était sensible à sa propre hormone, ce qui ne m'étonnait pas. Grâce au traitement que je lui ai fait suivre dans cette situation, nous avons découvert que ses symptômes de SPM avaient disparu en un rien de temps.

J'ai vite pu saluer une nouvelle Mary dans mon bureau, elle n'était plus la Mary timide et résignée de notre première rencontre ni la Mary agressive et en larmes de notre deuxième rencontre. Mary m'a dit qu'elle se sentait intérieurement plus forte et plus gaie, et, encore mieux, d'humeur égale. Elle avait aussi jeté à la poubelle tous ses analgésiques car ses crampes étaient presque imperceptibles.

Avant de quitter mon bureau elle m'a demandé comment était son apparence. Je lui ai répondu honnêtement: «Fantastique.»

«Pas boursouflée?»

«Pas du tout», lui ai-je répondu, et je lui ai demandé pourquoi elle me posait cette question.

«Parce que mes règles doivent commencer d'une journée à l'autre», m'a-t-elle répliqué toute heureuse, comme si c'était la meilleure nouvelle du monde entier.

Les patientes qui souffrent du SPM peuvent présenter des symptômes différents tout en ayant en commun le problème curable de l'hypersensibilité à la progestérone.

L'alcoolisme de Nancy. Nancy, par exemple, ménagère dans la trentaine avancée, m'avait été envoyée par le docteur Lipton. Il croyait qu'elle avait un problème de SPM. Si c'était le cas, et que nous pouvions la soigner, il pensait que sa thérapie psychologique y gagnerait.

J'ai demandé à Nancy si elle savait pourquoi elle m'avait été envoyée et elle m'a répondu avec indifférence: «Cela concerne mes règles. Je ne sais pas. Je n'ai vraiment pas écouté.» Avez-vous des problèmes avec vos règles? lui ai-je demandé. Nancy a marmonné une sorte de réponse, alors j'ai répété ma question. Cela l'a apparemment irritée et elle m'a répondu: «Eh bien! n'est-ce pas le cas de la *plupart* des femmes? Je veux dire, avouons-le, qu'avoir ses règles n'est pas un pique-nique.»

Pendant la demi-heure qui a suivi, j'ai essayé d'obtenir une idée exacte des problèmes menstruels de Nancy, mais elle semblait hésiter à coopérer. J'ai fini par arriver à déterminer que le cycle menstruel de Nancy était irrégulier depuis son adolescence, que certaines de ses règles lui faisaient tellement mal qu'elle devait garder le lit, et qu'elle souffrait d'un sévère gonflement une semaine avant l'arrivée de ses règles: elle appelait ces jours des jours «de grosseur et de laideur». Cependant, lorsque je lui ai demandé si elle avait des problèmes «émotionnels», elle m'a répondu catégoriquement: «Non.»

Nancy a consenti à passer un examen complet qui m'a permis de découvrir que sa tension artérielle était un peu élevée et qu'elle faisait de la rétention d'eau. Je n'ai rien trouvé d'autre qui soit significatif. J'ai dit à Nancy que j'aimerais lui faire subir un test de sensibilité à la progestérone. Elle m'a demandé si cela avait un lien avec «cette histoire de SPM», comme elle disait. Lorsque je lui ai répondu oui, elle m'a dit que le test était une perte de temps, qu'elle n'avait aucun «syndrome» et qu'elle ne comprenait pas le but de toute cette agitation. C'est ainsi que s'est terminée notre première rencontre.

J'étais intrigué par le fait que Nancy avait affirmé n'avoir aucun problème psychologique même si elle consultait le docteur Lipton. À cause de la confidentialité entre un patient et son médecin, le docteur Lipton ne pouvait discuter du cas de sa patiente, mais il m'a dit qu'il m'enverrait peut-être une autre personne qui pourrait clarifier la situation.

Cette autre personne était le mari de Nancy, Jeff. Jeff était amical et semblait de tempérament doux. Lorsque je l'ai interrogé au sujet de l'état psychologique de Nancy, il s'est vite absorbé dans la contemplation de ses ongles. À sa manière, il semblait s'éloigner du sujet tout comme l'avait fait Nancy.

Enfin, j'ai appris que c'était Jeff qui avait eu l'idée de pousser Nancy à consulter un conseiller. Jeff s'est ensuite éclairci la gorge et m'a dit: «Mon épouse est alcoolique. Une ivrognesse.» Jeff m'a affirmé ceci presque avec défi, mais en ce moment, il regardait au plafond.

«Jeff», lui ai-je dit, et il m'a regardé pour la première fois. «Je crois que je commence à comprendre pourquoi votre épouse hésitait à me parler. Si elle est alcoolique, comme vous l'affirmez, je sais que vous avez établi un certain traitement avec le docteur Lipton, et qu'il vous a recommandé de consulter certaines personnes.» Jeff a fait oui de la tête. «Je peux aussi aider Nancy avec ses problèmes médicaux, si c'est ce qu'elle désire. Mais pourquoi croyez-vous qu'elle souffre du syndrome prémenstruel?»

Jeff m'a vite corrigé. «Je ne connais rien à ce syndrome prémenstruel. C'était l'idée du docteur Lipton.»

«Mais, Jeff, le docteur Lipton ne vous a-t-il pas expliqué le SPM? Ne vous en a-t-il pas parlé à vous et à Nancy?»

Jeff s'était visiblement détendu depuis que nous avions dépassé le stade le plus pénible. Il m'a répondu: «Oui, bien sûr qu'il l'a fait. Mais ce n'est pas le problème de Nancy. Son problème est qu'elle boit trop.»

Je commençais à comprendre notre «fossé de communication». «D'accord, Jeff, peut-être que Nancy a un problème d'alcool. Je ne vais pas débattre cette question avec vous pour le moment. Permettez-moi seulement de vous poser quelques questions. Quand boit-elle?»

Jeff a réfléchi pendant un moment et m'a répondu: «Eh bien! je crois qu'elle commence l'après-midi et qu'elle continue de boire jusqu'à ce qu'elle se couche... ou jusqu'à ce qu'elle perde connaissance.»

J'ai modifié ma question: «Je veux dire, boit-elle tous les jours ou seulement pendant le week-end ou...»

«Ah! je vois. Eh bien! non, pas tous les jours. C'est plutôt comme si elle faisait la bombe. Tout va bien pendant deux à trois semaines, puis tout d'un coup», il a soupiré profondément, «elle se met à boire. C'est comme si elle suivait un cycle, encore et encore. J'ai l'impression d'être prisonnier des montagnes russes avec elle.»

C'était la réponse que j'attendais. «Comment agit-elle lorsqu'elle boit?» lui ai-je ensuite demandé. «Pouvez-vous savoir à quel moment elle s'apprête à faire la bombe?»

«Oh! bien sûr, je peux toujours le savoir. Elle commence à se plaindre de ses crampes, je veux dire des crampes causées par ses règles. Elle dit que ses crampes sont si graves qu'elles la tuent. Elle se met ensuite à pleurer. Elle se met ensuite à boire.»

«Quel est son comportement?»

«Eh bien! en vérité, pendant toute une semaine j'ai de la difficulté à vivre avec elle. Et lorsqu'elle ne me crie pas après, elle pleure à cause d'une banalité. Cela a commencé il y a 10 ans, mais la situation s'est empirée au cours des dernières années.» Il a ajouté: «Je ne sais pas pendant combien de temps je pourrai continuer de supporter cette situation. Elle n'est pas elle-même quand elle est comme ça.»

Je pouvais maintenant imaginer les montagnes russes qu'ils avaient empruntées ensemble, avec Jeff qui croyait que les problèmes de Nancy venaient tous «de la bouteille» et avec Nancy, aussi désorientée, et qui avait honte de parler de son problème d'alcool.

«Ne vous êtes-vous jamais demandé pourquoi Nancy ne boit pas le reste du temps?»

Il a haussé les épaules et a répondu: «Elle dit que c'est pour combattre les crampes. Je crois que ce n'est qu'une excuse. Les alcooliques inventent toutes sortes d'excuses pour justifier le fait qu'ils boivent.»

Je sentais que j'avais presque toute l'information dont j'avais besoin, bien que ce fût la route la plus tortueuse que j'aie jamais empruntée pour établir un diagnostic. J'ai dit à Jeff que son épouse avait peut-être un vrai problème d'alcool à surmonter, mais que je ne croyais pas que l'alcool était la source du problème. Je lui ai demandé de dire à Nancy qu'il m'avait informé de la situation et de l'encourager à revenir me voir parce que je pourrais peut-être l'aider.

Nancy est venue environ une semaine plus tard. Elle n'était pas d'humeur à converser pendant que nous discutions de son alcoolisme et de ses problèmes émotionnels, mais, au moins, elle ne niait plus qu'elle *avait* des problèmes. Je lui ai fait subir le test de sensibilité à la progestérone, et lorsque j'ai reçu les résultats, j'étais content de dire à Nancy qu'elle était véritablement sensible à sa progestérone et que c'était peut-être la raison pour laquelle elle se sentait si mal chaque mois. Nancy semblait avoir un peu d'espoir en entendant ces nouvelles, mais elle ne semblait pas beaucoup réagir pendant que je lui expliquais la thérapie. Il semble qu'elle avait accepté le diagnostic «d'alcoolisme» établi par son mari et qu'elle s'y était résignée. Je lui ai d'abord administré une petite quantité de progestérone pour réduire son hypersensibilité, de même que ses troubles émotionnels et ses crampes, et j'ai attendu. À mesure que les mois passaient, Nancy buvait de moins en moins. Son mari l'accompagnait à ses rendez-vous chez le docteur Lipton et chez moi et il semblait avoir réfléchi sérieusement. «Je ne peux vraiment pas le croire, a-t-il dit. Je n'ai pas vu Nancy dans cet état depuis le début de notre mariage. Je crois que je ne voyais pas bien la situation.» Il s'est ensuite empressé d'ajouter: «J'essaie vraiment de regagner le temps perdu pour Nancy.»

«Il me semble que vous serez tous deux beaucoup plus heureux à l'avenir.» Nous nous sommes ensuite serré la main.

La fois suivante où j'ai vu Jeff, il m'a dit que leurs séances de thérapie se passaient beaucoup mieux. «Elle ne fait plus la bombe. Et je crois qu'elle vous l'a dit, elle ne souffre plus de ses terribles crampes à tous les mois.» Apparemment, Jeff croyait maintenant à l'existence de ces crampes.

Peu après, une Nancy heureuse et volubile venait à mon bureau. Elle m'a rapporté que non seulement elle se sentait bien, mais que, en plus, son mariage s'était amélioré. En fait, elle et son mari planifiaient une deuxième lune de miel.

Candidiase

La candidiase, comme on l'appelle en général, est une maladie qui étonne vraiment le grand nombre de femmes et d'hommes qui en souffrent. Un des symptômes les plus répandus chez la femme est une infection vaginale, les champignons, qui est difficile à éliminer. Bien entendu, si c'était là le seul problème, la candidiase ne serait pas le problème de santé débilitant qu'elle est souvent. Comme les hommes ne peuvent contracter d'infection vaginale, il est fort probable qu'un diagnostic de cette maladie ne sera pas établi correctement. Cependant, les hommes peuvent contracter une infection des voies urinaires à cause du candida, ou ils peuvent aussi contracter une infection d'une autre membrane muqueuse ou de la peau.

D'autres symptômes incluent des réactions qui ressemblent à des réactions allergiques à certains aliments et produits chimiques. La personne peut se sentir fatiguée, déprimée, anxieuse et un gonflement peut se produire chez les femmes, en particulier au moment des menstruations. La personne atteinte de candida peut se sentir désorientée et avoir de la difficulté à se concentrer.

La candidiase tient son nom du champignon *candida albicans*. Il vit dans les voies gastro-intestinales et fait normalement partie du corps. Lorsqu'il se met à dépasser son niveau normal, il peut rendre malade.

Théoriquement, un ou plusieurs des facteurs suivants peuvent contribuer à la surabondance de candida: prendre des antibiotiques, des pilules anticonceptionnelles, des stéroïdes (comme la prednisone ou la cortisone), un régime alimentaire riche en sucre; ou un système immunitaire qui ne fonctionne pas. Les antibiotiques sont des drogues capables de détruire l'équilibre des micro-organismes intestinaux sains et permettre au candida de prendre le dessus et de dominer les voies intestinales. Les pilules anticonceptionnelles provoquent des changements hormonaux chez la femme, lesquels peuvent aussi favoriser la formation du candida. Les stéroïdes provoquent une suppression du système immunitaire qui peut permettre au niveau de candida de trop augmenter, comme toute autre cause de suppression du système immunitaire peut le faire. De plus, le candida aime le sucre et les hydrates de carbone en général, un régime alimentaire riche en sucre permettra donc au niveau de candida de s'élever.

La candidiase de Tracy. Tracy avait 39 ans et tentait de conserver son emploi à temps plein malgré sa mauvaise santé. Elle était pâle, avait les yeux injectés de sang et elle semblait confuse lorsque je l'ai interrogée au sujet de son passé médical. Elle arrivait difficilement à se rappeler la durée et le type de ses symptômes. Son manque de mémoire la troublait visiblement.

«Docteur Solomon, je ne suis pas une femme stupide, mais je ne peux dactylographier une lettre simple sans faire une centaine de fautes. Je n'y comprends rien.»

J'ai demandé à Tracy si elle avait remarqué des moments où son manque de concentration s'aggravait.

«Oh! oui. Il y a des aliments dont je ne peux plus m'approcher. J'ai dû renoncer complètement aux produits laitiers. Et il semble que je ne peux plus supporter le pain. Et le fromage. Et vous pouvez ajouter la bière à cette liste.»

Tracy commençait à présenter les sensibilités alimentaires qui sont un facteur commun de la candidiase. Sa sensibilité au pain, au fromage et à la bière était un indice particulièrement révélateur qui m'a permis de diagnostiquer sa candidiase. La candidiase, comme je l'ai mentionné, est causée par une formation excessive de la levure appelée *candida albicans*. À mesure que le candida dépasse son niveau normal dans le système, il peut pousser le corps à réagir contre le candida même en provoquant une réaction allergique.

Alors, comme le candida est une levure, il est probable que le sujet réagira aussi de façon allergique à d'autres levures, car ils font partie de la même famille, pour ainsi dire. Le pain est rempli de levure de boulanger et la bière est remplie de levure de bière. Et le fromage? La moisissure est parente de la levure et certains fromages se font grâce à la moisissure. Pour bien comprendre, imaginez un beau morceau de fromage bleu. Le bleu du fromage est de la moisissure dans toute sa splendeur.

Cependant, la nourriture n'était pas seule à rendre Tracy malade. On retrouve de la moisissure dans l'air, on en retrouve sous l'évier de la cuisine, à la cave, dans la salle de bains, sous le tapis et derrière le papier peint. En fait, une fois que l'excès de candida met le système immunitaire en hyperalerte, on peut devenir hypersensible à presque n'importe quoi. Les vapeurs de produits chimiques peuvent être particulièrement incommodantes. Certains patients souffrant de candidiase ont envie de porter un masque à gaz lorsqu'ils font le plein de leur auto. D'autres pensent que le chlore contenu dans l'eau potable est un autre ennemi. Pas étonnant qu'un si grand nombre de patients atteints de candidiase aient l'impression de vivre constamment en état d'alerte.

Tout médecin qui soigne des patients souffrant de candidiase vous dira, cependant, que, comme les empreintes digitales, tous les cas diffèrent. Un patient peut constater qu'il est allergique à plusieurs produits chimiques et qu'il n'est pas allergique à la nourriture. Un autre peut se plaindre d'une multitude d'allergies alimentaires et constater qu'il ne réagit presque pas aux produits chimiques. Une partie de notre tâche consiste à déterminer les substances auxquelles le patient atteint de candidiase est sensible, ou allergique, et à essayer de corriger cette situation.

En ce moment, vous en savez plus long sur la candidiase que Tracy lorsqu'elle est venue à mon bureau pour la première fois. Vous savez maintenant quel diagnostic je tentais d'établir lorsqu'elle m'a décrit tous ces symptômes révélateurs.

Je lui ai demandé d'éviter les choses qui semblaient l'incommoder jusqu'à ce que nous ayons réussi à prendre ses symptômes en main. Je lui ai expliqué que nous ne pourrions éliminer l'excès de levures, ou candida, jusqu'à ce que nous ayons réussi à maîtriser sa candidiase, si c'était ce qu'elle avait, et à rétablir son système immunitaire. Nous avons pris rendez-vous pour qu'elle subisse un test d'allergie et, en attendant, Tracy devait me dire si elle remarquait une diminution de ses symptômes en évitant de consommer des aliments contenant des moisissures, de la levure et du sucre.

Les résultats des tests de Tracy ont révélé qu'elle était particulièrement sensible au *candida albicans* et à plusieurs autres substances, comme le café et la poussière, qu'elle n'avait jamais soupçonnées. Je lui ai dit qu'avec le traitement ses symptômes devraient s'estomper graduellement, y compris sa désorientation et son impression de «confusion». Elle s'inquiétait particulièrement de ces deux symptômes, car elle craignait qu'ils ne mettent son emploi en jeu. Son employeur lui avait demandé à deux reprises si elle consommait de l'alcool au travail ou si elle se droguait.

Son état s'est vraiment amélioré au cours des mois qui ont suivi. J'ai continué de lui conseiller d'éviter tout «facteur déclencheur», comme la pilule anticonceptionnelle ou trop d'aliments sucrés. Plus important encore, elle devait me dire si de nouveaux symptômes se manifestaient ou si les anciens s'aggravaient. Si c'était le cas, cela signifierait qu'une substance que nous n'avions pas testée serait en cause, ou que la candidiase s'était aggravée, ce qui pourrait se produire dans le cas d'un traitement aux antibiotiques prolongé.

Un jour, Tracy m'a téléphoné juste au moment où nous allions fermer le bureau. «Docteur Solomon? Je ne peux parler plus haut car je vous appelle de mon travail.» Je lui ai alors demandé si quelque chose l'avait rendue malade.

«Non, ce n'est pas ça. C'est quelque chose que je voulais partager avec vous. Ma patronne vient tout juste de me dire que je suis promue au poste de directrice!» Je n'avais pas oublié ses problèmes antérieurs au travail et j'étais très heureux pour elle. J'étais aussi heureux qu'elle veuille partager ses bonnes nouvelles avec moi.

«Mais ce n'est pas tout, a ajouté Tracy. La promotion m'a donné le courage de montrer à mon patron les dépliants que vous m'avez donnés au sujet de la candidiase. Je voulais lui révéler la vraie source de mon problème.»

«Et comment a-t-elle réagi?» lui ai-je demandé.

«Elle s'est montrée très intéressée parce que la majorité des personnes atteintes sont des femmes. Et aussi parce que nous disposons ici d'un programme d'aide aux employés. Elle a l'intention de donner le matériel à la personne qui administre le programme.»

C'était la première fois que j'avais entendu dire qu'on ajoutait la candidiase à la liste de problèmes de santé d'un programme d'aide aux employés. Tracy faisait déjà des changements dans le bureau!

Allergie et gain de poids

La suralimentation de Becky. Becky avait si bien répondu au questionnaire que nous demandons aux nouveaux patients de remplir, que je croyais qu'elle n'avait omis aucun détail. Lorsque je suis arrivé aux questions concernant le régime alimentaire, j'ai constaté que son écriture dépassait les limites de la feuille. J'ai retourné la feuille et j'ai vu qu'elle avait continué d'énumérer ses régimes. Il semblait que, rendue à 27 ans, Becky avait essayé tous les régimes à la mode pendant les 10 années précédentes, de même que plusieurs régimes que je ne connaissais pas.

Certains de ces régimes étaient raisonnables au point de vue nutritif. D'autres étaient tout simplement bizarres. Elle avait aussi essayé de jeûner. J'ai remarqué que Becky avait écrit qu'elle travaillait dans une boulangerie d'aliments naturels. Elle était célibataire et n'avait pas d'enfants.

J'ai levé les yeux du questionnaire et je lui ai souri. Elle m'a souri à son tour du mieux qu'elle pouvait en mastiquant sa dernière bouchée de... Que mangeait-elle? J'ai jeté un coup d'oeil à l'emballage qui gisait sur ses cuisses: barre de caroub et de muesli. Elle a avalé et s'est essuyé les doigts délicatement avec un mouchoir de papier, en expliquant: «C'est pour garder mon taux de sucre élevé.» J'ai de nouveau regardé le questionnaire. La dernière chose qui apparaissait dans sa liste était «régime de produits naturels».

J'ai commencé à rédiger ma propre liste. «Comme c'est le régime que vous suivez en ce moment, Becky, lui ai-je dit, pourriez-vous me donner une idée de ce que vous mangez régulièrement?»

J'écrivais à mesure qu'elle consommait. «Voyons… barres de muesli et de caroub, biscuits au caroube, sans sucre, bien entendu, chips naturels, rouleaux aux fruits et au miel, vous savez, ces espèces de fruits déshydratés, céréales de blé soufflé avec du lait, flocons de maïs naturels avec du miel et du lait, mélange naturel, ce mélange de fruits déshydratés, de noix et de graines de tournesol, chips de maïs naturels, crème glacée sucrée au sirop de maïs, et des boissons gazeuses sucrées à la fructose.» Becky est sortie de sa rêverie. «C'est tout ce qui me vient à l'idée.»

Je me suis éclairci la gorge. «C'est plus que suffisant», lui ai-je dit pour la rassurer.

Même si on peut vraiment trouver tous ces aliments dans plusieurs magasins d'aliments naturels, ils étaient, pour la plupart, de piètres substituts pour un régime alimentaire vraiment sain. Elle avait mentionné plusieurs choses qui n'étaient rien de plus que des aliments à grignoter. Je devais admirer la persistance de Becky, mais, sans le savoir, elle livrait une bataille sans issue aux quelque 18 kilos (40 livres) qu'elle avait en trop.

«Becky, avez-vous perdu du poids en suivant un de ces régimes?», ai-je demandé.

«Eh bien! quelques kilos ici et là.»

«Savez-vous pourquoi?»

«Parce que je ne peux maîtriser le taux de sucre de mon sang. Je souffre d'hypoglycémie et je dois donc manger continuellement pour garder mon taux de sucre élevé. C'est pourquoi je suis venue vous consulter. Je pensais que vous pourriez peut-être m'aider avec mon taux de sucre et que je pourrais ensuite perdre du poids.»

Becky n'avait pas tout à fait tort. Son taux de sucre avait pu être irrégulier, mais je soupçonnais, d'après son passé médical, que sa suralimentation faisait partie d'un problème plus important.

J'ai parlé d'allergies à Becky et je lui ai dit que la simple lecture de la liste de ses aliments préférés me laissait entrevoir la possibilité d'une allergie alimentaire.

«Le caroub, le blé, le maïs et le lait sont des aliments que vous semblez manger ou boire souvent. On trouve habituellement du blé dans les barres et les biscuits au caroub que vous aimez, et vous mangez des céréales de blé soufflé. Vous aimez aussi les chips de maïs, les flocons de maïs, et les aliments sucrés au moyen de sirop de maïs. De plus, vous mangez de la crème glacée et buvez du lait régulièrement. Le maïs, le blé et le lait sont des aliments allergènes très communs.»

Elle a fait oui de la tête, alors j'ai poursuivi. «Becky, lorsqu'une personne vient me voir à cause d'un problème de poids et qu'elle se «gave» de certains aliments de façon répétée, il est probable qu'elle est dépendante des aliments qu'elle consomme.»

Je lui ai expliqué plus en détail que les allergies se manifestent d'une façon ou d'une autre. Dans son cas, la «façon» était un problème de poids et le fait qu'elle pensait que le taux de sucre de son sang pouvait être bas.

«Vous voulez dire qu'il ne s'agit pas de mon taux de sucre, après tout?»

«Oh! les allergies alimentaires peuvent bouleverser votre taux de sucre, bien entendu. Cependant, je crois que vous vous suralimentez parce que ces chips de maïs et ces barres de muesli vous procurent temporairement une agréable sensation. Ensuite, lorsque vous ne vous sentez pas trop bien, vous mangez tout simplement ces aliments encore une fois. Par exemple, pourquoi n'avez-vous pas tout simplement continué à suivre votre régime aux fruits et aux légumes ou votre régime à haute teneur en protéines?»

«Je ne sais pas. Ces régimes semblaient tout simplement m'empêcher de me sentir bien. Je ne pouvais pas les supporter plus de quelques jours. À bien y penser, je me sentais toujours mieux lorsque je revenais à mes aliments habituels. Et ces aliments étaient le caroub, le maïs, le blé et le lait.»

Becky m'a dit que lorsqu'elle abandonnait ces régimes elle se sentait «un peu confuse, je n'arrivais pas à penser». Elle souffrait de tintinnabulisme et de maux de tête.

Lorsque nous avons étudié les résultats de ses examens, je lui ai dit que j'avais été modeste en soupçonnant le blé, le maïs, le lait et le caroub d'être pour elle des allergènes. Elle était aussi allergique à d'autres aliments, y compris les oranges, les amandes et les oeufs. De plus, elle souffrait également d'allergies aux inhalants, à la moisissure et à la poussière.

«La poussière! Je n'ai jamais su que la poussière me posait des problèmes. Chaque fois que je fais le ménage de mon appartement, je me sens vraiment bien une fois que j'ai terminé. Cependant, a-t-elle ajouté lentement, je me sens toujours déprimée le lendemain.»

Pendant la demi-heure qui a suivi, Becky et moi avons revu la liste des aliments et des inhalants auxquels elle était allergique. Je lui ai recommandé d'essayer de ne pas consommer les aliments en question plus souvent qu'à tous les quatre jours, si possible. Cette «rotation» de son régime lui donnait un nouveau régime sur lequel travailler, un régime qui serait, comme je le croyais, plus réussi que tous ceux qu'elle avait essayés, et nous y avons ajouté des aliments non allergènes pour mieux l'équilibrer. Je lui ai ensuite enseigné des précautions à prendre pour épousseter et lui ai dit de garder son appartement le plus propre possible. Nous avons revu les façons d'éviter la moisissure et d'en prévenir la formation. Enfin, j'ai donné un rendez-vous à Becky pour qu'elle commence ses traitements destinés à réduire ses allergies.

Bientôt, lentement mais sûrement, Becky a commencé à perdre du poids. Après avoir perdu ses six premiers kilos (15 livres), elle m'a dit: «Je ne peux croire que j'arrive à passer au travers de la semaine sans me gaver. De plus, je ne tombe pas malade et je n'ai pas l'impression de crever de faim lorsque je ne mange pas de crème glacée.»

«Et la poussière?» lui ai-je demandé.

«Je n'ai plus de ces moments d'ivresse suivie de cafard, Dieu merci.»

Bientôt Becky a réussi à atteindre la minceur dont elle avait rêvé toute sa vie. Puis, plus tard, elle m'a présenté une personne nouvellement arrivée dans sa vie, son fiancé, Nick. Elle l'avait rencontré là où elle travaillait maintenant. Elle avait eu de la difficulté à suivre son régime en travaillant à la boulangerie de produits naturels.

Après une conversation amicale avec Becky et Nick, j'allais retourner à mon bureau lorsque j'ai senti une petite tape sur mon épaule. Je me suis retourné et j'ai vu Becky qui me regardait. Elle a murmuré: «N'essayez pas de me soigner pour ma dépendance à Nick, docteur Solomon. Je ne veux pas en guérir.»

J'ai acquiescé, avec bonheur.

Allergies et tempérament

Les allergies alimentaires de Jim et sa mauvaise humeur. Jim voyait le docteur Lipton depuis quelque temps au sujet des problèmes qu'il avait avec sa petite amie. Âgé de 31 ans, Jim était journaliste. L'idée de me consulter ne l'enchantait pas, mais il était là, dans mon cabinet.

J'ai lu le mot que le docteur Lipton avait écrit pour moi. Il disait qu'il croyait que Jim avait un problème d'allergie aux inhalants. Comme il n'aimait pas discuter des problèmes émotionnels de ses clients, il avait tout simplement écrit qu'il existait une grande tension entre Jim et sa petite amie.

Je ne pouvais toujours pas faire le lien entre cette situation et les allergies aux inhalants. J'ai regardé Jim avec espoir. Il regardait ses ongles d'un air maussade.

«Jim, me suis-je hasardé, est-ce que le docteur Lipton a parlé d'allergies aux inhalants avec vous?»

«Ouais.»

«Bien», ai-je répliqué en me demandant ce que je devais faire maintenant.

«Jim, ce mot du docteur Lipton indique que vous avez des problèmes avec votre petite amie depuis quelque temps. Est-ce que cela a quelque chose à voir avec votre discussion au sujet des allergies?»

«Eh bien! le docteur Lipton dit que c'est peut-être le cas.»

J'ai attendu. Jim a constaté que j'avais besoin d'une explication.

«Ça me semble tellement idiot. Cela fait maintenant cinq mois qu'Alicia et moi sortons ensemble. Nous avons tout simplement quelques conflits de personnalité à résoudre, c'est tout. Je ne vois pas ce que son parfum vient faire ici. Ni son chien, d'ailleurs.»

Cela me semblait intéressant. J'ai continué à interroger Jim.

«Et pourquoi croyez-vous que le docteur Lipton établit un lien entre vos problèmes romantiques et le parfum de votre petite amie ou son chien?»

«Parce qu'il croit déceler certaines caractéristiques. *Il* dit que je me dispute presque toujours avec Alicia chaque fois que je la vois le vendredi ou le samedi.»

J'essayais toujours de rassembler les pièces du casse-tête. «Mais pourquoi seulement le vendredi ou le samedi?»

«Eh bien! vous voyez, le patron d'Alicia n'aime pas qu'elle porte du parfum au travail, alors elle n'en porte que lorsque nous sortons ensemble la fin de semaine. Lorsque je la vois pendant la semaine, elle ne porte pas de parfum.»

«Et son chien?»

«Le docteur Lipton a *aussi* remarqué que je deviens vraiment irritable lorsqu'elle amène son chien.»

«Mais n'êtes-vous pas à proximité du chien lorsque vous allez chez elle?»

«Non, a-t-il dit, je ne vais jamais chez elle. La compagne de chambre qui habite avec elle est une vraie idiote. Elle met toujours le stéréo ou la télévision à plein volume. Vous voyez ce que je veux dire.»

J'ai levé les yeux de mes notes et lui ai demandé: «Croyez-vous que le docteur Lipton a raison au sujet de ces caractéristiques?»

«Je crois que ce ne sont que des coïncidences. Alicia et moi ne faisons que nous quereller à ces occasions.»

«Est-ce que l'un ou l'autre d'entre vous semble déclencher ces... malentendus?»

Il s'est tortillé un peu avant de répondre. «Ça va. Eh bien! ouais, le docteur Lipton et moi avons établi que je déclenche habituellement les disputes. Mais elle les éternise vraiment.»

Il commençait les disputes. C'était un indice utile. J'ai essayé d'employer une autre méthode pour l'interroger.

«Jim, le docteur Lipton pense apparemment que votre colère est un symptôme d'une réaction allergique. Pourquoi avez-vous de la difficulté à accepter l'idée que vous puissiez être allergique au parfum d'Alicia et à son chien?»

«Parce que j'adore le parfum qu'elle porte. Et Bonzo est le meilleur vieux cabot du monde entier.»

«Jim, certains de mes patients adorent le chocolat. Mais il les rend déprimés ou anxieux ou il leur donne des maux de tête. Croyez-le ou non, il est possible d'être allergique à une chose que vous aimez vraiment. En fait, c'est habituellement ce qui se passe.»

Jim s'est penché vers moi. «C'est ce que le docteur Lipton me dit. Je suis désolé, mais j'ai de la peine à y croire.»

Néanmoins, j'ai demandé à Jim si nous pouvions lui faire subir un test pour découvrir s'il était allergique à certains ingrédients du parfum de même qu'au poil long de chien. Il a haussé les épaules. «D'accord. N'importe quoi pour mettre un terme à cette idée idiote au sujet des allergies. En fait, vous pouvez me faire subir un paquet de tests.»

Comme nous en étions persuadés, Jim était allergique à certains ingrédients du parfum et au poil de chien, et au poil de chat, à la fumée de tabac, au papier journal de même qu'à une douzaine d'autres choses.

Lorsque je l'ai revu, il semblait exaspéré. «Qu'est-ce que je vais faire au sujet d'Alicia? Et Bonzo? Et mon travail? (J'avais demandé les tests pour le papier journal, en me rappelant que Jim était journaliste.) Et les fraises? Et les pommes de terre? Et...»

Je lui ai suggéré de s'asseoir et de prendre quelques minutes pour en discuter.

«Les choses ne vont pas si mal, lui ai-je dit. En fait, vous avez de la chance que nous ayons découvert ces allergies. Si l'intuition du docteur Lipton était correcte, et je crois qu'elle l'était, vous constaterez peut-être que vous vous disputerez moins souvent avec Alicia à l'avenir. Ne comprenez-vous pas? Nous pouvons maintenant venir à bout du problème.»

J'ai alors expliqué à Jim qu'il devrait convaincre Alicia de laisser tomber son parfum, mais pas son chien. Cela serait trop demander. Je me suis aussi rendu compte qu'on ne pouvait pas s'attendre qu'il quitte un travail qu'il aimait.

J'ai indiqué à Jim comment faire la rotation des aliments auxquels il était allergique et lui ai expliqué le traitement qui lui permettrait de réduire ses réactions allergiques. De plus, le docteur Lipton continue maintenant de le soigner à l'aide de la rétroaction biologique, la visualisation et l'hypnose pour lui permettre de mieux maîtriser psychologiquement les réactions allergiques de son corps.

Après plusieurs séances de traitement, Jim a découvert des symptômes dont il ne connaissait pas l'existence jusqu'ici. «Docteur Solomon, m'a-t-il dit un jour, j'étais tellement toujours fatigué au bureau avant. Je croyais que c'était à cause de toutes les heures de tombée. Maintenant, je crois que *c'était* à cause de l'encre du journal.» J'ai souri et il a poursuivi. «Cette thérapie a vraiment amélioré mon humeur en général. Même les gens avec qui je travaille disent que je suis une personne différente, vous savez, d'humeur plus stable.»

«Et comment va Alicia?» lui ai-je demandé.

«Croiriez-vous qu'elle en avait assez de ce parfum et qu'elle le portait parce que je l'aimais? Nous nous entendons très bien maintenant. Même quand Bonzo est dans les parages. Mais je souhaiterais que vous puissiez faire quelque chose au sujet de sa compagne de chambre. Je suis vraiment allergique à elle!»

Maux de tête

Les problèmes de sinus de Linda. C'était une des consultations les plus difficiles que j'aie jamais eue avec une nouvelle patiente. Linda, âgée de 15 ans, en deuxième année à l'école secondaire, m'avait été envoyée parce qu'elle se plaignait de graves maux de tête et de problèmes de sinus. Sa mère l'avait accompagnée lors de sa première visite. Mon problème résidait dans le fait que je n'arrivais presque pas à obtenir de réponses de Linda. Son attention vagabondait. De plus, la mère de Linda ne m'aidait pas particulièrement.

«Docteur Solomon, *j'ai dit* à Linda qu'elle n'avait qu'à se maîtriser. Tous les autres médecins ont dit..» à ce moment-là, elle s'est retournée vers sa fille pour insister «...qu'il n'y a absolument rien qui ne va pas avec Linda.» Mme King s'est retournée vers moi. «J'ai dit à Linda qu'il était inutile de consulter d'autres médecins. Mais elle s'est conduite de manière si désagréable que j'ai cédé. Vous savez, docteur, ces maux de tête de Linda sont simplement une façon d'attirer l'attention.» Elle a soupiré profondément. «Je suppose que c'est seulement une phase de l'adolescence.»

«Linda?» ai-je dit doucement. Je me suis demandé un instant si elle avait consommé quelque chose qui l'avait mise en état d'ivresse, elle semblait tellement embrouillée.

«Hmm?»

J'ai décidé alors que je prendrais des notes plus tard. J'ai déplacé ma chaise et je me suis assis juste en avant de Linda pour essayer d'attirer son attention.

«Linda, combien de fois souffrez-vous de ces maux de tête?»

«Oh! a-t-elle répondu vaguement, la plupart du temps, je crois.»

«Avez-vous mal à la tête en ce moment?»

«Seulement un peu.»

«Seulement un peu?»

Elle a fait signe que oui. «Et quand je n'ai pas mal à la tête, je me sens plutôt seulement comme fatiguée et endormie.»

«Est-ce que vous ressentez cette fatigue en ce moment?»

Linda a mis plusieurs secondes avant de répondre. «Oui», a-t-elle dit en essayant de réprimer un bâillement.

Je me suis tourné vers la mère de Linda. «Mme King, étiez-vous au courant de l'extrême somnolence de Linda?» (Je ne voyais pas comment cela aurait pu lui échapper.) Mme King a regardé Linda et a haussé les épaules.

«Elle dit que ses maux de tête l'empêchent de dormir le soir. Je crois qu'elle écoute de la musique ou parle au téléphone pendant des heures.»

«Mme King, dites-moi, me laisseriez-vous parler à Linda en privé?»

Elle a eu l'air offensée mais elle a accepté de partir. Je croyais qu'il me serait plus facile de découvrir le problème de la fille sans les opinions arrêtées de sa mère. Je me suis rassis et j'avais envie de faire claquer mes doigts pour attirer son attention. Je l'ai interrogée, lentement et laborieusement, pendant une demi-heure.

À la fin de la consultation, j'ai rappelé Mme King dans mon bureau. Linda m'avait donné la permission de discuter avec sa mère de ce dont nous avions parlé.

«Mme King, ai-je dit pendant qu'elle s'assoyait, je crois que les maux de tête et les problèmes de sinus de Linda sont tout à fait réels. Et je crois que sa somnolence excessive et son incapacité à se concentrer sont aussi réelles.» Elle a levé un sourcil. J'ai poursuivi, en soulignant le fait que les notes de Linda avaient baissé depuis un an et demi («Oui, bien entendu, cela nous inquiète»), que Linda pleurait beaucoup («Oh! non. Je suis certaine que vous vous trompez.»), et que Linda se gavait de bonbons et de biscuits tous les soirs une fois que tout le monde dormait dans la maison («Linda! Tu sais que je ne permets pas qu'on apporte des aliments sans valeur nutritive à la maison!»).

«Je ne fais que vous mentionner ces choses, Mme King, car je crois qu'elle forment un scénario.»

«Un scénario?» a-t-elle demandé.

«J'ai expliqué à Linda mon diagnostic primaire. Elle est intéressée à recevoir les soins pour ce que je crois être une allergie à plusieurs aliments.»

Mme King m'a regardé avec incrédulité. «Des allergies alimentaires? Linda n'a jamais été allergique à quoi que ce soit. Son père est celui qui souffre de fièvre des foins. Vous devez vous tromper.»

«Je peux me tromper, lui ai-je répondu avec impatience, mais si je ne me trompe pas, nous pourrions mettre fin au supplice évident de Linda.» J'ai attendu sa réponse. J'avais parlé d'une façon plus sévère que j'en avais l'habitude, mais j'avais besoin de la coopération de Mme King si j'espérais pouvoir soigner Linda.

Apparemment, le ton que j'avais employé avait fait une différence. «Linda?», a-t-elle dit plus doucement. Linda a levé les yeux craintivement. «Si je suis les conseils du docteur Solomon, accepteras-tu qu'il faudra mettre un terme à toutes ces visites continuelles d'un médecin à l'autre?»

Cette approche ne me plaisait pas, mais c'était mieux que rien.

Linda a enfin parlé. «Oui, maman. Laisse-moi seulement essayer ce traitement.» Sa voix était presque un murmure. «J'ai vraiment été malade.»

La mère de Linda et moi nous sommes regardés. Elle a pincé les lèvres et a soupiré profondément encore une fois. «Eh bien! en quoi consiste ce traitement?»

J'ai expliqué à Mme King que nous ferions le traitement seulement si ma théorie s'avérait correcte. Afin de découvrir si c'était le cas, je ferais passer un examen médical complet de même que des tests à Linda pour détecter toute allergie alimentaire et certaines allergies aux inhalants communes. Si les tests révélaient que Linda était allergique, je recommanderais alors d'éviter certains aliments, je recommanderais aussi un régime de rotation de ses aliments allergènes et un traitement pour réduire ses réactions allergiques.

Je recommanderais aussi un traitement avec le docteur Lipton pour lui apprendre à maîtriser psychologiquement ses réactions allergiques. Ce que je n'ai pas mentionné était le fait que j'espérais que Mme King assisterait à quelques-unes des séances de Linda avec le docteur Lipton. Je croyais qu'il serait d'accord qu'une certaine assistance psychologique familiale semblait s'imposer. Cependant, c'était à lui de prendre la décision. Commençons par le commencement.

J'ai soumis Linda à des tests qui servent à détecter les ingrédients les plus communs dans les aliments dont Linda se gavait, comme elle me l'avait dit, de même que pour certains inhalants. Comme je m'en doutais, les tests ont révélé qu'elle était allergique à plusieurs des aliments en question. Elle n'était allergique à aucun des inhalants.

Lorsque j'ai discuté des résultats avec Linda et sa mère, Mme King a dit: «Eh bien! peut-être que ce que vous dites est fondé, mais je ne suis pas du tout certaine que ce traitement aidera Linda.»

J'ai décidé de parler au docteur Lipton au sujet d'une assistance psychologique pour cette famille le jour même et lorsque j'ai de nouveau rencontré Linda et sa mère, j'ai appris avec surprise que celle-ci avait accepté. Elle avait répondu: «Bien sûr, j'accompagnerai Linda. Je tiens à m'assurer qu'elle recevra des soins *professionnels*.»

Linda m'a regardé d'un air suppliant. Je lui ai souri pour la rassurer.

Par la suite, j'ai vu Linda plusieurs fois sans sa mère, à la suggestion du docteur Lipton. J'avais *moi-même* de la difficulté à croire que cette adolescente alerte, intelligente et bavarde était la jeune fille silencieuse que j'avais interrogée au début. J'ai présumé qu'une partie de ce revirement relevait du traitement et l'autre partie de l'absence de la mère de Linda du bureau.

Un jour, Linda s'est assise devant moi un sourire aux lèvres.

«Docteur Solomon, je n'ai plus de maux de tête, mes sinus se sont dégagés et, ce qui est encore mieux, ma mère a cessé de dire à tout le monde que je ne veux qu'attirer l'attention.» Je l'ai encouragée à continuer. «Bon, j'ai eu de la difficulté à suivre le régime de rotation au début, mais maintenant, je n'ai vraiment plus envie de manger des aliments sans valeur nutritive.»

J'ai dit à Linda qu'elle semblait beaucoup plus «attentive» au monde, moins somnolente. Elle a fait oui de la tête. «J'arrivais à peine à rester éveillée avant, et je pouvais encore moins penser normalement. Maintenant mes notes s'améliorent.»

Je lui ai ensuite demandé délicatement: «Et comment vous entendez-vous avec votre mère?»

«Il me faut me faire à l'idée. Il ne me sera jamais facile de m'entendre avec ma mère. Elle doit toujours diriger, vous savez.» J'ai acquiescé. «Mais maintenant que mes notes sont meilleures et que nous consultons toutes les deux le docteur Lipton, elle ne peut pas nier le succès.»

J'ai dit à Linda combien j'étais heureux pour elle et je lui ai demandé d'amener sa mère la prochaine fois afin que nous puissions discuter du progrès de Linda.

«Oh! a-t-elle dit, vous la verrez bientôt de toute façon. J'allais vous le dire.»

«Me dire quoi?»

«Qu'elle avait pris rendez-vous pour vous voir. Elle croit maintenant qu'*elle* souffre peut-être d'allergies alimentaires.»

J'ai regardé Linda d'un air étonné.

«À mon avis, a-t-elle dit en riant, je crois qu'elle veut attirer l'attention.»

Nous avons ri tous les deux.

Anorexie mentale

Je mentionne l'anorexie mentale en rapport avec les allergies à cause des 27 patients que j'ai soignés pour ce problème. Nous avons découvert que 21 d'entre eux souffraient d'une forme d'allergie. Cela ne signifie pas que les allergies produisent cette condition, mais elles étaient présentes, et lorsque nous avons soigné ces patients pour leurs allergies en même temps que pour leurs autres problèmes, leur situation s'est améliorée.

L'anorexie d'Olive. Olive, par exemple, étudiante à l'université, s'était toujours inquiétée de son rendement scolaire. Lorsqu'elle est partie étudier, elle a vu augmenter le nombre de ses sujets d'étude, diminuer le temps dont elle disposait pour étudier et s'inquiétait au point de vue financier.

Même si elle mesurait 1,62 m (5 pieds et 4 pouces) et pesait 46,27 kilos (102 livres), son poids idéal se situait à 54,43 kilos (120 livres), l'image qu'elle se faisait de son corps était fausse et elle avait horreur de l'obésité. À cause de la tension qu'elle éprouvait à l'école et à cause d'autres facteurs émotionnels, elle s'est mise à trop manger, particulièrement du chocolat, et à boire beaucoup de café arrosé de crème et de sucre. Une fois ses gros repas terminés, elle se faisait vomir (boulimie). Olive a commencé à perdre du poids et m'a été envoyée pour que j'établisse un diagnostic et envisage le traitement requis.

Nous avons découvert qu'elle souffrait d'anorexie mentale, et qu'elle était allergique aux aliments dont elle avait envie: chocolat, café, sucre et produits laitiers. Elle avait aussi une carence en vitamines, en minéraux et elle était anémique.

J'ai amorcé son traitement physique et, parce qu'elle souffrait d'un trouble émotionnel sous-jacent, je lui ai recommandé d'obtenir une aide psychologique du docteur Lipton.

Olive a réussi de façon exceptionnelle grâce à la combinaison de nos traitements. Un an plus tard, elle avait de nouveau atteint son poids normal de 54,43 kilos (120 livres), elle mangeait normalement et prenait ses médicaments pour combattre ses allergies.

Ce ne sont là que quelques-uns des problèmes qui peuvent être associés aux allergies. En particulier, si vous souffrez du SH, vous pourriez songer à subir des tests de dépistage d'allergies. Comme dans le cas des patients dont nous avons parlé ici, vous pourriez aussi découvrir une source de malaise et de frustration.

11

Maîtrisez votre alimentation

En ma qualité d'endocrinologue, je me suis toujours intéressé aux problèmes de poids et j'ai mis au point un certain nombre d'approches et de techniques au cours des 20 dernières années afin d'aider mes patients à perdre du poids sans en reprendre. Au cours de ces dernières années, le docteur Lipton et moi avons conçu de nouvelles méthodes améliorées concernant la question de la planification du poids du point de vue de l'approche combinée esprit/corps.

Chez certaines personnes obèses, les glandes surrénales produisent un niveau élevé de stéroïdes dans le sang. Ces niveaux élevés de stéroïdes provoquent une augmentation du niveau de rétention du sodium, ce qui mène à la rétention de liquides. Le niveau de stéroïdes est encore plus élevé chez les gens atteints du SH que chez les gens obèses qui ne le sont pas, ils sont donc plus sujets à la rétention excessive de liquides.

Jusqu'à la résolution du problème, il est très difficile pour la personne souffrant du SH de perdre du poids. Une fois que l'on comprend cette situation, cependant, les techniques de rétroaction biologique et de relaxation, incluant l'hypnose médicale, peuvent parfois réduire les niveaux de stéroïdes et par le fait même la rétention de liquides.

L'obésité de Melissa et son problème hormonal. Melissa, une femme de 33 ans, était extrêmement obèse. Elle mesurait 1,65 m (5 pieds et 5 pouces) et pesait 132 kilos (295 livres). Elle avait pris la plupart de son poids après avoir quitté l'école au niveau secondaire parce qu'elle était enceinte. À cause du stress causé par sa situation précaire et par les changements hormonaux qui ont suivi sa grossesse, elle a pris plus de 68 kilos (150 livres) en quatre ans. Elle avait suivi de nombreux régimes sans succès. Elle affirmait avoir réduit son apport calorique et qu'elle n'arrivait tout simplement pas à maigrir.

Pendant que je l'examinais, j'ai constaté qu'elle était extrêmement nerveuse. Le taux de stéroïdes dans son sang a confirmé que le rendement de ses glandes surrénales était trop élevé et qu'elle retenait une très grande quantité de liquides.

Je lui ai tout d'abord prescrit un régime soigneusement formulé pour réduire la rétention d'eau, et un programme d'exercices d'aérobic qui progressait de façon appropriée, et je lui ai recommandé des techniques de relaxation et de rétroaction biologique. Aussitôt que sa tension et son taux de stéroïdes ont diminué, son poids en a fait autant. Jusqu'à maintenant, elle a perdu 34 kilos (75 livres) et continue de maigrir.

Mais d'abord, voici quelques commentaires au sujet de l'obésité.

On qualifie d'obèse la personne dont le poids dépasse le poids idéal de plus de 20 % et dont l'excès de poids se compose principalement de tissus adipeux ou de gras. On estime que plus de 30 millions d'Américains sont obèses par définition et, malgré la préoccupation de notre société au sujet du poids, le problème semble s'aggraver.

Il existe, du point de vue général, deux types d'obésité. On qualifie l'un d'eux d'hypertrophique, dans le cas où la grosseur des cellules adipeuses a augmenté, sans que le nombre de ces cellules augmente. On qualifie le deuxième type d'obésité à hyperplasie hypertrophique, dans le cas où les cellules adipeuses ont grossi et se sont multipliées. Les gens dont les cellules ont grossi et se sont multipliées semblent avoir beaucoup plus de difficulté à maîtriser leur poids que les personnes dont les cellules adipeuses ont seulement grossi.

Des études ont révélé que les animaux qu'on suralimente dès le début de leur vie ont tendance à produire des cellules adipeuses, qui grossissent et se multiplient, plus souvent que les animaux qu'on suralimente seulement à partir de l'âge adulte. Un grand nombre d'études révèlent aussi, cependant, que le nombre de cellules adipeuses peut augmenter à la maturité. On croit qu'il est probable que le même mécanisme entre en action chez les humains, même si ces découvertes n'ont pas été confirmées à leur sujet.

On obtient de bons résultats dans les deux conditions en réduisant l'apport calorique.

Le docteur Lipton et moi avons réussi à aider les gens des deux groupes qui fréquentent notre clinique d'amaigrissement à perdre du poids sans le reprendre. Notre programme comprenant six volets devrait pouvoir vous aider aussi.

Pourquoi devriez-vous vous inquiéter d'un excès de poids? Il ne fait pas de doute que le risque de contracter une variété de maladies cardiaques, avec l'athérosclérose en tête de liste, est plus grand pour la personne obèse. On croit que le taux élevé de la triglycéride, une molécule qui contient trois acides gras, et le taux élevé de cholestérol dans le sang de la personne obèse contribuent largement à l'athérosclérose et aux crises cardiaques. Si la personne perd du poids, la quantité de gras de son corps diminue, comme le font par conséquent la triglycéride et le cholestérol contenus dans le système sanguin. Cette perte de poids avantage ceux qui persistent à suivre leur régime.

Le gras et l'énergie vitale

Les gens prennent du poids pour la simple raison qu'ils mangent plus que ne l'exige leur corps.

Pour être un peu plus précis, la nourriture se compose de trois nutriments de base: hydrates de carbone, gras et protéines. Les enzymes et l'oxygène transforment le gras de notre corps par métabolisme. L'énergie qui résulte de ce processus est convertie en un produit chimique appelé adénosine triphosphate (ATP), qui se compose de trois groupes de phosphates riches en énergie. L'énergie est fournie au corps lorsqu'un de ces groupes se sépare de l'ATP comme cela se produit chaque fois que le besoin d'énergie se fait sentir.

Le corps a besoin de deux énergies de base: tout d'abord pour les fonctions physiques, comme la contraction du coeur, la respiration, l'entretien et la réparation des tissus; ensuite, pour soutenir le niveau général de l'activité du corps.

Nous sommes équilibrés au point de vue de l'énergie lorsque les calories produites par la nourriture que nous consommons est égale à la quantité d'énergie requise pour assurer les fonctions essentielles du corps en plus de l'énergie requise par les activités physiques auxquelles nous nous adonnons. Lorsque le nombre de calories ingérées dépasse ce niveau, nous sommes déséquilibrés et prenons du poids.

Le mâle adulte moyen a besoin de 1 200 à 1 500 calories lorsqu'il est au repos pour maintenir son poids et la femme a besoin de 1 000 à 1 300 calories.

On estime que seulement 6 % des personnes obèses peuvent essentiellement imputer leur état aux problèmes endocriniens ou métaboliques. De tels problèmes sont reliés à une défaillance de la glande pituitaire, de l'hypothalamus, des glandes surrénales, du pancréas, de la parthyroïde, de la thyroïde, des ovaires et/ou des gonades.

Le docteur Lipton et moi avons commencé à remarquer que certains des patients obèses que nous soignions pour d'autres problèmes, comme des allergies, de l'arthrite et de l'hypertension essentielle, commençaient, sans raison apparente, à perdre du poids. Il est bientôt devenu évident que quel que soit le lien neuro-endocrinien immunologique que nous affections en traitant ces autres conditions il modifiait aussi l'équilibre de maîtrise de poids du corps.

Permettez-moi de souligner dès le départ que bien que nous ayons continuellement obtenu de bons résultats convaincants en aidant ces personnes à maigrir, notre discussion concernant ce succès n'est toujours qu'une hypothèse. Le mécanisme exact produisant le résultat attendu, que ce soit au moyen de la modification du conditionnement du comportement, de la modification du métabolisme des cellules, ou par l'augmentation de la motivation, n'est toujours pas clair et exige que nous poursuivions les recherches.

Néanmoins, nous partagerons avec vous les découvertes qui nous ont menés à concevoir ce programme particulier ainsi que les mécanismes qui sont à l'oeuvre comme nous le croyons.

Programme de maîtrise du poids

La majorité des gens que nous avons soignés pour obésité n'avaient pas réussi à maigrir lors de leurs nombreuses tentatives. Ces gens sont venus nous voir pour participer au programme combiné neuro-endocrinien immunologique à cause du haut niveau de frustration qu'ils avaient atteint en s'efforçant de se débarrasser des kilos superflus. Dans plus de 50 % des cas, les patients ont perdu du poids, et la plupart d'entre eux ne l'ont pas repris.

Il existe deux points de vue de l'obésité reliés à la connexion esprit/corps. Une école de pensée soutient que les problèmes émotionnels sous-jacents poussent la personne obèse à trop manger. L'autre soutient que les problèmes émotionnels résultent de l'obésité et des effets neurochimiques et psychologiques qui l'accompagnent. Il est intéressant de noter que ces deux points de vue rejoignent l'idée selon laquelle l'esprit et le corps sont deux domaines de recherche indépendants l'un de l'autre.

Nous affirmons que les deux points de vue sont vrais et interactifs, en ce sens que les problèmes, les habitudes émotionnelles et les réactions apprises peuvent provoquer la suralimentation. La suralimentation provoque l'obésité qui, à son tour, peut provoquer le comportement de suralimentation et le perpétuer. En fait, nous sommes témoins d'un processus circulaire plutôt que de deux processus distincts.

La maîtrise du poids semble être reliée au système même du SH, la connexion neuro-endocrinienne immunologique au moyen de laquelle les pensées et les émotions provoquent des changements physiques. En fait, pour illustrer la façon dont les pensées peuvent affecter la maîtrise du poids, examinons les découvertes du docteur Judith Rodin de l'université Yale. Ses recherches, comme l'a rapporté en 1982 le docteur Maria Simonson, directrice du programme de santé, de poids et de stress de l'université John Hopkins, ont prouvé qu'un certain nombre de personnes obèses ont vraiment une réaction *métabolique* à la vue de la nourriture qui cuit, à son odeur et au bruit qu'elle émet en cuisant, en particulier dans le cas de café qui passe et du steak qui grésille.

Nous savons aussi qu'un grand nombre de personnes obèses utilisent la nourriture pour réduire leur tension émotionnelle. Pour plusieurs de ces personnes, rester obèses remplit une autre fonction, bien que ce soit, plus souvent qu'autrement, à un niveau inconscient. Quand les gens se sentent mal à l'aise face à des émotions comme la peur ou la colère, manger réduit souvent l'anxiété qu'ils ressentent en ne les affrontant pas. Ainsi, la nourriture devient un calmant.

Joan mangeait pour se détendre. Joan, une célibataire de 29 ans, est venue me voir parce que ses pieds lui faisaient tellement mal qu'elle arrivait difficilement à garder son emploi. Si vous êtes en train de vous dire que je ne suis pas spécialiste en podologie, vous avez raison! Par ailleurs, Joan mesurait 1,57 m (5 pieds et 2 pouces) et pesait

127 kilos (284 livres). Ses pieds lui faisaient mal parce que son poids les écrasait véritablement.

Elle travaillait comme infirmière au service des soins intensifs d'un hôpital prestigieux de la région. J'ai constaté que son problème de poids était d'origine psychologique plutôt que physique lorsque je lui ai demandé au cours de l'examen pourquoi elle était en train de manger une barre de chocolat. «Je mange toujours lorsque je suis nerveuse et j'ai peur que vous ne puissiez m'aider.»

Après une brève discussion, il m'est apparu évident que chaque fois qu'elle devenait nerveuse ou troublée, ce qui se produisait plusieurs fois par jour, car Joan était facilement intimidée, elle mangeait pour se calmer, une habitude qu'elle m'a dit avoir depuis son enfance. Je lui ai demandé de travailler avec le docteur Lipton afin d'apprendre à surmonter son stress d'une autre façon qu'en mangeant. Avec la permission de Joan, voici ce que le docteur Lipton pensait de son cas:

«Lorsque j'ai rencontré Joan, elle était une jeune femme gênée, timide et effacée qui affrontait son monde en creusant sa tombe avec ses dents. Son travail était exigeant et très stressant, car plusieurs des médecins avec lesquels elle travaillait s'étaient illustrés dans leurs professions. Chaque fois qu'un médecin disait quelque chose qui troublait Joan, elle se précipitait dans la salle des fournitures et se gavait de barres de chocolat. Malheureusement, elle se troublait des douzaines de fois par jour.

«Comme on pouvait s'y attendre, le problème de Joan tirait son origine de son enfance. Son père était un homme autoritaire et physiquement cruel, et sa mère, le modèle qu'elle avait choisi, était passive et dépendante. Comme son père la battait lorsqu'elle tentait de s'affirmer, elle se réfugiait dans la seule chose qui lui procurait un sentiment de protection et diminuait son anxiété, la nourriture.

«En fait, manger semble exercer sur nous tous un effet intrinsèque contre l'anxiété. Un estomac plein a un effet très calmant. Lorsque cela devient le seul moyen de vous détendre et que vous renforcez assez cette association nourriture/détente, vous vous précipitez vers l'obésité. C'était le cas de Joan.

«J'ai appris à Joan à utiliser la rétroaction biologique pour arriver à réduire son anxiété d'une façon faible en calories, pour ainsi dire. J'ai aussi travaillé avec elle pendant environ un an en employant une approche cognitive et comportementale pour l'aider à mieux s'affirmer verbalement, surmontant ainsi de façon émotionnelle la peur que son père lui donne une gifle si elle tentait de s'exprimer.»

Trois mois après le début de son traitement, Joan a commencé à maigrir, et après l'année mentionnée par le docteur Lipton, elle pesait 93 kilos (207 livres). Elle a décidé de mettre fin à son traitement à ce moment-là en disant qu'elle avait l'impression d'avoir repris la situation en main, non seulement au point de vue de son alimentation, mais aussi de sa vie.

À mesure que nos pensées ont évolué, il est devenu évident que diminuer les sources de tension physiologique et psychogénique en utilisant en même temps un régime alimentaire et un programme d'exercices pourrait servir de tactique de base pour combattre l'obésité. Voici le raisonnement derrière notre programme, une combinaison de nos meilleures idées des méthodes à utiliser pour perdre du poids et ne pas le reprendre. De plus, si cela peut vous aider, vous pouvez vous rappeler les paroles de Bavishon, prononcées en 1600: «Lorsque le corps se remplit, l'esprit s'engourdit.»

Première étape: Vos hormones entrent en jeu

La première étape pour nos patients consiste à rétablir la fonction endocrinienne/hormonale normale. Naturellement, le médecin doit se charger de ce changement. C'est la seule étape que vous ne pourrez exécuter par vous-même.

Lorsqu'une personne se présente à mon bureau pour la première fois, j'obtiens d'abord des renseignements détaillés sur son passé médical, je lui fais ensuite passer un examen physique détaillé, qui comprend une évaluation minutieuse de ses fonctions endocriniennes et métaboliques globales. J'ai pu observer que même si une seule hormone mesurée par elle-même ne peut techniquement sortir du champ normal, en examinant les schémas du niveau des hormones, je découvre souvent des tendances révélatrices de la faiblesse ou de la richesse de la production d'hormones dans un ou plusieurs systèmes organiques.

Lorsque votre médecin se penche sur cette question de base, il (ou elle) sait quels sont les systèmes, s'il y en a, qui ne fonctionnent pas de façon optimale. Comme il vous aidera à effectuer des corrections et/ou des réglages, les efforts que vous fournissez pour perdre du poids ne seront plus minés.

Votre glande thyroïde

La thyroïde est une glande importante dans votre corps. Elle sécrète des hormones qu'elle libère dans le système sanguin et elle aide à régulariser les différentes activités des tissus de votre corps. La glande thyroïde est dirigée en grande partie par la glande pituitaire qui est dirigée, à son tour, par l'hypothalamus, et toutes ces glandes font partie du lien endocrinien (hormonal).

La thyroïde peut connaître plusieurs problèmes. Elle peut produire trop d'hormones, provoquant chez la personne atteinte l'*hyper*thyroïdisme, ou elle peut ne pas en produire assez, provoquant l'*hypo*thyroïdisme. La thyroïde peut devenir enflammée, engendrant alors une thyroïdie, ou un kyste peut se former sur la thyroïde. Le goitre est un problème thyroïdien répandu et se produit lorsque la glande thyroïde enfle. En regardant toutes ces conditions possibles, on constate facilement pourquoi il ne faut pas négliger la thyroïde si les symptômes du patient semblent indiquer qu'elle est à l'origine du problème. Il arrive souvent que des problèmes de thyroïde affectent plusieurs membres de la même famille, bien que la nature du problème de thyroïde puisse être différente d'une génération à l'autre.

Les symptômes d'une thyroïde trop active, appelés hyperthyroïdisme, peuvent inclure: rythme cardiaque rapide, mains moites, nervosité, perte de poids, diarrhée et tremblements des mains. À l'autre bout du spectre, une thyroïde qui n'est pas assez active, ou hypothyroïdie, peut causer: fatigue, lourdeur d'esprit, constipation, ongles cassants, perte de cheveux, peau sèche, règles irrégulières, difficulté à devenir enceinte, augmentation du nombre de grossesses interrompues, et sensibilité au froid. Il est possible que vous ressentiez les symptômes énumérés dans les deux cas ou n'en manifestiez aucun. De plus, vos symptômes peuvent être confondus avec d'autres conditions ou avec des problèmes psychologiques. C'est pourquoi tant de cas de problèmes de thyroïde ne sont pas décelés.

Même si le médecin croit que la thyroïde est à l'origine d'un problème, il est encore possible que le diagnostic ne soit pas établi. Cette situation est attribuable au fait qu'il faut faire des tests pour détecter la TSH (hormone thyréotrope) en même temps que les tests pour la T3 et la T4. Que signifient tous ces «T»? La T3 et la T4 sont deux des plus importantes hormones que produit la glande thyroïde. Si le niveau de ces hormones dans votre système sanguin est trop élevé ou trop bas, cela pourrait créer un problème.

Les résultats de vos tests peuvent montrer des niveaux de T3 et de T4 normaux, mais il est possible que vous ayez quand même un problème de thyroïde. C'est pourquoi il faut aussi mesurer le niveau de TSH (hormone thyréotrope). Un niveau de TSH trop élevé, par exemple, peut réduire le nombre de T3 et de T4 que vous avez *en réserve* au lieu de circuler dans votre système sanguin au moment où le test est administré. Cette réserve est utilisée pour les moments de stress (vous vous souvenez du stress?). Si vous n'avez pas assez de ces hormones en réserve, la capacité de votre corps à surmonter le stress et à s'en remettre est affaiblie.

L'augmentation des niveaux de TSH peut aussi provoquer l'apparition du «syndrome du yo-yo». Si votre corps passe rapidement d'une perte de poids à un gain de 2 à 4 kilos (de 5 à 10 livres), vous êtes peut-être atteint du syndrome du yo-yo. Les médicaments, les radiations, le stress, le régime alimentaire et la génétique peuvent tous contribuer aux problèmes de thyroïde.

Les problèmes de thyroïde cachés d'Ellen. Ellen, 32 ans, mariée, sans enfants, occupait un travail à temps plein. Elle est venue me voir sur les conseils d'une amie, parce qu'elle se sentait mal la plupart du temps. Grande, d'une ossature robuste, elle pouvait donc peser quelques kilos de trop sans avoir l'air obèse. Cependant, il semblait nécessaire qu'elle perde du poids. Je l'ai interrogée à ce sujet. «Je sais que je suis trop grosse, mais je meurs déjà presque de faim. Je mange des fruits, je mange des salades, j'ai laissé tomber les desserts, malgré tout cela, je n'arrive pas à perdre plus d'un ou deux kilos.»

Ellen m'a dit qu'elle se sentait toujours fatiguée, peu importe les heures qu'elle passait à dormir. En l'examinant, j'ai remarqué qu'elle avait les mains et les pieds anormalement froids. Elle m'a aussi dit que ses règles étaient irrégulières et qu'elle essayait de devenir enceinte depuis huit ou neuf ans, mais sans succès. «J'ai consulté médecin après médecin, a-t-elle dit. Ils ont tous répété que j'étais en parfaite santé, mais je pouvais deviner leurs pensées. Ils m'ont dit que je devrais prendre des vacances, ou consulter un conseiller. Le dernier médecin que j'ai consulté m'a déclaré: «Tous vos problèmes sont imaginaires.» J'étais si fâchée que j'aurais pu crier. Mais je n'en avais pas la force. Je suis sortie de son bureau et je me suis juré que je ne verrais plus jamais aucun médecin.»

«Mais vous êtes ici», lui ai-je dit.

«Bien, ce n'est pas parce que je *veux* être ici. Mon amie Miriam m'a entraînée ici parce qu'elle était fatiguée de m'entendre me plaindre au sujet de ma santé.» Ellen s'est un peu adoucie et a reconnu: «Bien, je suppose qu'elle s'inquiète vraiment à mon sujet. Mon mari aussi. Je crois qu'ils en ont discuté.»

Les dossiers d'Ellen montraient que ses médecins avaient raisonnablement prescrit les mêmes tests que j'aurais moi-même prescrits, étant donné ses symptômes. Tout était normal. Je pouvais comprendre la frustration qu'ils avaient dû ressentir parce qu'aucun des tests ne révélait un problème quelconque. En grande partie, il semblait que tout avait été examiné. Cependant, je ne décelais toujours pas l'indice que je cherchais.

J'ai finalement mis la main sur un rapport, mal photocopié et vieux de quatre ans, de tests de la thyroïde. «Ellen, est-ce qu'un de vos médecins vous a jamais parlé de votre glande thyroïde?»

«Oui, l'un d'eux m'en a parlé. Mais les résultats des tests étaient normaux.»

C'était ce que révélait son dossier. Je l'ai mis de côté. «Ellen, je sais que cela vous donnera l'impression de tourner en rond, mais je ne crois pas que les tests que vous avez subis pour votre thyroïde aient été complets. J'aimerais vous en faire passer d'autres.»

«Bien, je...» Elle a haussé les épaules. «Bon, d'accord. Je suppose qu'un test de plus ne me fera pas mourir.» Elle s'est empressée d'ajouter: «Vous comprenez, bien entendu, que je le fais seulement pour vous faire plaisir? Juste pour satisfaire mon amie et mon mari?»

«Ellen, je vous remercie de me faire plaisir», lui ai-je dit et j'ai donné l'ordre de lui faire subir les tests.

Les résultats des tests ont indiqué qu'elle avait un problème de thyroïde. En combinant ces résultats avec son passé médical et ses symptômes, j'ai pu dire à Ellen qu'elle souffrait d'hypothyroïdisme depuis toutes ces années. Elle m'a regardé et m'a écouté attentivement pendant que je lui parlais des niveaux de TSH et du traitement que je recommandais.

Elle a réagi au traitement de façon graduelle, mais ses progrès étaient encourageants. Son poids est redevenu normal tout comme sa glande thyroïde, et elle a perdu les kilos superflus. Elle a retrouvé son énergie et son cycle menstruel est enfin devenu régulier.

Ensuite, environ un an après sa première visite, elle m'a téléphoné pour me demander si je pouvais lui recommander un bon obstétricien. Elle m'a dit avec joie qu'elle était enceinte.

Deuxième étape: Le programme d'élimination du stress

Nous décrivons ce programme au chapitre 5. Il s'agit de fournir les bonnes proportions de protéines, d'hydrates de carbone et de gras, et d'inclure les vitamines, les minéraux et les fibres dont le corps a besoin pour donner son meilleur rendement. Assurez-vous aussi de suivre ces paroles tirées du Talmud: «Buvez beaucoup d'eau pendant les repas.»

Nous discuterons de la motivation, un élément crucial pour suivre un régime, à la quatrième étape.

Troisième étape: Diminuer la tension

Lorsque vous réduisez votre apport calorique, l'équilibre du corps subit un choc. Les changements provoquent de la tension. Le corps réagit en devenant plus efficace au point de vue de l'énergie, en ce sens que le corps puise plus d'énergie dans moins de nourriture, rendant la tâche de perdre du poids encore plus difficile.

Si vous employez la rétroaction biologique que nous vous avons enseignée au chapitre 8, pendant que vous suivez un régime, cela vous permettra de diminuer l'intensité de votre réaction au stress. Cela vous aidera aussi à atteindre une très grande sensation de détente interne, qui vous servira de calmant instantané et vous portera à manger moins.

L'effet tranquillisant de la rétroaction biologique peut aussi vous aider à perdre l'habitude de manger pour diminuer votre agitation. Comme nous l'avons déjà mentionné, un grand nombre de personnes obèses mangent pour surmonter leur inquiétude et leur anxiété. Suivre un régime crée une situation de stress, en particulier pour une femme; alors, le niveau de son anxiété augmente. Si elle a l'habitude depuis longtemps de diminuer son anxiété et son irritation en mangeant, et qu'elle résiste maintenant à la tentation, l'intensité de son exaspération augmente.

Les activités journalières continuent, l'irritation augmente. Le niveau d'anxiété s'intensifie en entraînant la personne, de façon conditionnée, à se gaver, en mangeant tout ce qui lui tombe sous la main.

C'est pourquoi beaucoup de patients répondent à la question: «À quoi pensiez-vous lorsque vous vous laissiez ainsi aller?» en disant:

«Je ne sais pas ce qui m'a pris. Je mangeais avant de me rendre compte de ce que je faisais.»

En employant la rétroaction biologique, vous réduisez votre envie de manger et vous apaisez l'agitation interne en brisant le mouvement ascendant de votre anxiété.

Quatrième étape: Vous reprendre en main

Le docteur Lipton et moi avons constaté que les gens qui échouent continuellement lorsqu'ils tentent de perdre du poids, ou de ne pas en reprendre, manifestent un certain nombre d'attitudes émotionnelles similaires. Si on ne modifie pas ces attitudes, elles ne servent qu'à créer des prophéties négatives qui se réalisent par elles-mêmes.

Les gens qui suivent un régime sans succès ont une attitude en commun: ils ont l'impression de ne pas pouvoir prendre leur vie en charge. Il arrive plus souvent qu'autrement que cette attitude s'étende à leur vie en général, mais ils se concentrent sur la question de leur poids.

Un grand nombre de gens rapportent avoir pris du poids à la suite d'un incident qui leur a fait perdre la maîtrise de leur vie. Cela peut se produire à la suite de la perte d'un emploi ou de la mort d'un ami intime. Leur impression d'impuissance et la perte de maîtrise de leurs émotions s'étendent aux autres aspects de leur vie. Une attitude de «à quoi ça sert?» devient fréquente et envahit leurs pensées.

S'ils réagissent à la tension, à l'anxiété ou au désespoir de façon conditionnée en mangeant, le gain de poids ne sert qu'à confirmer leur manque de maîtrise et d'efficacité.

La meilleure façon de perdre du poids et de ne pas le reprendre consiste à reprendre votre vie en main.

Nous savons, grâce à nos discussions du début concernant la pensée erronée, en particulier au chapitre 3, qu'il existe un grand nombre de choses que nous ne pouvons pas changer, par exemple, les gens qui nous entourent. Nous pouvons, cependant, restructurer notre façon de penser au sujet de ces personnes ou ce que nous ressentons face à elles. Dans de tels cas, nous devons apprendre à maîtriser nos réactions, à ne pas personnaliser ce qui nous arrive. Il existe d'autres domaines que nous pouvons diriger et que nous devons apprendre à reconnaître, de façon à pouvoir faire un geste positif là où nous pouvons établir une différence.

S'il existe une facette de notre vie où nous pouvons modifier totalement notre attitude, c'est bien celle qui concerne ce que nous nous mettons dans la bouche. Lorsque nous rétablissons la nécessité de restreindre notre alimentation, notre efficacité fera partie de tous les autres aspects de notre fonctionnement.

Comment rétablir un sens de maîtrise et d'optimisme? Voici plusieurs idées qui ont modifié efficacement ces attitudes.

Tout d'abord, considérons le poids du point de vue approprié. Voici un dialogue qui s'établit couramment entre le docteur Lipton et un patient.

Docteur Lipton: «Que se passerait-il si je vous disais de retourner à la maison et de perdre 18 kilos (40 livres) au cours des quatre prochains mois?»

Patient: «Si je pouvais y arriver, je ne serais pas ici.»

Docteur Lipton: «Bon, ce n'est qu'une fausse question théorique. Permettez-moi de continuer un instant. Supposons que quelqu'un enlève votre fils ou votre fille, ou votre mère ou votre père, et que cette personne vous dit que si vous ne perdez pas 18 kilos (40 livres) au cours des quatre prochains mois, vous ne le ou la reverrez jamais?»

(Le docteur Lipton n'inclut jamais les époux ni les épouses dans cet exemple, car il arrive trop souvent que le patient réponde: «Je le laisserais le ou la garder.»

Patient: «Bien entendu, dans cette situation, je maigrirais.»

Docteur Lipton: «Vous maigririez?»

Patient: «Bien sûr. Mais ce n'est pas pareil. Je ne les laisserais pas mourir. Je maigrirais.»

Docteur Lipton: «Comment?»

Patient: «Je ne sais pas. Je n'aurais qu'à ne pas manger beaucoup et je maigrirais.»

Docteur Lipton: «Que se passerait-il si une personne enlevait votre fille ou votre fils, ou votre mère ou votre père, et vous disait d'apprendre à voler en battant des mains et des bras, sinon vous ne le ou la reverriez jamais? Que feriez-vous?»

Patient: «J'appellerais la police.»

Docteur Lipton: «Pourquoi?»

Patient: «Pourquoi me posez-vous cette question? Parce qu'on ne peut pas voler en battant des mains et des bras, voilà pourquoi!»

Docteur Lipton: «Alors, vous ne pourriez pas vous envoler sans avion, mais vous arriveriez à maigrir.»

Patient: «Oui, bien entendu.»

À quoi ce dialogue a-t-il servi? Il a permis d'éliminer le sentiment d'impossibilité au sujet du poids, et de placer celui-ci sous la maîtrise de l'individu, mais seulement dans les bonnes circonstances. Circonstance qu'on appelle aussi motivation.

Comment Norma a surmonté son anxiété et a enfin réussi à maigrir. Je voyais Norma, professeur d'histoire, âgée de 36 ans, depuis des années parce que je la soignais pour ses allergies et son obésité, et tout récemment, pour un déséquilibre thyroïdien. Ensuite, il y a environ un an, elle a commencé à souffrir de crises d'anxiété. À mesure que ses crises s'aggravaient, elle se sentait de plus en plus anxieuse, craintive, impuissante et vulnérable. Elle a continué de se suralimenter pour compenser son anxiété, et son poids est monté en flèche pour atteindre 111 kilos (247 livres). Norma mesure 1,60 m (5 pieds et 3 pouces).

Elle a aussi commencé à éprouver des étourdissements, des palpitations cardiaques et à souffrir de tintinnabulisme. Elle se réveillait souvent vers trois ou quatre heures du matin et n'arrivait pas à se rendormir. Elle est arrivée plusieurs fois en retard à ses cours à cause de ses crises d'anxiété. En fait, elle a dû quitter l'école à de nombreuses reprises à cause de ces crises. Comme celles-ci ont continué de se produire même après que nous l'eûmes soignée avec succès pour son problème thyroïdien, je lui ai suggéré de contacter le docteur Lipton afin d'apprendre la rétroaction biologique.

Norma ne fumait pas, ne buvait pas, et elle avait renoncé aux boissons gazeuses et à la caféine depuis quelques mois. Des tests approfondis ont permis d'éliminer toute anormalité médicale. Lorsqu'elle a consulté le docteur Lipton, elle lui a dit que tout ce qui l'intéressait était d'apprendre les techniques de rétroaction biologique qui l'aideraient à maîtriser ses réactions face à ses prochaines crises d'anxiété, à maîtriser son alimentation et à recommencer à enseigner.

Au cours de nos conversations, j'ai appris que Norma consacrait son intérêt et ses énergies à son travail et à sa famille. Pendant environ 12 ans, elle avait obtenu la plus grande satisfaction de sa carrière d'enseignante. Elle avait bénéficié d'évaluations remarquables et avait l'impression qu'au moins quelques étudiants, quelques parents et quelques administrateurs appréciaient les efforts supplémentaires qu'elle avait fournis à son école.

Norma continuait de suivre des cours de troisième cycle et des stages de perfectionnement pendant l'année scolaire et passait habituellement ses étés soit en participant à des ateliers de programmes scolaires à la maison, ou à suivre des cours de troisième cycle.

Même à l'extérieur de l'école, la plupart des gens que Norma voyait socialement étaient liés d'une façon ou d'une autre à l'enseignement. Elle avait un bureau au sein des associations régionales et nationales et occupait un poste au sein de leur conseil d'administration. Tout en discutant du genre de personnes qu'elle rencontrait régulièrement, Norma s'empressa de souligner qu'elle avait tendance à se limiter, décidant de se joindre à des groupes de gens qui sauraient apprécier ses capacités et où elle risquait peu de se voir critiquer, ou ne le risquait pas du tout. Elle savait qu'il lui fallait absolument plaire aux autres et recevoir leur approbation. C'est ainsi qu'elle s'est vraiment limitée à participer aux activités dans lesquelles elle excellait, relevant rarement de nouveaux défis à moins d'être pratiquement certaine de réussir.

Norma a révélé que, depuis environ deux ans, elle tirait moins de satisfaction de son emploi que par le passé. On lui avait imposé un horaire qui l'obligeait à enseigner plusieurs cours qui ne faisaient pas partie de son domaine; elle devait donc passer une bonne partie de son temps à préparer ces nouveaux cours. Elle avait l'impression que plus elle s'efforçait de motiver ses étudiants, moins elle semblait avoir de succès. Elle essayait sans succès depuis au moins huit ans de se faire muter à une école plus près de chez elle, ce qui aggravait son sentiment de frustration. Cependant, à cause du nombre d'inscriptions qui diminuait et à cause des restrictions budgétaires, aucun poste n'était libre dans sa région. Norma avait l'impression que, malgré ses plus grands efforts, elle dirigeait de moins en moins sa carrière.

De plus, sa situation familiale l'inquiétait beaucoup depuis quelque temps. Elle était célibataire, et jusqu'à ce moment elle n'avait jamais eu de fréquentations sérieuses. À l'exception de quelques associés professionnels, Norma avait peu de contacts sociaux en dehors de sa famille immédiate. Elle vivait très près de ses parents et d'une de ses soeurs qui était mariée et elle les voyait très souvent. Sa grand-mère était morte moins d'une semaine avant qu'elle ne voie le docteur Lipton pour la première fois et la santé chancelante de ses parents l'inquiétait maintenant beaucoup.

Il était évident que ces changements récents dans ce qui avait été la partie la plus importante et la plus significative de sa vie provoquaient chez elle un sentiment d'anxiété. De plus, sa tendance à s'isoler et à s'éloigner des autres l'empêchait d'établir le réseau de soutien dont elle avait si désespérément besoin. Elle cherchait de plus en plus refuge dans la nourriture.

De nature timide et extrêmement sensible, Norma éprouvait de la difficulté à faire le premier pas vers les autres. Elle attribuait une partie de ses problèmes à son poids, affirmant savoir qu'elle écartait les gens par crainte qu'on la rejette. Norma avait été obèse toute sa vie, mais elle avait récemment atteint 115 kilos (255 livres), un poids encore plus élevé que jamais.

Il était clair qu'à moins de faire des changements dans sa vie elle continuerait d'être sujette à des crises d'anxiété répétées.

Il s'agissait tout d'abord de lui apprendre à utiliser la rétroaction biologique pour arriver à surmonter ses prochaines crises d'anxiété. Nous lui avons suggéré de faire de l'exercice pendant environ 20 minutes tous les matins, soit en se promenant d'un bon pas, soit en employant une bicyclette fixe, de façon à libérer les endorphines bêta de son système. Nous lui avons aussi prescrit un régime qui lui permettrait de maîtriser son poids.

Une fois que Norma eut repris son travail à l'automne, elle nous a dit qu'il lui arrivait souvent de se sentir anxieuse et légèrement étourdie au cours de l'avant-midi, mais elle arrivait à se détendre en utilisant les techniques qu'elle avait apprises pendant ses séances. En respirant lentement et en détendant autant de muscles qu'elle le pouvait, elle arrivait, en grande partie, à continuer de donner ses cours comme elle l'avait planifié. Elle a remarqué que les crises se produisaient moins souvent quelque deux semaines après son retour à l'école, qu'elles étaient beaucoup moins graves et duraient moins longtemps d'une fois à l'autre. Elle a révélé qu'au cours des deux mois précédents, elle n'avait ressenti aucune inquiétude en travaillant, et elle a réussi à terminer l'année scolaire sans manquer une seule journée à cause de crises d'anxiété.

L'étape suivante que Norma devait franchir consistait à communiquer avec plus de gens et à se faire de nouveaux amis. Le docteur Lipton lui a d'abord suggéré de se joindre à des groupes de rencontres d'adultes obèses et de célibataires. Enfin, l'idée de nouvelles rencontres l'a motivée à assister aux deux genres de réunions. Elle s'est efforcée de continuer à s'y rendre, même si cela lui était difficile.

Elle voulait apprendre à agir dans la vie, plutôt que de seulement y réagir, et essayer d'atteindre la sérénité et la paix d'esprit qui lui avaient échappé jusqu'ici. Elle se disait qu'assister aux rencontres «formerait son caractère» même si c'était tout ce qu'elle en tirait.

Norma a commencé à s'apercevoir qu'elle avait tendance à chercher des raisons qui l'empêcheraient de s'intégrer à différents groupes. Elle voulait des situations «parfaites» qui lui permettraient non seulement de se sentir à l'aise, mais aussi d'avoir l'impression de faire partie du groupe. Graduellement, au lieu de se concentrer sur les différences qui existaient entre elle et les autres, elle a commencé à essayer de découvrir des points en commun.

Depuis au moins sept mois, Norma n'allait plus à l'église, choisissant de ne plus se rendre dans cet endroit où elle avait subi des crises d'anxiété dans le passé. Après un ou deux mois de thérapie, elle a pu assister à la confirmation de sa nièce, même si, comme elle l'a avoué, un rien l'aurait décidée à y renoncer. Une fois entrée à l'église, elle a ressenti quelques moments d'anxiété et de malaise. Cependant, elle a réussi, encore une fois, à surmonter le problème à l'aide de la rétroaction biologique. Norma a signalé qu'au cours de ses visites ultérieures à l'église elle avait ressenti d'autres moments d'anxiété, mais que, chaque fois, les techniques de rétroaction biologique qu'elle avait apprises l'avaient grandement aidée à surmonter la situation. Elle préfère toujours s'asseoir à l'arrière, à l'extrémité du banc, au cas où elle aurait besoin de sortir, mais, jusqu'à maintenant, elle n'a pas jugé nécessaire de le faire, et rapporte que ses crises d'anxiété ont diminué.

Non seulement la rétroaction biologique a aidé Norma à surmonter son anxiété, l'hypnothérapie s'est aussi avérée un outil utile. La concentration de Norma et sa capacité à fixer son attention ont fait d'elle une bonne candidate pour l'hypnothérapie. Pendant qu'elle était en état d'hypnose, on lui a fait des suggestions concernant ses sentiments de confiance en soi, de sécurité et de maîtrise, de même que des suggestions au sujet de sa détermination à mettre à exécution ce qu'elle avait décidé de faire.

Jusqu'ici, Norma était en thérapie depuis 18 mois. Pendant ce temps, plusieurs changements significatifs se sont produits. Son poids est descendu à 62 kilos (137 livres) et ses crises d'anxiété ont disparu. Elle a commencé à communiquer avec les autres plus facilement et est maintenant capable de s'intégrer à de nouveaux groupes.

Sa capacité de se concentrer sur les problèmes immédiats de même que sa bonne volonté, sa détermination et sa motivation à apporter les changements qui s'imposaient lui ont permis de prendre les moyens nécessaires pour améliorer de façon significative sa vie et son poids. Pour la première fois depuis des années, elle n'a pas planifié d'activités professionnelles pour l'été. Elle a affirmé que son projet estival serait plutôt de travailler sur elle-même. Elle s'est inscrite dans un studio de santé et fait maintenant de l'exercice trois ou quatre fois par semaine. Elle poursuit aussi ses séances de psychothérapie et d'hypnothérapie régulièrement et continue de faire de grands progrès en perdant du poids. De plus, elle a commencé à fréquenter un homme qui partage ses intérêts, et elle est très heureuse des résultats qu'elle a obtenus grâce à la motivation initiale qui l'a poussée à faire des changements.

En tant qu'êtres humains, nous agissons tous sur deux plans distincts en ce qui a trait à la motivation. L'un est intellectuel, l'autre émotionnel. Le plan intellectuel comprend nos pensées rationnelles et logiques. Notre capacité à comprendre les faits, à savoir ce qui est sensé et ce qui ne l'est pas, fonctionne sur ce plan.

D'un autre côté, notre plan émotionnel représente nos sentiments, nos réactions et nos réponses. Nos émotions ne doivent pas nécessairement être sensées, et ne doivent pas non plus posséder rimes et raisons pour être très réelles pour nous.

L'état de santé mentale idéal se produit lorsque nos réactions intellectuelles et émotionnelles sont intégrées et compatibles. Cependant, cet état n'est qu'un état, qu'un idéal, qu'on peut atteindre seulement en théorie.

Notre capacité à nous montrer irrationnel nous choque souvent. Si nous croyons que nos sentiments n'ont pas de sens ou que nos réactions émotionnelles ont un certain aspect choquant, et nous menacent par le fait même, nous avons tendance à nous cacher d'une certaine façon la vérité émotionnelle, à la réprimer ou à la nier.

Cependant, en dernière analyse, nous constatons que nos émotions font habituellement la loi. C'est dans ces moments, lorsqu'il existe une grande inconsistance entre ce que nous «savons» et ce que nous «ressentons», que nous ne faisons pas ce que nous disons vouloir faire. Notre intellect, cependant, peut aider à modeler nos réactions illogiques et émotionnelles pour leur donner une forme compatible avec ce que nous savons de la réalité.

Pour arriver à remodeler nos réactions émotionnelles, nous devons savoir ce qu'elles sont en réalité. C'est là la moitié du travail tout simplement parce que nous arrivons si bien à nous leurrer et à nous protéger contre nos sentiments inacceptables. Notre tâche consiste à ramener en surface ce qui nous échappe.

Qu'est-ce que cela a à voir avec la motivation et la perte de poids? Notre motivation, qui est déterminée en grande partie par nos attitudes, échappe souvent à notre conscience.

Henry, Monica et Jack: maigrir. Il semble qu'on puisse trouver la clé de ce que nous «ressentons» réellement en explorant le contraire de ce que nous disons. Voici trois exemples de patients décidés à maigrir et les conversations qu'ils ont tenues avec le docteur Lipton. Il a posé la question suivante à chacun de ces trois patients:

«Pourquoi voulez-vous maigrir?»

Patient 1: «Parce que je sais que si je ne maigris pas je mourrai jeune.»

Patient 2: «Parce que je ne veux pas rester célibataire toute ma vie. Je veux me marier et avoir des enfants.»

Patient 3: «Parce que je sais que mon épouse n'aime pas me voir gros et comme je l'aime, je ferai tout ce que je peux pour la rendre heureuse.»

La discussion qui suit a lieu avec le *patient 1* au cours d'une séance de thérapie:

«Alors, Henry, vous voulez maigrir parce que vous ne voulez pas mourir jeune?»

«Oui, je sais que c'est la raison pour laquelle je devrais maigrir.»

«Est-ce qu'un de vos parents était aussi obèse que vous l'êtes?»

«Oh! oui. Mon père pesait 123 kilos (275 livres) et mesurait seulement 1,75 m (5 pieds et 9 pouces). Il avait 82 ans lorsqu'il est mort.»

«Ressemblez-vous plus à votre père ou à votre mère?»

«À mon père, sans aucun doute. Tout le monde dit que je suis comme lui.»

«Dites-moi, Henry, au plus profond de vous-même, vous ne croyez pas vraiment que vous allez mourir jeune, n'est-ce pas?»

«Eh bien!... je suppose que non, pas vraiment.»

«Avez-vous parfois l'impression qu'en faisant des efforts pour maigrir vous touchez à quelque chose que vous ne devriez pas modifier?»

«Vous savez? Vous avez raison. Mon oncle, le frère cadet de mon père, était vraiment gros. Il s'est mis à la diète et a perdu 25 kilos (55 livres) et il est mort trois ans plus tard à 68 ans.»

Au niveau conscient, ce patient échouait continuellement parce que chaque fois qu'il tentait de perdre du poids, il craignait de provoquer sa mort prématurément. Sa motivation inconsciente était de rester gros. Cela annulait donc son engagement intellectuel de perdre du poids, réduisant sa motivation à zéro.

La thérapie du *patient 2* s'est déroulée de la façon suivante:

«Alors, Monica, vous aimeriez maigrir afin d'avoir une vie sociale, de rencontrer un homme bien et peut-être de vous installer et d'avoir des enfants?»

«Oui, docteur Lipton. C'est ce que j'ai toujours voulu.»

«Vous êtes une personne chaleureuse et amicale et vous avez un très joli visage. N'avez-vous jamais eu l'occasion de fréquenter quelqu'un depuis que vous avez pris du poids à l'âge de 15 ans?»

«Oui, bien sûr. Vous savez, docteur Lipton, il y a beaucoup d'hommes qui aiment les femmes obèses. On m'a très souvent invitée à sortir, mais je n'ai jamais accepté parce que je suis tellement grosse.»

«Je suis un peu déconcerté... peut-être pouvez-vous m'aider un peu. Beaucoup d'hommes vous invitent à sortir parce qu'ils vous aiment en tant que personne et peut-être aussi parce qu'ils aiment les grosses femmes, et même si vous avez envie de sortir, vous refusez de sortir avec eux parce que vous êtes grosse. C'est bien ça?»

«Oui, c'est ça.»

«Je vois... Pourriez-vous me dire ce qui se passait dans votre vie lorsque vous grandissiez, quand vous étiez une enfant, avant de devenir obèse?»

«Oh! docteur Lipton, je ne veux pas parler de tout ça. Ma vie était vraiment pénible. Ma mère s'est mariée quatre fois, deux fois à des alcooliques qui nous ont fait des choses terribles à elle et à moi, et c'est vraiment trop affligeant pour y penser. Je veux seulement que vous m'aidiez à maigrir. Cela fait 15 ans que j'essaie de le faire pour enfin vivre normalement. Aidez-moi, je vous en prie.»

À cause du traumatisme et de la douleur associés à la tendre enfance de cette femme, il était devenu plus acceptable pour elle et moins stressant d'imputer le manque de «normalité» de sa vie à son poids plutôt qu'à sa peur des hommes et de subir le même sort que sa mère.

La thérapie du *patient 3* s'est déroulée ainsi:

«Alors, Jack, vous voulez plaire à votre épouse en maigrissant?»

«Oh! oui. Mon obésité la rend très malheureuse.»

«Comment exprime-t-elle son mécontentement?»

«Eh bien! elle dit simplement ce qu'elle pense. Elle ne se retient pas. C'est une des raisons pour lesquelles je l'ai épousée. J'ai tendance à me montrer timide et j'admire son courage et son agressivité.»

«Mais que vous dit-elle exactement au sujet de votre poids?»

«Eh bien! elle se montre assez brusque et elle a le droit de l'être, car, comme vous le voyez, je suis affreusement gros, n'est-ce pas?»

«D'accord, mais que vous dit-elle exactement au sujet de votre poids?»

«Eh bien!... voici: Jack, tu es un ignoble gros rustaud et aucune personne intelligente sauf moi songerait à vivre avec toi. De plus, faire l'amour avec toi est un vrai cauchemar.»

«Que ressentez-vous lorsqu'elle vous parle de cette façon?»

«Je sais qu'elle a raison. Comment pourrais-je en discuter? Vous n'avez qu'à me regarder.»

«Mais que *ressentez*-vous, Jack? Vous comprenez, *ressentir*? Êtes-vous heureux, triste, content, fâché? Comment ses paroles vous affectent-elles?»

«Ce que je ressens. Eh bien! je crois... Je crois... Je crois que je n'aime pas ça.»

«Jack, cela vous fâche-t-il un peu?»

«Oui. Parfois plus qu'un peu.»

«Ne vous arrive-t-il jamais de lui dire à quel point cela vous fâche?»

«Lui dire? Vous voulez rire! Personne n'affronte mon épouse; non, monsieur!»

C'est à ce point que la motivation inconsciente de Jack de perdre du poids était éliminée par le ressentiment qu'il ressentait inconsciemment envers son épouse. Il pouvait exprimer sa colère seulement d'une façon passive/agressive, une manière qui cachait à son épouse ce qu'il faisait. Sa motivation inconsciente était de résister à la perte de poids et de dire symboliquement à son épouse: «Je veux vraiment maigrir, ma chérie, et je m'efforce tellement d'y parvenir, mon chou, mais je ne sais pour quelle raison, je ne peux tout simplement pas le faire, et je mourrai, ma chère, avant de te donner la satisfaction de me voir mince, vieille chipie!»

Comment aider ces gens? La première étape consistait à leur faire reconnaître leurs sentiments inconscients afin qu'ils puissent commencer à les maîtriser. La deuxième étape consistait à utiliser leur nouvelle compréhension pour surmonter leurs sentiments d'une façon plus fonctionnelle et moins destructrice.

Le patient 3, Jack, a perdu 19 kilos (42 livres) en sept mois après que le docteur Lipton l'eut aidé à se rendre compte de la colère qu'il ressentait inconsciemment envers son épouse et à avoir assez d'assurance pour exprimer sa colère d'une façon qui ne lui était pas aussi nocive que de continuer de peser 27 kilos (60 livres) de trop, et qui ne nuirait pas à son épouse non plus.

Jack a contracté un problème chronique de mémoire des choses immédiates à cause d'une réaction allergique aux trois chats de son épouse. Il oubliait continuellement ce que son épouse lui demandait de faire. Au lieu d'exprimer sa colère en mangeant, il s'est mis à perdre la mémoire.

Vous vous demandez peut-être pourquoi le docteur Lipton lui a suggéré un autre choix plutôt que d'aider son patient à surmonter la peur que lui inspirait sa colère et son manque d'assurance. C'est que Jack ne désirait pas vraiment devenir plus sûr de lui. Il disait qu'il avait toujours été comme ça et qu'il s'aimait plutôt comme il était, et qu'il adorait son épouse et n'avait aucune intention de la quitter, peu importe à quel point il la détestait. Tout ce qu'il demandait au docteur Lipton était de l'aider à maigrir. Alors c'est ce qu'il a fait!

Le docteur Lipton a aidé la patiente 2, Monica, à se rendre compte qu'elle utilisait son problème de poids pour masquer les événements douloureux de son enfance et masquer l'influence qu'ils continuaient d'exercer sur sa vie d'adulte.

Lorsqu'elle s'est aperçue de ce qu'elle faisait, elle s'est mise à pleurer hystériquement en disant: «Je m'en moque. J'aimerais mieux rester obèse toute ma vie que de déterrer tous ces souvenirs pénibles encore une fois.»

Le docteur Lipton lui a dit qu'elle n'était pas obligée de se remémorer ces événements, pas plus qu'elle n'était forcée de rester obèse. Maintenant qu'elle savait que son problème de poids lui servait de masque, elle n'en avait plus besoin, en ce sens qu'elle pouvait maigrir et décider quand même de ne pas avoir de fréquentations et de ne pas avoir affaire aux hommes. Il a souligné qu'elle était aux commandes et n'avait pas besoin d'utiliser son poids comme excuse.

Elle a répondu: «Je n'y ai jamais pensé.» Elle a ensuite perdu 17 kilos (38 livres) en six mois.

Le patient 1, Henry, a tenté de maigrir pendant des années et a interprété ses échecs répétés comme un défaut de son caractère; son manque de maîtrise sur son poids s'était étendu à d'autres aspects de sa vie. Il a commencé à se sentir raté et son manque d'assurance l'a déprimé.

Après plusieurs séances, Henry a enfin accepté le fait qu'il ne tenait pas vraiment à maigrir car il craignait de mourir jeune comme son oncle, au lieu de vivre à un âge aussi avancé que son père obèse.

Il avait nié ses vrais sentiments parce qu'ils offensaient son orientation rationnelle/intellectuelle. Alors il a fait un compromis. Il perdrait 4,5 kilos (10 livres) pour se démontrer qu'il maîtrisait vraiment son corps et sa vie, mais il s'en tiendrait là par respect pour ses sentiments fermement ancrés, choisissant ainsi de rester obèse.

Ce patient ressentait un énorme soulagement à l'idée de ne pas être obligé de continuer à faire ce qu'il ne voulait pas vraiment faire (maigrir) ni à se sentir raté par-dessus tout.

Peut-être avez-vous aussi un problème de poids qui vous donne l'impression que vous ne pouvez pas diriger votre vie. Rappelez-vous que vous ne pouvez pas «seulement» perdre du poids. Tenter de maigrir sans apporter de changements dans votre vie donne rarement de bons résultats. Il faut que le désir de maigrir soit intégré à un plus grand engagement qui vous permettra d'améliorer la qualité de votre vie en général, de prendre un plus grand plaisir à la vie, d'être en meilleure santé, de devenir plus actif, de vivre!

À moins que maigrir ait une signification symbolique qui dépasse le simple but de devenir plus mince, vous échouerez. Pourquoi? Parce que peu importe ce qu'on vous dit d'autre, il n'est pas facile de maigrir. Résister à la tentation de manger le fruit défendu, se priver et s'autodiscipliner sans arrêt est une tâche ardue.

Ce qui permet de reconnaître la différence entre la réussite et l'échec, c'est la motivation, la motivation qui découle d'un engagement visant à améliorer la qualité de la vie.

Maigrir n'est rien d'autre qu'un modus operandi, un moyen de rehausser votre santé et votre plaisir.

Cinquième étape: Hypnose

Après avoir évalué nos patients au point de vue endocrinien et rectifié tout déséquilibre, après leur avoir prescrit une diète et après avoir employé des stratégies psychothérapeutiques, nous apprenons à certains patients à s'autohypnotiser. Nous le faisons dans le but de modifier la capacité du corps à se débarrasser du gras. Contrairement à l'hypnose employée pour maigrir, notre approche ne consiste pas à faire au patient des suggestions post-hypnotiques pour l'empêcher de consommer des aliments qui lui feront prendre du poids. Nous lui apprenons plutôt à se placer en état de conscience accrue (ECA) afin de réacheminer la biochimie du corps (voir chapitre 8).

Mettez-vous à la tâche dès maintenant. Imaginez que des globules qui combattent le gras se multiplient et circulent dans votre système sanguin. Imaginez que ces globules entrent en contact avec vos tissus adipeux et dissolvent l'excès de gras. Imaginez que ces globules continuent leur travail et dissolvent le gras de jour en jour.

Cette technique fait des merveilles pour nos patients; elle devrait en faire autant pour vous. Certains rapportent une augmentation de leurs niveaux d'énergie et un meilleur état d'esprit. Certains de nos patients dont le cas était particulièrement difficile ont fait des progrès immédiatement.

Cependant, pour que cette méthode soit efficace, il vous faut y croire. Un de nos patients, par exemple, un homme dur et très direct, faisait tout ce que le programme exigeait, mais il ne maigrissait pas beaucoup chaque semaine. Il ne semblait pas arriver à visualiser les globules qui combattent le gras.

Un jour, il est retourné au bureau du docteur Lipton et a demandé de revoir la technique de visualisation. Une conversation avec un autre patient qui avait eu du succès avec cette méthode lui avait redonné le goût de l'employer.

Le docteur Lipton l'a aidé et le patient s'est bientôt mis à maigrir beaucoup plus rapidement.

Si vous vous rappelez la description que nous avons donnée plus tôt, les gens atteints du SH sont créatifs, intuitifs et réagissent émotionnellement. Cela signifie qu'ils arrivent habituellement mieux à visualiser la scène décrite et à obtenir des résultats rapidement!

Sixième étape: Exercice

L'exercice, comme nous le décrivons au chapitre 6, est un aspect important de la perte de poids. Il va de pair avec cette autre étape importante, réduire votre apport calorique.

L'exercice d'aérobic augmentera l'oxygénation de votre corps, aidant ainsi les enzymes de votre corps à faire leur travail et à activer le métabolisme du gras.

Si vous avez de la difficulté à entreprendre un programme d'exercices, essayez de ne pas adopter une attitude d'auto-évaluation défensive. Si un manque de motivation de votre part affecte cette facette, il est probable qu'il en affectera d'autres.

Si vous avez de la difficulté à rester fidèle au programme, parlez à vos amis et à votre famille et demandez-leur de vous dire ce qu'ils remarquent dans vos habitudes alimentaires et votre façon de faire face à la vie. Vous aurez peut-être envie de les contredire, mais avant de qualifier leurs observations d'erronées, réfléchissez-y. Ce n'est pas la vérité qui nous blesse, c'est le rejet de la vérité qui nous empêche de nous comprendre et de faire des changements.

Aussi simple que cela puisse sembler, si vous voulez que les choses changent, vous ne pouvez pas les laisser telles qu'elles sont.

Dix trucs qui vous aideront à atteindre le but de votre régime

Ces trucs combinent un comportement sain et les principes émotionnels avec le bon vieux sens commun. Ce sont de bons points de départ qui vous permettront d'apprendre à reprendre en main certains aspects de votre vie.

1. Augmentez le niveau de vos activités en général.
   En prenant l'escalier au lieu de l'ascenseur ou en marchant un peu plus rapidement pendant la journée, vous brûlerez quelques calories de plus. Prenez conscience des moments où vous êtes sédentaire et recherchez des façons d'être plus actif.

2. Assoyez-vous, mangez lentement, mâchez vos aliments à fond, sirotez vos boissons.
   Certains considèrent que les aliments qu'ils consomment en se tenant debout n'ont rien à voir avec leur régime. Lorsque vous mangez avec rapidité, vous réduisez le temps que la nourriture ou les boissons passent dans votre bouche, diminuant d'autant votre plaisir. Déposez votre fourchette entre chaque bouchée. Contemplez chaque goût et savourez-le. Vous serez surpris de voir combien vous serez plus rassasié tout simplement en consommant un repas plus lentement.

L'estomac met 20 minutes pour avertir le cerveau qu'il est rempli. Si vous vous gavez en quelques minutes, vous ne saurez pas à quel point votre estomac est rempli, sauf lorsque vous aurez mal à l'estomac 20 minutes après la fin du repas.

3. Mangez devant un miroir.

En vous regardant manger, en étudiant vraiment la façon dont vous tenez vos ustensiles, la vitesse à laquelle vous mangez et la façon dont vous vous tenez à table, vous en apprendrez long sur ce qui vous a amené à acquérir de mauvaises habitudes alimentaires. Faites-le pendant un repas, une fois par semaine pendant que vous suivez votre régime.

4. Servez les repas dans des assiettes plus petites.

Un repas raisonnable peut avoir l'air perdu dans une assiette régulière de 25 cm (10 pouces), tandis qu'il remplirait une assiette plus petite. De plus, une assiette bien remplie de nourriture devrait aussi remplir votre estomac.

5. Débarrassez votre maison et votre lieu de travail des aliments sans valeur nutritive.

Si les tentations ne vous entourent pas physiquement, votre volonté sera moins menacée. Vous débarrasser des aliments riches en gras, en sel et en calories sans valeur nutritive favorisera la santé de tout le monde.

6. Au temps des repas, ne faites rien d'autre que manger. Lire, regarder la télévision ou travailler en mangeant vous distrait terriblement et vous empêche de vous rendre compte de la quantité et du choix de nourriture que vous mangez. Votre plaisir en est réduit, le repas sera vite terminé et vous aurez donc tendance à trop manger.

7. Permettez-vous quelque chose de spécial.

Lorsque vous atteignez une certaine perte de poids, ou une certaine mesure visée, ou lorsque vous célébrez d'autres jalons ou anniversaires de votre diète, permettez-vous quelque chose de spécial. Aller au cinéma, vous acheter un vêtement ou un bijou, ou une autre récompense pour du travail bien fait, vous remontera beaucoup le moral. Vos efforts seront récompensés et vous serez encouragé à continuer.

8. Tenez-vous chaque jour nu devant un miroir qui vous permet de vous voir en pied.

Cela vous surprendra probablement un peu, et vous consternera aussi, mais vous pourriez apprendre beaucoup. C'est une des techniques les plus importantes et les plus difficiles à employer.

Pendant au moins 60 secondes par jour, regardez-vous dans un miroir en restant nu. Regardez-vous sous tous les angles. Tenez à la main un objet familier comme une bourse, un portefeuille ou un magazine. Cet objet familier empêchera votre imagination de déformer l'image de votre corps, soit, de vous donner l'impression que vous êtes plus mince que vous l'êtes en réalité. C'est une technique de rétroaction biologique perpétuelle. Elle augmente votre motivation en vous forçant à accepter la réalité de votre condition physique plutôt que de la nier. C'est aussi une façon extrêmement efficace et positive de renforcer votre motivation car les résultats de vos efforts deviennent visibles.

Vous évaluer correctement est une expérience positive et remplie de discernement et vous encouragera à rester fidèle au programme. Lorsque vous atteindrez vos buts, vous serez fier des changements que vous aurez accomplis grâce à votre travail ardu.

9. Recherchez une explosion de goût soudaine.
Croquez lentement des raisins congelés lorsque vous avez envie de manger, ou mâchez de la gomme à mâcher sans sucre à la cannelle. La sensation soudaine du goût est très agréable.

10. Écoutez votre disque ou votre cassette préférée.
Au lieu de tenter de satisfaire à vos besoins avec de la nourriture, faites-vous plaisir en écoutant votre musique préférée. Vous apprendrez bientôt à substituer un genre de plaisir à un autre. Chantez en suivant la musique si cela peut vous aider; dirigez l'orchestre en vous tenant debout; ou dansez.

Beaucoup de gens qui ont toujours eu de la difficulté à maigrir tout au long de leur vie croient que c'est sans issue, qu'ils ne peuvent changer et qu'ils n'y parviendront jamais. Ce n'est simplement pas le cas. Un grand nombre de nos patients avaient cette attitude au début, mais ils se sont aperçus qu'ils se trompaient.

Il est absolument essentiel de vous engager à changer, et cet engagement est le facteur le plus important dans la poursuite de vos buts. Vous pouvez y arriver.

12

Maîtrisez votre douleur

La douleur physique peut vous affaiblir. Vous le savez peut-être trop bien. On estime qu'au moins 85 millions d'Américains souffrent d'une des trois catégories majeures de douleur: maux de tête, arthrite ou maux de dos, à un moment ou à un autre!

Nous dépensons plus d'un milliard de dollars par année en produits antidouleur disponibles sans ordonnance, sans compter les millions d'ordonnances d'analgésiques écrites chaque année.

Cependant, il n'est pas nécessaire de laisser la douleur diriger votre vie. Vous pouvez la combattre. En fait, vous avez déjà appris les éléments essentiels du combat contre la douleur.

Dans ce chapitre, le docteur Lipton et moi décrirons ces techniques de combat physiques et comportementales qui vous permettront d'établir un plan et vous aideront à gagner la bataille. Nous vous expliquerons l'importance cruciale d'établir un diagnostic médical précis quant à l'origine de votre douleur et nous vous montrerons comment vous pouvez aider votre médecin à y parvenir. De plus, nous discuterons du rôle essentiel que jouent les muscles dans l'apparition de la douleur et de la façon dont vous pouvez en maîtriser les effets.

Ceci dit, cependant, il est important de souligner d'abord ce qui cause la sensation de douleur. Il s'agit de notre mécanisme de survie. Sans lui, par exemple, vous ne sentiriez pas votre appendice enflammé sur le point d'éclater, ni les muscles de votre région lombaire se tendre, ni la chaleur de la cuisinière au moment où vous vous brûlez une main. Cependant, une fois que ces messages ont été retransmis, une fois que vous savez que votre corps a besoin d'attention, et que vous faites le geste approprié, vous n'avez plus besoin de continuer à souffrir à cause du message de cette douleur.

Certains individus ne ressentent absolument aucune douleur. C'est pour eux un énorme inconvénient. Ils ne savent pas qu'ils risquent peut-être un danger physique qui peut les affecter en permanence. Ils ne disposent d'aucun système d'alerte qui les avertirait du fait que leurs organes internes ne fonctionnent pas correctement, par exemple.

Cependant, d'autres individus ressentent d'intenses douleurs qui ne peuvent être d'origine physique. C'est ce qui se produit, par exemple, lorsqu'une personne amputée ressent une vive douleur dans un pied qu'elle a perdu. Cette douleur «fantôme» est aussi réelle que lorsque le pied faisait encore partie de son corps. La personne souffre encore plus parce qu'elle ne peut toucher son pied, pour le masser ou le baigner.

Ces deux extrêmes de la détection de la douleur nous révèlent un aspect important de la connexion esprit/corps. Bref, cela nous aide à comprendre comment la douleur est perçue seulement au niveau de l'esprit. Même si vous et moi ressentons une douleur à l'endroit où nous nous sommes blessés, cette main brûlée, par exemple, c'est seulement sur les ordres de l'esprit.

Lorsque vous touchez de la main une cuisinière chaude, la chaleur stimule les cellules de douleur. Celles-ci libèrent des produits biochimiques, comme des prostaglandines, des bradykinines, des histamines, qui réduisent votre seuil de perception de la douleur dans la région blessée. Le signal de douleur circule le long des réseaux de fibres nerveuses jusqu'à l'épine dorsale et de là se dirige le long des deux principaux sentiers de douleur jusqu'au cerveau. C'est pourquoi vous retirez votre main de la cuisinière avant de vous rendre compte de votre douleur.

Un des sentiers transporte l'information au sujet de l'endroit affecté et de l'intensité de la douleur à l'hypothalamus, ensuite jusqu'au cortex cérébral. L'autre sentier avise le système limbique du cerveau qu'il faut de l'adrénaline pour activer le mouvement. Ainsi, les systèmes nerveux et endocrinien sont alertés et libèrent leur flot d'agents biochimiques et vous êtes prêt à «combattre ou battre en retraite».

La cause de la douleur intense dans ce cas est facile à identifier. Ce n'est pas toujours le cas. La plupart des patients que le docteur Lipton et moi soignons ressentent une douleur chronique, qui se manifeste sous une forme quelconque pendant six mois ou toute leur vie.

En général, cela se produit dans une des trois catégories que nous avons mentionnées plus tôt: mal de tête, arthrite ou mal de dos. Ceux-ci sont causés ou aggravés par la maladie, ou par une blessure, ou par une douleur émotionnelle ou psychologique. Quelle que soit la cause, le résultat est clair et net: la douleur. Ainsi, le mal de tête provoqué par l'anxiété peut être aussi insupportable qu'un mal de tête causé par un coup sur la tête.

Comprendre la connexion esprit/corps nous permet de plus en plus d'aider les patients à identifier la raison de leurs souffrances et les façons dont ils peuvent les surmonter. Cela nous montre aussi que certaines méthodes de traitement répandues: analgésiques, éviter de faire de l'exercice, subir une intervention chirurgicale inutile et reconnaître la douleur avec mécontentement, peuvent vous faire plus de mal à la longue.

Comme l'esprit perçoit la douleur, nous croyons qu'il devrait aussi arriver à la maîtriser. Si les émotions et les façons de penser peuvent aggraver la douleur, on peut les modifier pour la soulager. En ce qui concerne le SH en particulier, changer votre point de vue et vos attitudes peut changer votre expérience de mauvaise santé, dans le cas présent, la douleur.

Un nombre grandissant de médecins explorent actuellement cette approche du soulagement de la douleur. On a découvert que cette approche a permis d'offrir un soulagement important à ceux que les autres méthodes n'ont pu aider. C'est aussi le cas de nos patients. Ils découvrent qu'ils peuvent modifier la façon dont leur cerveau perçoit la douleur, et arrivent à ressentir moins de douleurs!

Les maux de tête de Cindy. Cindy, par exemple, était une secrétaire surchargée de travail et sous-payée. Elle détestait son emploi et son patron et, au début, avait hâte au vendredi comme un prisonnier qui attend sa libération conditionnelle. Ensuite, elle a peu à peu commencé à redouter les fins de semaine encore plus que les jours de la semaine.

C'était à peu près à ce moment-là qu'elle est venue me consulter et m'a décrit le «cauchemar» qui commençait chaque vendredi soir.

«Au début, on dirait que ma tête est complètement remplie de ouate, m'a-t-elle dit. Ensuite, je me sens étourdie et je ressens des élancements sur un côté de la tête et du cou. Je ne peux supporter les lumières allumées et je commence à ressentir des nausées. Cela dure habituellement jusqu'au moment de m'endormir, épuisée. Ensuite je m'éveille le matin suivant et j'ai toujours mon mal de tête. Je vis pour les fins de semaine et je me retrouve au lit dans un état pitoyable.»

Cindy était désorientée par un fait qui étonne plusieurs personnes qui souffrent de migraines. Un mal de tête dû à la tension nerveuse se produit généralement pendant un moment de tension quelconque, ou directement après. Le plus curieux est que les migraines se produisent souvent lorsqu'une personne s'attend à se détendre, comme pendant les fins de semaine et les vacances.

Je croyais que Cindy ressentait le plus haut niveau de tension causée par sa semaine de travail, une fois qu'elle l'avait complètement terminée. Son emploi détournait son attention du fait que sa vie la rendait malheureuse; elle devait fonctionner du lundi au vendredi. Pendant la fin de semaine, cependant, elle avait le temps de penser à ses problèmes et c'était à ce moment-là que la vraie tension se manifestait. On aurait presque pu dire qu'elle pouvait alors se payer le luxe de subir une véritable migraine, qui la mettait hors d'état. C'est pour cette raison que je qualifie parfois ce genre de migraines de maux de tête du genre «mise de côté», bien que les migraines ne se manifestent pas toutes de cette façon.

Après avoir examiné Cindy avec soin pour éliminer tout problème médical que nous avions pu négliger, je lui ai demandé si elle acceptait de tenir un «journal de douleur», que je décrirai dans un moment. Je lui ai aussi prescrit un médicament en lui demandant de ne pas considérer le médicament comme une «cure» pour ses maux de tête. Je lui ai aussi recommandé de rencontrer le docteur Lipton pour essayer de soulager une partie de la tension qu'elle avait accumulée et pour déterminer la raison pour laquelle les maux de tête avaient commencé à se manifester à ce moment particulier.

Je n'ai revu Cindy qu'un mois plus tard. Elle m'a dit que le médicament et les techniques de comportement l'aidaient, mais qu'elle était toujours affligée de maux de tête.

Son journal de douleur révélait beaucoup de choses au sujet de l'apparition de ses maux de tête. Elle m'a dit qu'elle s'était «laissée emporter» et qu'elle avait probablement écrit beaucoup plus qu'elle aurait dû. Je l'ai assurée que cela m'aiderait, et que, en fait, nous constations clairement l'apparition d'une habitude. Avant chaque migraine, elle réfléchissait, entre autres choses, à un poste qui devait s'ouvrir au service des communications de l'entreprise pour laquelle elle travaillait.

Elle ne s'était pas rendu compte que cela avait occupé ses pensées à ce point, bien que le docteur Lipton l'ait encouragée à écrire et lui ait suggéré de poser sa candidature à ce poste.

«L'idée de poser votre candidature était tout d'abord celle du docteur Lipton?» lui ai-je demandé, en essayant de l'aider à comprendre ses pensées.

«Bien, en fait, je suppose que je lui ai dit que j'aurais aimé occuper cet emploi plutôt que celui que j'occupe en ce moment.»

«Dites au docteur Lipton ce que vous venez de m'avouer, répliquai-je, bien qu'il semble avoir décelé une des principales causes de vos maux de tête.»

Elle a fait oui de la tête.

«Dites-moi, Cindy, avez-vous déjà découvert ce qui a provoqué ces maux de tête pour la première fois?»

«Non. J'ai essayé à plusieurs reprises d'en trouver la raison, mais tout ce dont je me souviens est la rumeur qui circulait à l'effet qu'un poste allait s'ouvrir au service des communications. Je regrette, je ne peux tout simplement...»

Elle s'est arrêtée en plein milieu de sa phrase.

«Commencez-vous à comprendre?» lui ai-je demandé.

«Et comment!»

Lorsque j'ai revu Cindy, elle avait de bonnes nouvelles. «Je n'ai plus de maux de tête, docteur Solomon. Au moins depuis les six semaines qui viennent de s'écouler.»

J'étais ravi et lui ai suggéré d'essayer de laisser tomber le médicament.

Au cours de notre conversation elle a dit: «Je suppose que j'ai été la dernière à découvrir que j'ai commencé à ressentir encore plus de nervosité en entendant la rumeur au sujet de l'emploi. Pendant la fin de semaine, je savais que j'aurais dû préparer mon curriculum vitae et que je devrais poser ma candidature, mais je ne me l'admettais pas consciemment.»

«Et où sont passés les maux de tête?»

«Bien, je crois que cela semblera idiot, mais j'ai posé ma candidature pour l'emploi et mes maux de tête ont disparu.»

Bien entendu, rien n'est aussi facile. Lorsque Cindy n'a pas obtenu l'emploi, ses maux de tête sont revenus. Pas aussi intensément, elle n'en souffrait plus qu'environ une fois par mois et ils n'étaient pas aussi graves. Cependant, en poursuivant sa thérapie, Cindy a appris à mieux s'affirmer et à continuer de tenter d'obtenir d'autres emplois.

Pendant qu'elle agissait de la sorte, tout en continuant d'employer les techniques de relaxation, ses maux de tête ont finalement disparu à jamais. Elle a ensuite obtenu un poste de débutante comme rédactrice dans une agence de publicité, un travail pour lequel elle se sentait plus qualifiée.

Il semblait que la timidité de Cindy et son manque de maîtrise de soi étaient vraiment à blâmer pour ses migraines. Aussitôt qu'elle a commencé à agir selon ses désirs, ils ont disparu.

Les migraines, comme la plupart des maux de tête, reflètent les problèmes de chaque individu. Un patient affligé de migraines à cause de la caféine, par exemple, peut n'avoir besoin que d'un régime sans caféine. Dans le cas de Cindy, il a fallu combiner ses efforts à ceux du docteur Lipton et aux miens. D'une certaine façon, les migraines de Cindy lui avaient fourni des indices: elle était devenue une personne plus assurée, arrivant plus facilement à se faire une place dans le monde.

Comme nous l'avons déjà dit, le journal de douleur de Cindy était une très bonne source qui permettait de déterminer son problème particulier. Voici quelques lignes directrices qui vous aideront aussi à tenir un journal de douleur. Ce journal est basé sur des questions que je pose à mes patients.

Journal de douleur

Il s'agit de rester en contact avec votre douleur. Si vous achetez un carnet de rendez-vous du genre calepin, et que vous le remplissiez de façon appropriée, vous disposerez d'un bon dossier que vous pourrez partager avec votre médecin. Voici ce qu'il vous faut noter:

- Où se situe exactement le centre de votre douleur? Examinez-vous pendant que vous souffrez, n'attendez pas que la douleur soit partie. Essayez de placer votre main à l'endroit où la douleur semble le plus intense et ne vous occupez pas des tentacules qui s'éloignent de cet endroit.
- Quand avez-vous mal? À quel moment de la journée? Avant ou après les repas? Avant le coucher ou après? Après avoir fait des exercices? Pendant combien de temps pouvez-vous faire de l'exercice avant que la douleur ne se manifeste? Après

avoir bu des boissons alcoolisées? Après avoir fumé? Pendant les moments de tension?

- Combien de fois ressentez-vous cette douleur? Une fois par jour? Une fois par mois? Notez chaque moment où vous avez mal.

- Jusqu'à quel point avez-vous mal? Essayez de quantifier votre douleur sur une échelle de 1 à 10. Le chiffre 1 pourrait identifier une douleur tenace; le chiffre 10 pourrait décrire une douleur presque insupportable. Toute évaluation qui dépasserait le chiffre cinq indiquerait une douleur très intense.

- Décrivez votre douleur. Avez-vous l'impression d'être transpercé par un couteau? Ressentez-vous une sensation de brûlure comme si une partie de votre corps était en feu? Vous cause-t-elle des élancements, ou est-elle continue?

- Votre régime alimentaire pourrait affecter votre douleur. Notez tout ce que vous avez consommé au cours des 24 heures qui ont précédé l'apparition de la douleur: nourriture, boissons, médicaments.

- Où étiez-vous lorsque la douleur s'est manifestée? Étiez-vous au travail? À la maison? Qui était avec vous? Que faisiez-vous? Que ressentiez-vous à ce moment-là: colère, tristesse, tension, bonheur, excitation? Décelez-vous une habitude? Commencez-vous habituellement à ressentir une douleur au travail ou en compagnie d'une personne en particulier?

Avant d'aborder les trois principales catégories de douleur: maux de tête, maux de dos et douleur arthritique, et quelques exercices que vous pourrez utiliser, avec la permission de votre médecin, pour soulager votre douleur, j'aimerais vous parler de Brian. Je le fais dans le but de souligner l'importance de consulter un médecin au sujet de votre douleur avant d'essayer tout remède que nous vous proposons ici. Brian est la preuve vivante de l'importance d'établir un diagnostic médical précis pour toute douleur chronique ou aiguë.

Localiser votre douleur

L'anévrisme de Brian. Brian est venu me consulter pour la première fois après qu'un ami lui eut dit que le docteur Lipton et moi avions réussi à le guérir de ses migraines. Brian m'a dit souffrir de maux de tête presque continuels et que son état s'aggravait.

J'ai dû vraiment m'efforcer de l'inciter à parler afin d'obtenir un tableau de la douleur, pour savoir exactement où et quand elle se produisait, à quel point il avait mal, et quels autres symptômes accompagnaient ses maux de tête.

Au début, Brian semblait ressentir plusieurs des symptômes habituels de migraines: élancements sur un côté de la tête, apparition de lumières scintillantes, irritabilité et dépression non concentrées, et, de temps à autre, engourdissement de son bras droit et de sa jambe droite.

Cependant, une facette étrange de ses maux de tête m'empêchait d'établir un diagnostic de migraines: son ouïe avait changé. Elle devenait plus fine lorsqu'il était entouré de bruits et, au plus fort de la douleur, il entendait ce qu'il décrivait comme un tambour qui battait dans sa tête. Ce n'étaient pas là des symptômes de migraines.

En examinant Brian, j'ai passé de longues minutes à écouter mon stéthoscope, que j'avais appuyé sur sa tête et sur son cou. Lorsque j'ai décelé un bruit artériel, j'ai eu le sentiment que Brian avait subi un anévrisme cérébral. Cela pouvait affaiblir la paroi d'un vaisseau sanguin, le faisant ballonner vers l'extérieur et causer le «bruit» que j'avais entendu. Cela ressemblait à un murmure, comme de petites quantités de vapeur qui jaillissent d'une soupape. Si c'était le cas, il risquait d'éclater chaque fois que le vaisseau se remplissait de sang.

Une échographie du cerveau a confirmé mon diagnostic. Brian avait subi un anévrisme à l'endroit où la carotide interne et les artères antérieures et postérieures se rejoignent. Il était dangereusement près de se rompre et l'hémorragie aurait pu le tuer. L'anévrisme avait sans doute été aggravé par l'augmentation de la fréquence et de l'intensité de sa tension, provoqués par la douleur et par la crainte.

Brian a survécu à l'intervention chirurgicale urgente pendant laquelle on a réparé l'artère endommagée. Il aurait pu avoir moins de chance s'il n'avait pas demandé d'aide professionnelle. Aujourd'hui il est un homme en santé et heureux, et utilise les techniques que nous enseignons dans ce livre pour réduire la fatigue inutile de ses artères cérébrales réparées et pour reprendre sa vie et sa santé en main.

Souvenez-vous que votre médecin a besoin de votre aide pour établir un diagnostic précis. Le journal de douleur peut vous aider à le faire plus efficacement.

Examinons maintenant les trois principales catégories de douleur: maux de tête, douleur arthritique et maux de dos, et voyons quelques exercices que vous pourrez faire avec la permission de votre médecin, pour soulager votre douleur.

Maux de tête

Au moins 42 millions d'Américains souffrent de maux de tête chroniques. Certaines autorités estiment qu'environ de 50 à 100 millions de gens de ce pays souffrent à plusieurs reprises chaque année de maux de tête imputables à la tension nerveuse, causés par des spasmes musculaires qui se produisent dans le dos, dans le cou et dans la tête de ces personnes.

Plusieurs choses peuvent provoquer ces spasmes: tension, alimentation inadéquate, syndrome prémenstruel (SPM), allergies, déséquilibres chimiques.

Pouvoir identifier la sorte de maux de tête dont vous souffrez peut vous aider à obtenir les soins appropriés. En voici plusieurs sortes.

Maux de tête attribuables à la tension nerveuse

La plupart des maux de tête sont causés par la contraction des muscles du cou et de la tête. Les maux de tête imputables à la tension nerveuse sont un symptôme de cette situation, tension et stress, et peuvent signaler que la victime souffre du syndrome d'hypersensibilité.

Typiquement, les maux de tête qui découlent de la tension nerveuse provoquent une douleur sourde qui encercle le crâne, comme si on avait fixé une bande de métal trop serrée autour de la tête. Ils peuvent aussi se manifester des deux côtés du front, des tempes, ou du cou, et se produire aussi souvent que plusieurs fois par semaine et durer plusieurs heures ou plusieurs jours.

Vous pourriez soupçonner que vous souffrez d'un mal de tête en raison de la nervosité si vous êtes déprimé, anxieux ou inquiet. Évitez aussi de vous tenir mal, de travailler trop fort ou de vous adonner à des activités physiques trop intenses. Évitez aussi de fatiguer vos yeux.

Maux de tête vasculaires

Les maux de tête vasculaires incluent les migraines et les céphalées histaminiques. La migraine est le mal de tête vasculaire le plus répandu. Les deux tiers des patients souffrant de migraines sont des femmes.

Un grand nombre de neurologues croient maintenant que les migraines sont causées par une anormalité biologique des cellules nerveuses et des agents chimiques du cerveau, notamment la sérotonine. Le fait qu'un grand nombre de personnes affligées de migraines aient un passé familial riche en maux de tête indique encore davantage la possibilité qu'un problème biochimique est à l'oeuvre.

D'autres encore affirment que les contractions musculaires et le changement dans les vaisseaux sanguins qui les accompagnent sont à blâmer. Cela peut expliquer pourquoi les réactions au stress peuvent déclencher une douleur intense. Pendant le mal de tête, l'artère temporale, le vaisseau sanguin principal qui transporte le sang au cerveau, commence à battre furieusement. Le sang se précipite dans l'artère maintenant dilatée et les artères extracrâniennes se dilatent aussi et libèrent des substances qui abaissent le seuil de la douleur et provoquent d'autres contractions musculaires.

Les migraines causent des élancements et des douleurs atroces. Elles se produisent habituellement sur un côté de la tête et peuvent être accompagnées de nausées, d'intolérance à la lumière ou aux bruits, de sautes d'humeur ou de problèmes de sommeil. Elles peuvent durer pendant des heures ou des jours et se produire quotidiennement ou mensuellement.

Les céphalées histaminiques durent généralement de 20 à 90 minutes. Elles se produisent une fois par jour ou plus, parfois pendant deux mois. Elles peuvent disparaître pendant un an ou plus. Les céphalées histaminiques donnent l'impression qu'on vous enfonce quelques chose dans la tête près d'un oeil ou au-dessus d'un oeil.

Quatre-vingt-dix pour cent des quatre millions d'Américains qui souffrent de céphalées histaminiques sont des hommes. La plupart d'entre eux fument et sont d'âge moyen. La douleur causée par un de ces maux de tête est si intense que beaucoup de médecins les qualifient de maux de tête du «suicide», indiquant que ses victimes choisissent parfois de mettre fin à leurs jours plutôt que de vivre avec cette douleur.

On sait que certains aliments peuvent causer des maux de tête vasculaires. Vous pourriez essayer ce test pour voir si vos maux de tête sont causés par la nourriture.

1. Éliminez autant d'aliments de votre régime alimentaire que vous le pouvez pendant une semaine:

Le glutamate de sodium (on trouve le MSG dans plusieurs aliments empaquetés ou en conserve, dans certaines épices et certains assaisonnements), les aliments qui contiennent des nitrates comme agents de conservation tels que les viandes à sandwiches, les viandes salées et les hot-dogs, la caféine (qu'on retrouve dans plusieurs boissons gazeuses), les aliments gras, le fromage vieilli (pas le fromage blanc ni le fromage en crème), le vin vieilli, la crème sûre et le yogourt, le chocolat, les bananes, les avocats, les abats, comme le foie ou les reins, les noix, les agrumes, le vinaigre, les figues en conserve et les fèves blanches ou de Lima.

2. Tous les quatre jours, introduisez de nouveau un des aliments suspects dans votre régime. Évitez ensuite de consommer cet aliment pendant que vous en testez un autre. Notez sur un calendrier la date et l'heure où vous avez ajouté cet aliment.

3. Notez les dates et les heures où débute tout mal de tête vasculaire.

4. Les maux de tête vasculaires se manifestent-ils après que vous avez consommé un aliment en particulier? Si c'est ce qui semble se produire, essayez d'éviter de consommer cet aliment et vérifiez si les maux de tête disparaissent ou se produisent moins souvent.

5. Assurez-vous aussi de noter tout médicament que vous prenez. Les médicaments pour l'hypertension, par exemple, peuvent déclencher des maux de tête. Si vous voyez un lien entre le médicament et vos maux de tête, consultez votre médecin.

Autres maux de tête

Les maux de tête organiques, maux de tête qui ne sont pas d'origine vasculaire ou nerveuse, mais qui ont une origine physique, représentent environ deux pour cent de toutes les douleurs causées par les maux de tête. Ils sont habituellement causés par un problème qu'on peut soigner médicalement, comme une tumeur ou l'hypertension.

La tumeur de Richard. Un patient nommé Richard ressentait un énorme stress et arrivait difficilement à se détendre. À mesure que l'intensité de son stress augmentait, les spasmes musculaires qui se produisaient dans son cou en faisaient autant, le forçant à incliner la tête vers l'épaule droite. Une radiographie a révélé la présence d'une tumeur dans les tissus mous de son cou. On l'a retirée au cours d'une intervention chirurgicale et il a appris les techniques de relaxation que nous vous avons enseignées plus tôt. Trois mois plus tard, ses symptômes avaient disparu et ils ne sont jamais revenus.

Les maux de tête causés par les sinus sont de nature organique. Ils sont imputables à une infection des sinus, qui se remplissent et exercent une pression sur les nerfs situés au-dessus d'eux, provoquant des douleurs au front ou dans les joues. Ils peuvent provoquer une rage de dents, de la fièvre, un écoulement nasal ou une sensibilité autour du nez.

Étonnamment, peu de gens souffrent de vrais maux de tête à cause des sinus. Des chercheurs en médecine estiment qu'au moins 90 pour cent des maux de tête provoqués en raison des sinus sont en réalité des migraines.

La dysfonction de l'articulation temporale des mâchoires, un mal de tête aggravé par la tension, se manifeste dans les dents et la mâchoire. Soixante-quinze pour cent des victimes sont des femmes.

Mâcher trop de gomme, grincer des dents (la brycomanie) et serrer les mâchoires aggravent ces maux de tête. Des spasmes musculaires qui se produisent dans les mâchoires se propagent aux muscles qui les entourent, les faisant se tendre eux aussi. Les maux de tête causés par la dysfonction de l'articulation temporale des mâchoires commencent lentement et finissent par provoquer une douleur sourde dans toute la tête qui peut parfois se propager aux oreilles.

Arthrite

Quatre-vingt-dix-neuf millions d'Américains ont souffert de douleurs articulaires l'an passé. On peut ajouter à ce chiffre au moins un million de personnes chaque année.

Les deux types d'arthrite les plus connus sont l'ostéo-arthrite (OA) et le rhumatisme articulaire (RA). Il représentent jusqu'à 80 pour cent de tous les cas. Certaines autorités du monde médical estiment que jusqu'à 70 pour cent de tous les Américains âgés de 50 ans et plus souffrent à différents degrés d'OA.

Le rhumatisme articulaire est une maladie auto-immune, en ce sens que le système immunitaire se retourne contre le corps même et attaque, dans le cas qui nous intéresse, les tissus cellulaires des articulations. L'inflammation qui s'ensuit est à l'origine de la douleur. L'évidence prouvant que la tension émotionnelle et le bouleversement aggravent les symptômes de cette maladie est accablante.

Le rhumatisme articulaire, un signe du syndrome d'hypersensibilité et aggravé par lui, se produit lorsqu'une pression et une tension chronique mènent à une défaillance immunitaire. Le système immunitaire produit alors des anticorps RA qui attaquent les articulations. Une autre situation de stress provoque un autre déferlement d'anticorps, et le patient souffre alors de ce que les rhumatologues appellent «accès», une crise soudaine et déchirante d'arthrite aiguë.

Dans le cas d'ostéo-arthrite, le cartilage se brise, laissant les os s'entrechoquer. Ce traumatisme chronique avertit le corps de produire des dépôts de calcium aux points de contact pour empêcher les os de continuer à se détériorer.

Malheureusement, cela aggrave le problème car ces dépôts provoquent encore plus de frottements et peuvent parfois coincer un nerf ou le pincer. Cela provoque une douleur insupportable.

À certains moments, les nerfs qui sont pincés dans une partie du corps servent à une autre partie du corps. Ainsi, un nerf pincé dans la colonne cervicale, juste en dessous du crâne, peut causer des douleurs, des picotements, un engourdissement et même une perte de fonction, qui peut se produire à n'importe quel endroit, à partir des épaules jusqu'aux doigts.

Le stress aggrave le problème de l'arthrite parce qu'il augmente la tension musculaire, provoquant une pression supplémentaire sur les articulations déjà enflammées.

Tout comme les maux de tête peuvent être reliés à l'augmentation de la tension interne, il semble y avoir une corrélation entre l'arthrite et le stress engendré par l'hésitation à montrer ses émotions, en particulier la colère. Nous avons constaté cet état de choses chez un patient qui peut exprimer le besoin de «contenir» ses vrais sentiments ou de «se mordre la langue» constamment de façon à garder une apparence de calme extérieur.

Est-ce qu'un inventaire personnel suggère la possibilité que vous aussi préférez peut-être taire votre colère, votre peur, ou vos sentiments blessés? Ferez-vous votre possible pour éviter une dispute? Vous accrochez-vous à la devise «la paix à tout prix»? Est-ce que vos problèmes de santé semblent reliés à ces décisions?

Si vous croyez que cela peut s'appliquer à votre cas, vous pourriez songer à demander l'opinion d'une personne en qui vous avez confiance afin d'apprendre des façons de canaliser votre colère et des solutions autres que garder le silence. Rappelez-vous, l'impuissance est une habitude apprise. Cela signifie donc que vous pouvez aussi la désapprendre.

En plus d'établir un sens de maîtrise, il est extrêmement important d'avoir recours à un programme d'exercices approprié pour ceux qui souffrent d'arthrite. Comme nous l'avons déjà dit, cela aide à empêcher les articulations de devenir rigides et assure leur fonctionnement. Dans certaines formes de maladies rhumatismales, comme la bursite, le manque d'exercice peut contribuer à la perte de mobilité car les articulations se «figent». Seule une intervention chirurgicale peut rétablir le mouvement dans de tels cas.

De plus, le cartilage qui agit comme un coussin entre les os reçoit sa seule nourriture du liquide synovial produit par de petits sacs qui entourent toutes les articulations du corps. Ce liquide sert aussi de lubrifiant pour les os. Seul le mouvement physique le transportera aux endroits qui en ont besoin. Nous vous donnerons quelques échantillons d'exercices, qui vous aideront à rester souple, au cours de notre prochaine discussion au sujet du rôle que jouent les muscles dans la douleur.

Quelques médecins croient que certains aliments déclenchent les crises de douleurs arthritiques. Vous pourriez tester ces aliments de la façon que nous vous avons déjà suggérée. Ces aliments comprennent: la viande rouge, le porc, le blé, les produits laitiers, les oeufs, les pommes de terre, les tomates, les aubergines, les piments et les oignons.

La fibromyalgie de Rebecca. Rebecca avait fait le trajet pour venir me consulter un jour d'hiver. «J'essaie de convaincre mon mari d'aller nous installer en Floride», a-t-elle dit en entrant dans mon bureau et en enlevant un manteau épais, deux chandails, deux foulards et une paire de mitaines sous lesquelles elle portait des gants. «L'hiver me tue vraiment.» Elle s'est assise, tendue, comme si elle était incommodée.

En me remettant le dossier médical de Rebecca, mon infirmière a dit que c'était le dossier le plus «gros» qu'elle ait jamais vu.

«Rebecca, ai-je dit, je me demande s'il reste un spécialiste que vous n'avez pas consulté! Je vois que vous êtes allée voir un neurologue, un psychiatre, un rhumatologue, un endocrinologue, un chiropraticien, un psychologue, un autre rhumatologue... Qu'est-ce qui vous amène ici?»

«Eh bien! il y a environ un mois, j'ai rencontré une femme lors d'un congrès de potiers, c'est mon métier, je fais de la poterie, et nous nous sommes mises à parler et je me suis aperçue qu'elle souffrait de la même chose que moi. Mais elle a dit que vous aviez établi un diagnostic pour elle et qu'elle allait maintenant mieux.»

Je savais à qui Rebecca faisait allusion, une femme originaire de l'Alabama, animée et talentueuse, qui avait gagné des prix pour certaines des poteries qu'elle avait créées.

«Est-ce que cette femme vous a dit quel était le diagnostic?» lui ai-je demandé.

«Oh! oui, elle m'a tout raconté à ce sujet. Il s'agit de fibromyalgie. Et elle m'a dit qu'elle pensait que j'en souffrais. J'avais presque abandonné. Pouvez-vous me dire si c'est ce dont je souffre?»

J'avais vu dans le dossier de Rebecca que d'autres diagnostics avaient été établis: névrose, trouble psychologique, de même que sclérose en plaques, rhumatisme articulaire aigu et névrite. Cependant, beaucoup de patients arrivent munis de leur propre diagnostic et ils n'ont pas toujours raison. J'en ai averti Rebecca.

«Je ne crois pas que je puisse supporter cela plus longtemps. Je pensais jusqu'à maintenant que j'allais mourir.»

Elle était au bord des larmes et j'ai réussi à la calmer suffisamment pour lui faire subir un examen complet.

La fibromyalgie est, en fait, une maladie qui a des symptômes spécifiques et reconnaissables, qu'on peut confondre avec d'autres maladies. Les symptômes habituels incluent: malaises et douleurs musculaires, troubles du sommeil, fatigue et raideur le matin, diarrhée et dépression. Les malaises et les douleurs s'intensifient souvent pendant les temps froids. Bien que les malaises et les douleurs musculaires puissent sembler se répandre, ou se distribuer au hasard dans le corps, certains «points sensibles» lui servent pour ainsi dire de signature.

Ces points sensibles, les régions où se situe la douleur la plus intense, sont le paquet de muscles situés à l'arrière du cou et des épaules, sur les côtés du sternum, dans la partie grasse, rembourrée, située au-dessus des genoux, et dans les points osseux des coudes et des hanches.

Comme dans le cas de sa collègue d'Alabama, je n'ai pas décelé d'enflure dans ses articulations ni dans ses muscles. De plus, elle était extrêmement sensible à la plupart des endroits sensibles, mais ne manifestait aucune sensibilité anormale à d'autres endroits.

Comme elle connaissait les symptômes caractéristiques de la fibromyalgie, je lui en ai parlé, mais je lui ai dit qu'il lui fallait subir des tests avant que je puisse confirmer si c'était là son problème.

Lorsque je l'ai revue, je lui ai dit que les tests ne révélaient aucune anormalité et que, en me basant sur les résultats de son examen, je croyais aussi qu'elle semblait souffrir de fibromyalgie.

Elle souriait, tout en étant au bord des larmes.

«Pouvez-vous m'aider?»

J'obtiens différents niveaux de succès avec les patients que je soigne pour la fibromyalgie, comme avec tout autre patient, mais je n'avais encore jamais vu de patient que je ne pouvais pas aider substantiellement. C'est ce que je lui ai dit et nous avons établi son traitement ensemble. Comme la fibromyalgie provoque une tension musculaire douloureuse, elle réagit bien au traitement employant les techniques de relaxation. Rebecca le savait et a accepté avec enthousiasme de s'efforcer d'apprendre tout ce qu'elle pouvait pour remédier à son problème.

Observer sa réaction au traitement était comme regarder un ressort comprimé se détendre. J'aurais pu voir que la douleur avait diminué, même si elle ne me l'avait pas dit, car je le voyais dans son visage et dans ses mouvements. Son visage avait perdu cet air tendu, pincé, et elle avait cessé de courber le dos. La douleur était encore là, mais elle était maintenant plus facile à surmonter.

La Fondation de l'arthrite a qualifié la fibromyalgie d'«affection très répandue» qui est, néanmoins, entourée d'une «grande confusion». Cependant, vous pouvez trouver un soulagement à ces douleurs et à d'autres douleurs arthritiques dans les lignes directrices que nous vous offrons ici.

Mal de dos

Jusqu'à 100 millions d'Américains souffrent périodiquement de maux de dos. Seulement un pour cent de ceux-ci souffrent de douleurs directement reliées à la colonne vertébrale, aux vertèbres ou aux muscles endommagés. La tension musculaire et la mauvaise utilisation du corps sont, je crois, en grande partie responsables des maux de dos des autres milliers de personnes affligées.

Prenez en considération le fait que votre colonne vertébrale tient constamment en équilibre l'équivalent d'une boule de quilles de 4,5 kilos (10 livres): votre tête. Une mauvaise posture, une mauvaise utilisation de votre corps lorsque vous vous adonnez à des activités comme vous pencher, vous accroupir, soulever ou pousser un objet, ou tirer dessus, peut endommager le mécanisme complexe de votre colonne et vous causer des douleurs tout au long de votre vie.

Si les muscles dorsaux sont faibles, tendus, ou les deux à la fois, ils deviennent plus courts et moins élastiques au cours d'activités normales. Des périodes de tension interne prolongées peuvent rendre les muscles tellement rigides que le simple fait de vous pencher pour attacher vos lacets peut vous causer une violente douleur dans le dos. En fait, la tension musculaire cause souvent des douleurs dans la région lombaire, qui, à leur tour, affectent les nerfs et la colonne vertébrale.

C'est le problème de plusieurs athlètes, par exemple. Malheureusement, ils semblent croire que leur corps peut supporter tout ce qu'ils lui infligent.

Le dilemme de Don au sujet des poids et haltères. Don, dont les muscles étaient tellement contractés qu'ils ressemblaient à des cordes nouées, avait continué ses exercices de poids et haltères malgré la douleur qu'il ressentait. Il m'a dit: «J'ai tout simplement ajouté d'autres tractions et d'autres redressements assis. J'ai aussi ajouté d'autres poids à mes haltères, et je me suis vraiment efforcé de remettre mon dos en forme. Je croyais que je pourrais surmonter la douleur, mais elle s'est aggravée.»

J'ai presque grimacé de douleur en l'entendant me décrire ce qu'il avait fait. Tout avait probablement commencé par une légère entorse à cause de l'haltérophilie et il l'avait probablement aggravée en faisant de plus grands efforts.

Je lui ai dit de laisser tomber l'haltérophilie et je lui ai prescrit d'autres exercices qui aideraient son dos, en soulignant particulièrement que personne ne devrait entreprendre de redressements assis sans fléchir les genoux.

En réagissant correctement aux douleurs de leur dos, Don et d'autres personnes affligées de maux de dos ont pu soulager cette tension musculaire douloureuse.

Les muscles sont intimement liés au processus de la douleur. Pour aider les muscles à se fortifier, vous procurant donc un meilleur soutien et une meilleure mobilité, et diminuant le risque de tension, nous recommandons les exercices «physiques» suivants. Ces exercices seront suivis d'exercices «cérébraux» conçus pour aider vos muscles à se détendre, réduisant ainsi la tension et la fatigue.

Exercices musculaires et physiques

Consultez votre médecin avant d'entreprendre les exercices suivants et tout autre exercice. Rappelez-vous aussi de ne pas retenir votre souffle au cours des exercices. Faites-les chaque jour pour rester souple. Ainsi, vous éviterez à l'avenir toute tension musculaire et vous soulagerez aussi toute douleur qui pourrait vous affliger.

Étirement du cou

Position de départ: assoyez-vous droit, mais ne soyez pas rigide. Tournez-vous le plus loin que vous le pouvez sans ressentir de douleur. Bougez toujours lentement et délicatement.

1. Tournez lentement la tête vers la droite. Comptez jusqu'à six. Ramenez la tête au centre. Répétez l'étirement vers le côté gauche.
2. Inclinez doucement la tête vers la poitrine. Comptez jusqu'à six. Ramenez la tête au centre.
3. Inclinez la tête vers la droite. Comptez jusqu'à six. Ramenez-la au centre. Répétez l'exercice vers la gauche. Revenez au centre.

Pression sur le cou

1. Entrelacez les doigts et appuyez le front sur les paumes. Résistez à tout mouvement. Comptez jusqu'à six. Détendez-vous.

2. Appuyez la main droite sur le côté droit de votre tête. Essayez d'amener votre oreille sur votre épaule, mais résistez à ce mouvement avec votre main. Comptez jusqu'à six. Détendez-vous. Répétez l'exercice du côté gauche.

3. Entrelacez les doigts et appuyez vos deux mains sur l'arrière de la tête. Essayez de pousser la tête vers l'arrière, mais résistez au mouvement. Comptez jusqu'à six. Détendez-vous.

4. Appuyez la main droite sur la tempe droite. Essayez de tourner le menton vers l'épaule. Comptez jusqu'à six. Répétez l'exercice du côté droit.

L'étirement anti-douleur

Ne vous étirez pas trop. Si un muscle tressaille ou tremble, c'est probablement parce que vous faites de trop grands efforts. Faites marche arrière, rectifiez la position de votre corps, et reprenez l'exercice. Ne faites pas de bonds et n'exagérez pas les étirements.

Après chaque série d'étirements, reprenez votre position de départ avant de continuer. La séance d'étirement en entier devrait prendre de 12 à 15 minutes. Rappelez-vous de ne rien faire qui soit inconfortable ou douloureux.

Position de départ: allongez-vous sur le dos, sur un tapis ou sur un matelas ferme. Pliez les genoux et collez-les ensemble, placez les pieds à plat au sol. Étirez les bras sur les côtés et appuyez fermement la colonne vertébrale sur le tapis.

1. Respirez lentement par le nez et expirez lentement par la bouche. Recommencez.

2. Roulez la tête lentement vers l'épaule droite. Comptez jusqu'à deux. Retournez au centre. Répétez l'exercice vers la gauche. N'oubliez pas de garder la tête fermement au sol pendant que vous la roulez d'un côté et de l'autre. Ne la levez pas. Cet exercice assouplira les muscles de votre cou et renforcera votre colonne vertébrale. Reprenez votre position de départ.

3. Entrelacez les doigts, placez les mains derrière la tête et poussez les coudes vers l'extérieur, en les éloignant de votre corps. Prenez une grande respiration et levez la tête et les épaules en expirant, tout en inclinant le menton vers la poi-

trine. Replacez la tête sur le tapis ou sur le sol. Cela aidera aussi à renforcer la colonne cervicale. Reprenez votre position de départ.

4. Levez le genou droit et ramenez-le le plus près possible de la poitrine. Comptez jusqu'à quatre. Reprenez votre position de départ. Cela vous aidera à acquérir une plus grande étendue de mouvement pour vos genoux et vos hanches.

5. Levez les deux genoux vers la poitrine et comptez jusqu'à quatre. Reprenez votre position de départ.

6. Levez le genou droit vers la poitrine et tenez-le dans cette position. Étirez lentement la jambe gauche vers le bas, comme si vous tentiez de l'allonger. Comptez jusqu'à quatre. Reprenez votre position de départ et répétez l'exercice en tenant le genou gauche et en étirant la jambe droite. Reprenez votre position de départ.

7. Glissez le pied droit vers le bas de façon qu'il soit droit et à plat. Ployez le pied en appuyant le talon. Levez maintenant la jambe droite vers le plafond et restez ainsi en comptant jusqu'à quatre. Ne «barrez» pas votre genou, fléchissez-le un peu. Reprenez lentement votre position de départ. Répétez l'exercice avec la jambe gauche. Cet exercice renforcera vos chevilles en libérant les muscles de vos jambes de toute tension.

8. Tendez les muscles des fesses et soulevez les hanches lentement. Comptez jusqu'à quatre. Reprenez votre position de départ. Cet exercice est particulièrement bénéfique pour ceux qui souffrent de douleurs lombaires.

9. Appuyez les genoux l'un contre l'autre. Roulez les hanches vers la gauche, et tournez la tête vers la droite sans la soulever. Comptez jusqu'à quatre. Reprenez votre position de départ et refaites l'exercice dans le sens inverse. Pendant que vous déplacerez les hanches, vos pieds rouleront sur le côté. Cet exercice fait bouger les muscles des jambes de même que les muscles situés le long de la colonne vertébrale et dans le cou.

10. Levez les deux genoux vers la poitrine. Abaissez-les doucement du côté gauche en tournant la tête vers la droite. Essayez d'appuyer la hanche et le genou gauches sur le lit ou sur le sol. Comptez jusqu'à quatre. Replacez les genoux

sur la poitrine. Appuyez maintenant les genoux de l'autre côté.

Position de départ: pour cette nouvelle position de départ, il faut vous allonger sur le côté gauche, plier le bras et placer la main sous la tête. Les genoux doivent être appuyés l'un contre l'autre et repliés. Placez la main droite à plat sur le sol devant vous pour vous appuyer. Faites chacun des exercices quatre fois.

1. Gardez le genou gauche plié et redressez lentement la jambe droite vers le bas. Ployez le talon de manière que les orteils pointent vers l'extérieur. Glissez lentement la jambe droite vers le haut et reprenez votre position de départ.
2. Glissez la jambe droite vers le bas pour qu'elle soit droite, soulevez-la ensuite vers le plafond. Comptez jusqu'à quatre. Abaissez de nouveau la jambe au sol et reprenez votre position de départ. Répétez l'exercice quatre fois.
3. Abaissez la jambe de façon qu'elle soit droite. Levez la jambe vers le plafond. Abaissez la jambe de manière à la garder à quelques pouces du sol. Comptez jusqu'à quatre.
4. Tournez-vous vers la droite en roulant le corps et reprenez votre position de départ. Répétez ces exercices avec la jambe gauche.

Exercices musculaires et cérébraux

L'exercice le plus recommandé pour soulager les douleurs musculaires est l'exercice de relaxation. Si vous n'avez toujours pas maîtrisé les techniques enseignées aux chapitres 7 et 8, je vous recommande de prendre le temps de le faire maintenant. Les exercices enseignés dans les chapitres précédents sont un bon point de départ. Nous en avons ajouté quelques-uns ici.

Encore une fois, il est important de faire ces exercices fréquemment et régulièrement. Bref, des séances d'exercices fréquentes sont plus avantageuses que des séances plus longues et moins fréquentes.

La technique MRIR

Pour cet exercice, vous aurez besoin de savoir quand chaque heure est écoulée. Je vous recommande d'emporter avec vous une montre munie d'une sonnerie. La technique MRIR est conçue pour être mise à exécution à chaque heure de la journée pendant environ deux minutes une fois par heure. Cette technique répétée d'heure en heure en est une de comportement extrêmement efficace qui aide l'ensemble de votre psychophysiologie à se calmer. Transportez la montre ou un appareil avertisseur dans vos poches ou votre bourse pour vous rappeler de faire l'exercice à l'heure juste. C'est une technique particulièrement efficace pour les gens très stressés et très anxieux.

Cet exercice combine les techniques de rétroaction biologique, la respiration abdominale, la visualisation et la relaxation des différents groupes de muscles. En fait, MRIR est une abréviation de: Mains chaudes et lourdes, Respiration abdominale, Imagerie et Relaxation musculaire totale. Cela vous aidera à vous rappeler ce que vous devrez faire chaque fois que vous entendez le bip, la cloche ou la sonnerie.

Assoyez-vous dans un fauteuil confortable. Commencez par respirer à l'aide de votre abdomen. En vous concentrant sur votre abdomen, dites-vous «mains chaudes et lourdes». Fermez les yeux. Songez ensuite à détendre tous les groupes de muscles de votre corps: votre tête, votre visage, votre cou, vos épaules, vos bras et vos mains, votre dos, de haut en bas, votre poitrine, votre abdomen et votre bassin, vos jambes, vos pieds et vos orteils. Jusqu'ici ce processus ne devrait prendre que quelques minutes. Maintenant, visualisez votre scène de détente préférée, avec ses vues, ses bruits, ses odeurs et avec ce que vous y ressentez. Ouvrez doucement les yeux et revenez dans le décor où vous vous trouvez.

C'est une puissante technique que vous pouvez utiliser pour modifier votre psychophysiologie et qui n'exige qu'une petite partie de votre temps de veille. Plus vous pratiquerez, plus vous vous détendrez rapidement et plus vous deviendrez très détendu. Cet exercice peut avoir un effet majeur sur votre douleur chronique.

Distraction

La distraction est un outil puissant qui permet de réduire la perception de la douleur. Pensez à ceci: quand on porte attention à la douleur, elle s'intensifie. Cela signifie que vous devez éviter autant que possible de vous concentrer sur votre douleur et de parler de cette souffrance aux autres.

Cela peut exiger un changement radical dans votre mode de vie parce que même le langage du corps peut signaler aux autres la présence de la douleur. Essayez de ne pas grimacer ou de ne pas marcher ou bouger de façon à souligner la douleur.

Il est aussi important que vos proches modifient eux aussi leur comportement. Leurs bonnes intentions, vous apporter un oreiller, de l'aspirine, et des coussins chauffants en se précipitant, pourraient très bien vous empêcher de vous libérer d'une partie de la douleur. Ils vous aideront beaucoup plus à la longue s'ils évitent, de façon raisonnable, d'attirer l'attention sur votre douleur.

Ils devraient, cependant, approuver toute action de votre part qui montre de la volonté à surmonter la douleur, et vous encourager à continuer, comme faire une promenade ou aider quelqu'un à faire une corvée particulière.

Cela pourrait sembler cruel si ce n'était des récompenses obtenues grâce au comportement non douloureux: se sentir mieux. En fait, il s'agit de transformer le système de récompenses. Au lieu d'être récompensé parce que vous avez mal, vous êtes récompensé lorsque vous surmontez votre douleur.

Vous changer les idées vous fera oublier votre douleur. Pensez, par exemple, à une situation troublante, déroutante ou effrayante, dans laquelle vous étiez, et à la suite de laquelle vous vous êtes aperçu que vous vous étiez coupé, ou que vous vous étiez frappé la jambe ou que vous vous étiez fait une ecchymose sans vous en rendre compte.

Notre cerveau, dans les conditions appropriées, semble pouvoir bloquer les messages émanant des fibres nerveuses, tout comme on met un appel téléphonique en attente. Dans ce sens, la réduction de la douleur consiste en fait à refaire l'installation neurale. Nous ne percevons tout simplement pas les messages de douleur qui atteignent notre cerveau.

Le message de douleur, en passant, n'est pas une rue à sens unique. Lorsque le cerveau perçoit la douleur, il retransmet un message à l'endroit affecté, aggravant souvent la douleur de façon significative.

Par exemple, lorsque nous ressentons une douleur, nous tendons nos muscles automatiquement. Cela a pour effet de réduire la circulation sanguine et d'aggraver la douleur anatomiquement.

Les techniques que nous vous recommandons ici permettent de refaire l'installation neurale, réduisent la perception de la douleur, et, en retour, empêchent le cerveau de retransmettre des messages à l'endroit atteint.

Il est possible que même en suivant ces méthodes, vous n'obteniez pas de soulagement significatif. Vous pourrez cependant vous rendre compte que votre douleur diminue avec le temps.

Visualisation

Associer une image à un sentiment peut être une façon puissante de laisser votre centre créatif se charger d'une partie de la tâche visant à modifier votre comportement.

Imaginez que votre douleur a une identité et une forme. Imaginez-la dans votre esprit. Est-ce un horrible géant affreux, aujourd'hui? Est-ce une petite puce qui vous mord?

Imaginez ensuite un conquérant qui charge la source de la douleur, qui la taillade, l'écrase, la frappe pour qu'elle se cache en rampant.

Des exercices de visualisation réguliers et continus peuvent être très utiles.

Concentration

Cette technique est particulièrement efficace pour ceux qui ont de la difficulté à visualiser. Il en existe plusieurs variétés. En voici deux. Vous pourriez aussi en inventer vous-même.

Concentrez-vous sur ce qui vous entoure. Concentrez-vous autant que possible sur des objets ou des événements qui vous entourent. Quel est le motif de votre papier peint? Combien y a-t-il de couleurs? Combien d'annonces publicitaires présente-t-on pendant une émission d'une heure? S'adressent-elles la plupart du temps aux hommes ou aux femmes? Quels avantages promettent-elles?

Concentrez-vous à l'aide de votre mémoire ou de vos pensées. Rappelez-vous certains noms, certains numéros, etc. Par exemple, combien de numéros de téléphone connaissez-vous qui comprennent un «0»? À qui avez-vous envoyé une carte d'anniversaire l'an passé? Si vous deviez dessiner une maison, combien de pièces construiriez-vous? Esquissez les plans mentalement. Nommez la capitale de toutes les provinces. De combien de camarades de l'école élémentaire vous souvenez-vous?

Pensez-y la nuit lorsque vous vous éveillez et que vous ne voulez pas vous lever ou allumer la lumière. Vous pouvez aussi employer du papier et un crayon.

Hypnose

Vous pouvez grandement réduire votre douleur en vous plaçant en état de conscience accrue (ECA), comme nous l'avons décrit au chapitre 8, de concert avec l'imagerie conçue pour combattre la douleur. Voici deux techniques que vous pourriez utiliser.

Transformation de l'interprétation neurale. En utilisant cette technique, vous persuaderez votre esprit que la douleur est en fait une sensation agréable. Voici un exemple qui donne de bons résultats à nos patients.

Une fois en état de conscience accrue, vous vous concentrerez sur la partie de votre corps où vous avez mal. Prenons, par exemple, une douleur dans la région lombaire causée par un nerf pincé. Cette douleur s'étend habituellement de la base de la colonne vertébrale vers le bas, en passant par la fesse et la cuisse, pour se rendre jusque dans le mollet.

Concentrez-vous sur la douleur en créant dans votre esprit l'image d'une main qui tient une plume douce. Pensez à cette main. Est-elle forte et musclée ou douce et délicate? Essayez de la voir comme si elle était directement devant vos yeux. Regardez la plume. Est-elle longue ou courte, large ou étroite? De quelle couleur est-elle?

Imaginez maintenant que cette main passe la plume dans votre dos avec douceur à partir de la base de votre colonne vertébrale, le long de la fesse et de votre cuisse, jusque sur votre mollet. Essayez de ressentir les sensations que produit la plume en chatouillant votre peau. Faites ensuite remonter la main et la plume lentement, et stimuler votre peau en se déplaçant. Répétez cette image plusieurs fois. Si une plume vous chatouille trop, remplacez-la par une autre image agréable.

Georgia et Michael. Voici quelques variations. Une patiente nommée Georgia souffrait de rhumatisme articulaire dans la main droite. Elle visualisait sa douleur comme un poste de radio qui jouait trop fort et s'imaginait en train de baisser le volume en tournant le bouton sur le dessus de sa main pendant qu'elle était en état de conscience accrue.

Michael souffrait de terribles douleurs arthritiques dans les genoux. Il a appris à revivre la joie qu'il ressentait des années auparavant lorsque ses petites filles couraient vers lui et lui entouraient les jambes de leurs bras en l'étreignant très fort. Transformer l'interprétation d'une sensation de douleur en une sensation de bonheur était pour lui une substitution efficace.

Anesthésie mentale. En utilisant cette technique, vous vous efforcerez d'engourdir la région affectée par la douleur.

Rappelez-vous un moment où on vous a administré une anesthésie locale ou le moment où votre dentiste vous a injecté de la novocaïne. Revivez cette expérience physique aussi vivement que vous le pouvez, sans l'anxiété que vous avez peut-être ressentie. Rappelez-vous comment l'engourdissement a commencé, tout d'abord à l'endroit de la piqûre, pour s'étendre de votre mâchoire inférieure jusqu'au centre de votre lèvre inférieure. Vous saviez que votre mâchoire inférieure et votre lèvre étaient engourdies sans les toucher grâce aux légers picotements que vous ressentiez à ces endroits. Répétez cet exercice de façon à ressentir vraiment l'engourdissement de votre bouche.

Ensuite, une fois en état de conscience accrue, ressentez votre douleur et visualisez l'injection d'un anesthésique à l'endroit affecté. Recommencez pour arriver à engourdir toute la région qui vous fait mal.

Si vous maîtrisez cette technique, vous serez capable de penser, à n'importe quel moment de la journée, à ce déferlement d'anesthésique à l'endroit qui vous fait mal et vous arriverez à ressentir un soulagement étonnant.

Une fois que vous aurez appris ces techniques, les utiliser seulement deux ou trois fois par semaine pourra vous aider à mieux maîtriser les effets de la douleur.

Il est important de comprendre, en abordant ces exercices, que vous pouvez diminuer votre sentiment d'impuissance face à la douleur, en vous reprenant en main. La douleur est un message important qui vous avertit qu'une partie de votre corps a besoin d'attention. Une fois que vous avez reçu ce message, cependant, vous pouvez vous débarrasser de la douleur persistante en utilisant les ressources physiques et mentales dont vous disposez.

Le soulagement est à l'horizon.

Épilogue

Aucun événement ne peut, par lui-même, détraquer votre système; c'est la façon dont vous percevez l'événement et les stratégies que vous employez pour le surmonter qui vous affectent physiquement. Ce que vous vous dites au sujet de ce qui vous arrive détermine vos réactions.

Les expériences que le docteur Lipton et moi avons vécues en compagnie de nos patients, appuyées par les découvertes de nombreux scientifiques dans le domaine de la médecine, démontrent de façon irréfutable qu'on peut vraiment maîtriser consciemment la réaction du corps face à ces agents sensibilisateurs. En fait, un sentiment de maîtrise réduit la gravité de l'explosion hormonale et biochimique, éliminant les risques de destruction du fonctionnement immunitaire.

Cela ne signifie pas que nous pouvons guérir toutes les maladies, surmonter toutes les affections physiques, tout simplement en souhaitant que ce soit le cas. Cependant, nous pouvons diriger notre esprit et un grand nombre des messages transmis aux systèmes de notre corps. Nous pouvons modifier le fonctionnement de notre corps. C'est là un concept excitant.

Le but de ce livre était de démontrer *comment vous pouvez exercer une plus grande maîtrise sur votre propre santé*, tout comme nos patients ont appris à le faire.

Commencez par décider consciemment d'assumer la responsabilité de votre vie. Dites-vous: Je me prendrai en main. Je serai en meilleure santé. Je serai plus heureux. Je ferai ces choses. Je ne laisserai pas ma famille, ni mes amis, ni mon médecin s'en occuper. Je suis maintenant aux commandes. Je prends les décisions. Je serai désormais en meilleure santé car je connais le secret. Je comprends ce qui ne va pas et je sais que je peux faire quelque chose.

Si vous êtes déterminé à croire à tout cela, vous avez déjà commencé à gagner le combat contre les effets du syndrome d'hypersensibilité.